Interprofessionelle Versorgungsstrategien der unteren Extremitäten

Andreas Albath · Thomas Mischker

Interprofessionelle Versorgungsstrategien der unteren Extremitäten

Einführung in die Neuroorthopädie bei Erwachsenen

Gemeinsam erstellt von Andreas Albath und
Thomas Mischker

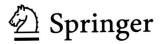

Andreas Albath
Raben Steinfeld, Deutschland

Thomas Mischker
Leipzig, Deutschland

ISBN 978-3-662-69362-9   ISBN 978-3-662-69363-6   (eBook)
https://doi.org/10.1007/978-3-662-69363-6

Die Deutsche Nationalbibliothek verzeichnet diese Publikation in der Deutschen Nationalbibliografie; detaillierte bibliografische Daten sind im Internet über https://portal.dnb.de abrufbar.

Planung/Lektorat: Kathrina Nissle
Springer ist ein Imprint der eingetragenen Gesellschaft Springer-Verlag GmbH, DE und ist ein Teil von Springer Nature.
Die Anschrift der Gesellschaft ist: Heidelberger Platz 3, 14197 Berlin, Germany

Wenn Sie dieses Produkt entsorgen, geben Sie das Papier bitte zum Recycling.

Geleitwort von Renata Horst

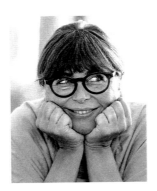

Foto Renata Horst

Das vorliegende Werk

Es bereitet mir große Freude ein Grußwort für dieses Werk schreiben zu dürfen.

Insbesondere der interdisziplinäre Ansatz ist eine Bereicherung für unsere gemeinsamen Patienten. In den Jahren meiner praktischen Tätigkeit als Physiotherapeutin, spezialisiert auf motorisches Lernen, orthopädische manuelle Therapie und Neurorehabilitation, sowie als Dozentin in neuroorthopädischer Therapie bin ich des Öfteren auf Skepsis, was „Hilfsmittel" Versorgung betrifft, gestoßen. Kollegen und Kolleginnen, sowie die Patienten selbst sind häufig der Auffassung, dass diese ihre Muskulatur schwächen.

Aus diesem Grund spreche ich in Bezug auf Orthesen lieber von *aktivitätsfördernden Trainingsgeräten*. Dies kommuniziert sowohl das Ziel der Therapie als auch wie das Gehen im Alltag der Betroffenen gefördert werden kann. Erst die Herstellung der notwendigen biomechanischen Situation erteilt dem Gehirn die notwendige Rückmeldung, wie es erlernen oder wiederlernen kann, welche Körperstrukturen wie funktionieren müssen. Hierdurch wird die muskuläre, knöcherne, bindegewebs-, neuronale (synaptische und kortikale) Plastizität ermöglicht. Die Angst vor Stürzen zu minimieren, spielt eine wesentliche Rolle für das sichere Gehen. Die Koordination zwischen der Peripherie und den Systemen für Gleichgewicht werden durch eine optimale Versorgung ermöglicht.

In dem vorliegenden Buch lernt der Leser welche biomechanischen und neurophysiologischen Voraussetzungen benötigt werden, um sicheres Gehen im Alltag zu gewährleisten und wie sie das Training Ihrer Patienten/Kunden optimieren können. Vor allem wird mit diesem Werk eine gemeinsame Sprache zwischen den unterschiedlichen Disziplinen ermöglicht, sodass die Kommunikation für- und mit Ihren Klienten gelingt.

Renata Horst
MSc Neurorehabilitation, PT-OMT,
Gründerin der N.A.P.-Therapie

Geleitwort von Kirsten Götz-Neumann

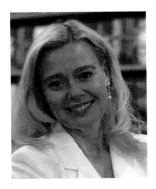

Sehr geehrte Leserinnen und Leser,

Der aufrechte menschliche Gang ist eine der vielleicht größten Freiheiten und Ge[H!]sundheitsmöglichkeiten®, die wir als Therapie und OT-Versorgerteam unseren neuroorthopädischen Patienten zurückgeben können. Wenngleich Jahre vergehen können, bis ein Mensch den entwickelten, erwachsenen Gang beherrscht, bedarf es nur einer einzigen Sekunde, um all die Jahre des Lernens zunichtezumachen und den Gang auf „null" zu setzen. Die Freiheit kann mit einem „Schlag" genommen werden, nichts geht mehr. Der Weg zurück ins Leben ist oft steinig, und leider finden Patienten eher nur schwer und selten ein gesamtes, interprofessionelles Team, welches sich mit gemeinsamem Ethik Kodex, gemeinsamer Gangsprache, Gangdiagnostik und der darauf aufbauenden Versorgungsvielfalt im höchstkomplexen Bereich der Neuroorthopädie auskennt, um gemeinsam mit dem Patienten die beste Versorgungsstrategie zu entwickeln. Umso großartiger und wichtiger ist es, dass die ausgesprochen langjährig versierten Autoren A. Albath und T. Mischker Sie, liebe Leserinnen und Leser, mit ihrem Werk inspirieren wollen, um sich mit Ihnen auf den Weg zu machen. Das Werk möchte Sie einladen Ihnen die Neuroorthopädie mit allen Aspekten näher in die gelebte Anwendung zu bringen.

In diesem Buch werden Sie einen einführenden Kompass durch spezifische Gangdiagnostik erhalten und darauf aufbauend die neurobiomechanische Therapie und Versorgungsvielfalt kennenlernen, die frei von Branding und

Namen eine Übersicht über Wirkungsmechanismen bietet, um verschiedene Gangdysfunktionen in Funktionen zu transformieren. Somit schlägt das vorliegende Buch eine wichtige Brücke, um sich dem Thema Neuroorthopädie auch interprofessionell zwischen Therapie und OT-Versorgung nähern zu dürfen. Neurosynaptische Neugenesen und die vielbesungene Neuroplastizität können unmögliches doch noch möglich machen und Freiheiten zurückgeben, jedoch nur, wenn wir uns gemeinsam darauf einlassen, evidenzbasiert, gangdiagnostisch analytisch und mittels neurobiomechanischer Wirkungsweisen auch auf technologische Möglichkeiten aus Versorgung und Therapie wie im vorliegenden Werk beschrieben (z. B. mittels Video- und EMG-Bio-Feedback, usw.) und z. B. neue aktivierende, Elektro- stimulierende dynamische Orthesen einzulassen. Unsere derzeitigen OGIG-Pilotstudien in den USA und Deutschland in Zusammenarbeit mit der Deutschen Sporthochschule Köln weisen deutlich darauf hin und zeigen erstmalig Evidenzen, die bisher noch nicht so beobachtet werden durften. Das Zauberwort liegt dabei im Begriff Neurobiomechanik! Das eine (Neuro) geht eben nicht ohne das andere (Biomechanik). Die erfordert zwar eine Öffnung zu den oft komplexen mehrfach bereits nachgewiesen sinnvollen Paradigmenwechseln, die sich daraus ergeben, zeigt sich aber jetzt schon in den z. B. Gehen Verstehen Kompetenzhäusern, welche im Ethik Kodex des Programmes gesiegelt sind, gemeinsam an dem Ziel des Patienten professionell arbeiten und sich dabei als höchst wirksam für die Patienten und für Kollegen gleichermaßen widerspiegeln.

Ich wünsche den von mir sehr geschätzten Kollegen und Autoren Andreas und Thomas viele Leserinnen und Leser aus sämtlichen Professionen, damit die Freiheit des Gehens für viele Patienten zusammen mit Ihnen verehrte Leserin und Leser, am besten gemeinsam ge(H!)lingt und möglich wird.

Kirsten Götz-Neumann
Physiotherapeutin & Präsidentin der Observational
Gait Instructor Group, Lexikon-, Fachbuch- & Wissenschaftsautorin,
Los Angeles, USA

Inhaltsverzeichnis

Einleitung in das Buch Interprofessionelle Versorgungsstrategien der unteren Extremitäten

Vorwort von Prof. Dr. med. Walter Strobl

Die Verbesserung der Lebensqualität bei schweren neurologischen Erkrankungen, Bewegungsstörungen und Bewegungsbehinderungen stellt nach wie vor eine der größten Herausforderungen der modernen Medizin dar. Trotz der weltweiten Förderung einschlägiger neurowissenschaftlicher Forschungsprojekte ist noch kein Ersatz geschädigter Nervenzellen und neuronaler Funktionen möglich. Andererseits hat ein rascher Wissenszuwachs über Neuroplastizität, die Möglichkeiten motorischen Lernens, wie menschliche Bewegung entsteht und gesteuert wird, über die Biomechanik des normalen und gelähmten Gangbildes, über die Vorbeugung von sekundären Deformitäten der Muskeln und Gelenke, über die Beeinflussung von Spastik und Dystonie, die Möglichkeiten des Muskelkraft- und Koordinationstrainings zu einer Vielzahl neuer Behandlungsansätze und therapeutischer Verfahren geführt. Immer häufiger kann heute eine schmerzfreie und effiziente Gehfähigkeit mithilfe moderner Funktionsorthesen erreicht werden.

In den vergangenen Jahrzehnten hat die Zahl der Behandler, Zentren, Forschungs- und Versorgungseinrichtungen und wissenschaftlichen Arbeiten international deutlich zugenommen. Die Neuroorthopädie hat sich in der Zusammenarbeit mit Neurologie, Neuropädiatrie, Physikalischer Medizin, Rehabilitation, Physio- und Ergotherapie, Logopädie, Psychologie, Pädagogik, Pflege, Sportwissenschaften, Orthopädie- und Reha-Technik als interdisziplinär arbeitendes Spezialgebiet etabliert.

Die gemeinsame Wissensbasis und Kommunikationsebene sind wesentliche Voraussetzungen für diese unabdingbare interprofessionelle Zusammenarbeit. Mitglieder des Behandlungsteams benötigen theoretische Kenntnisse und praktische Fertigkeiten auf dem Gebiet der umfassenden Diagnostik, Analyse, Behandlung, Rehabilitation und Vorbeugung von orthopädischen Problemen der Bewegungsfunktion und Bewegungsorgane, die bei Menschen mit Bewegungsbehinderungen durch neurogene und muskuläre Erkrankungen auftreten. Ihnen müssen alle anerkannten und evidenzbasierten Methoden zur Bewegungsanalyse

A. Albath und T. Mischker, *Interprofessionelle Versorgungsstrategien der unteren Extremitäten*, https://doi.org/10.1007/978-3-662-69363-6_1

und Verbesserung der Lebensqualität bekannt sein und sie sollen in der Lage sein, diese kritisch zu diskutieren und in ihrer berufsspezifischen Betreuung, Beratung, Behandlung und Hilfsmittelversorgung unmittelbar einsetzen zu können. Sie sollen speziell erlernen, wie die Kooperation in multiprofessionellen Teams am besten funktioniert. Sie sollen die Fähigkeit erwerben, Funktionseinschränkungen im Kontext mit dem Patienten und seinem sozialen Umfeld zu untersuchen, nach ICF zu codieren, die Ergebnisse zu interpretieren und in der Zusammenarbeit in einem Team einen individuellen Behandlungsplan zu erstellen. Sie sollen die Fertigkeit zur kritischen Auseinandersetzung mit dem Diagnose-, Behandlungs- und Rehabilitationsprozess sowie die Fähigkeit zur kritischen Analyse der Fachliteratur und zur Durchführung eigener wissenschaftlicher Studien erwerben. Für das multiprofessionelle Team wurde daher erstmals eine gemeinsame interdisziplinäre postgraduale akademische Ausbildung entwickelt. Seit 2009 besteht die Möglichkeit im Rahmen eines berufsbegleitenden, multiprofessionellen Universitätslehrgangs ein solches strukturiertes interdisziplinäres Ausbildungscurriculum mit akademischem Abschluss zu absolvieren. Deren Vortragende publizierten 2021 erstmals umfassende Lehrbücher der Neuroorthopädie.

Die beiden Autoren Andreas Albath und Thomas Mischker haben sich als Absolventen dieses Universitätslehrgangs für Neuroorthopädie sehr eingehend mit der Verknüpfung von Theorie und Praxis orthopädietechnischer Versorgungen zur Verbesserung des Gangbildes auseinandergesetzt. Sie legen mit diesem Werk ein vertiefendes Fachbuch vor, das systematisch die Grundlagen und Anwendung der konservativen Behandlungs- und Versorgungsstrategien der unteren Extremitäten beschreibt. Es richtet sich an alle Berufe des interdisziplinär arbeitenden Behandlungsteams und schafft damit eine gemeinsame Wissensbasis als Voraussetzung für das Verständnis der Grundprinzipien, Diagnostik, Analyse, Behandlung und Rehabilitation mittels Orthesenversorgungen bei neuromotorischen Gangstörungen. Darüber hinaus hilft es eine gemeinsame Kommunikationsebene für die Beurteilung des Untersuchungsbefundes, Definition des Therapiezieles und Evaluierung der Behandlung und des Rehabilitationsverlaufes zu erreichen.

Durch die Lektüre dieses Buches werden das tiefere Verständnis des Bewegungssystems, der therapeutischen und biomechanischen Grundlagen, der Ganganalyse, der orthopädietechnischen Grundlagen und der interprofessionellen Anwendung zur erfolgreichen Behandlung und Rehabilitation unserer Patientinnen und Patienten mit komplexen, neuromotorischen Gangstörungen beitragen.

Einleitung der Autoren
Wir möchten mit einer kleinen Geschichte beginnen: In meinem Abitur hatten wir einen US-Amerikanischen Austauschschüler zu Gast. Im Erdkundeunterricht saßen wir nebeneinander, als der Lehrer die großen Flüsse und Seen der Erde besprach und dabei eine Weltkarte zeigte (s. Abb. 1.1).

Als der besagte Austauschschüler, Nolan, diese Karte sah, meinte er zu mir: „I think you are using a wrong map". Es sei eine falsche Karte, die wir dort verwenden würden. Später zeigte er mir an einem Computer, wie die Karte in seinem Unterricht in den vereinigten Staaten von Amerika aussieht.

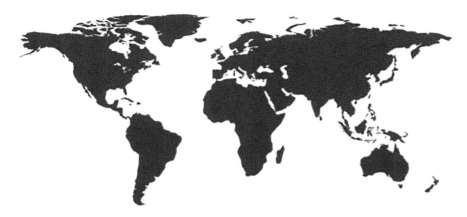

Abb. 1.1 Weltkarte europäische Sicht

Amerika befindet sich auf der Weltkarte der Abb. 1.2 zentriert in der Mitte. Karten, die auf anderen Kontinenten verwendet werden, sind wieder anders angeordnet.

Diese kurze Geschichte lässt sich gut auf das vorliegende Buch übertragen. Das Werk spiegelt die Sicht und die Interpretation der Autoren auf die Themen Neuroorthopädie, Ganganalyse, Versorgungsmöglichkeiten und die dazugehörigen therapeutischen Ansätze wider. Auf der anderen Seite wird deutlich, dass man immer wieder die Perspektive von Kollegen, Patienten und anderen Berufsgruppen einnehmen muss. Unterschiedliche Perspektiven ändern dabei nichts an den gewonnenen Erkenntnissen. Auf das Beispiel der Karten bezogen, bedeutet dies, dass auch mit einer anderen Sichtweise auf die Weltkarte, Berlin immer noch die

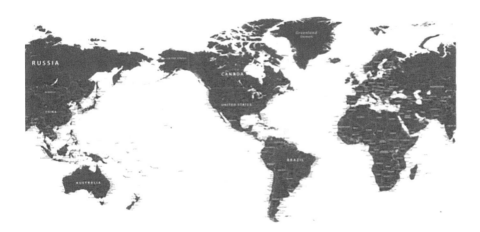

Abb. 1.2 Weltkarte amerikanische Sicht

Hauptstadt von Deutschland ist und Flüsse und Seen auch an derselben Stelle wiederzufinden sind.

Die Autoren (Abb. 1.3 und Abb. 1.4) des Werkes kennen sich seit zehn Jahren und führten in der Vergangenheit viele orthopädietechnische Versorgungen durch. In den gemeinsamen Patientenanalysen brachten die Autoren die analytischen Erkenntnisse von Kirsten Götz-Neumann und therapeutischen Ansätze von Renata Horst zusammen und bezogen darüber hinaus andere Ideen aus zahlreichen Weiterbildungen mit ein. Ein gemeinsames Studium an der Donau Universität Krems unter der Leitung von Prof. Strobl gab den Autoren eine zusätzliche „Weltkarte" und eine veränderte Sicht auf die Neuroorthopädie mit auf den Weg.

Der Begriff Neuroorthopädie

Es gibt in allen Bereichen die Trennung der Fachrichtungen. Deutlich wird dies bei einem Besuch im Krankenhaus. Man findet dort eine Station für die Orthopädie und Traumatologie, Fachbereiche der inneren Medizin, unterschiedlichste chirurgische Abteilungen usw. Sanitätshäuser sind ebenfalls in unterschiedliche Fachrichtungen unterteilt. Neben der Orthopädietechnik beschäftigt sich diese Berufsgruppe mit der Reha-Technik, der Kompressionsversorgung und weiteren Hilfsmitteln. Therapeuten und vor allem therapeutische Einrichtungen spezialisieren sich häufig gleichermaßen auf bestimmte Bereiche, wie der Neurologie, der Pädiatrie, der Orthopädie und anderen Feldern.

Es gibt keine Facharztrichtung „Neuroorthopädie". Dennoch definiert Prof. Strobl (2021) diesen Bereich: „Neuroorthopädie kann als medizinisches Fachgebiet definiert werden, das die systemische Diagnostik, Funktionsanalyse, Prävention, Behandlung und Rehabilitation von Störungen des Bewegungssystems bei Nerven- und Muskelerkrankungen im Kindes- und Erwachsenenalter umfasst."

Renata Horst (2022) betrachtet den Begriff der Neuroorthopädie noch einmal von einer anderen Seite. Ihrer Meinung nach haben viele orthopädische Patienten Defizite in der sensomotorischen Kontrolle und viele neurologische Patienten entwickeln orthopädische Probleme. Vereinfacht gesagt: Wenn ein Patient Schmerzen und Bewegungseinschränkungen hat, passt sein Gehirn Bewegungsabläufe an und und

Abb. 1.3 Portrait Andreas Albath

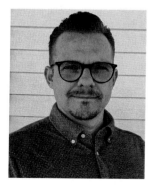

Abb. 1.4 Portrait Thomas
Mischker

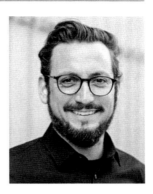

wenn Patienten aufgrund einer Schädigung des peripheren oder zentralen Nervensystems ihre Bewegungsabläufe unwillkürlich verändern, passen sich folglich ihre
muskuloskelettalen Gegebenheiten an.

Strobl und Horst eint in ihrer Arbeit die Sicht auf die Patienten. Neurologische
Erkrankungen und Ereignisse haben wie erwähnt oft eine Veränderung der Bio-
mechanik und der Arbeitsweise des sensomotorischen Systems zur Folge. Unsere
Patienten benötigen daher eine umfangreiche Betrachtung in beiden Bereichen.
Dabei sollten kardiopulmonale Komponenten ebenfalls Berücksichtigung finden.
Die Leser dieses Buches sollten sich daher alle als *Neuroorthopäden* betrachten.
Ganz gleich, ob sie Mediziner sind, einem therapeutischen Berufshintergrund an-
gehören oder im Bereich der orthopädietechnischen Versorgung arbeiten.

Literatur

Horst, R. (2022). N.A.P. – Neuroorthopädische Therapie (2. Aufl.). Georg Thieme Verlag.
Strobl, W., Schikora, N., Abel, C., & Pitz, E. (2021). *Neuroorthopädie – Disability Management*.
    Springer.

Systeme und Strukturen für Bewegungen

Die Zusammenspiele zwischen dem zentralen- und peripheren Nervensystem, sowie dem muskuloskelettalen Apparat sind maßgeblich für die Bewegungsausführung und deren Kontrolle verantwortlich. Dabei arbeiten Zentren im Gehirn, aufsteigende- und absteigende Bahnen im Rückenmark, periphere Nerven, Muskeln, Faszien, Knochen und Gelenke einheitlich miteinander. Bewegungen werden auf unterschiedlichen Ebenen des Nervensystems geplant, durchgeführt, analysiert und angepasst. Die Umwelt wird über verschiedene Sinne erfasst und im Gehirn interpretiert.

Allgemein lässt sich die Bewegungsorganisation in Denken, Handeln, Analysieren und Anpassen aufteilen. Die Komplexität des Nervensystems und vor allem die des Gehirns führten in der Vergangenheit häufig zu einer falschen Interpretation von Ursache und Wirkung. Zwar wurde bereits 1990 die Dekade der Hirnforschung, *Decade of the Human Brain,* vom US- Senat beschlossen, allerdings wirkte sich dies nicht direkt auf die Neurowissenschaft in Deutschland aus. Erst im Jahr 2000 wurde auf dem *State oft the Art* Kongress in Bonn die Wichtigkeit der Hirnforschung für die Neurowissenschaften in Deutschland herausgestellt. Es bildete die Grundlage auch hier zu Lande mehr Mittel bereitzustellen und einen noch größeren Fokus auf die Erforschung der Wirkungsmechanismen des Nervensystems zu legen. Das führte unweigerlich zu einer Vielzahl neuer Erkenntnisse, die sowohl für das Verständnis neurologischer Verletzungs- und Erkrankungsbilder als auch für deren Therapie wichtig waren und sind.

2.1 Voraussetzungen für Bewegung

Bewegungen stellen immer ein Zusammenspiel aus dem Individuum, seiner Umwelt und der Aufgabenstellung dar. Alle drei bedingen und beeinflussen einander (Shumway-Cook et al., 2023).

A. Albath und T. Mischker, *Interprofessionelle Versorgungsstrategien der unteren Extremitäten,* https://doi.org/10.1007/978-3-662-69363-6_2

Um sich (fort-) bewegen zu können, muss der menschliche Körper eine Vielzahl von Grundlagen erfüllen. Eine der wichtigsten Voraussetzungen ist die Wachheit des Menschen (Strobl et al., 2021). Die Motivation ist ein weiteres Grundkriterium für Bewegung. Ohne konkretes Ziel findet keine Bewegungsvorstellung und keine Bewegungsplanung statt. Um sich bewegen zu können, sollte ein Mindestmaß an Kraft und Ausdauer vorhanden sein. Es bedarf zusätzlich einer gewissen Beweglichkeit und Mobilität der Strukturen. Daraus resultiert, dass einerseits das Nervensystem und andererseits der muskuloskelettale Apparat Voraussetzungen erfüllen müssen. In beiden Bereichen sind medizinische Berufe mit ihren unterschiedlichen Therapien und Maßnahmen beteiligt, um die optimalen oder zumindest bestmöglichen Bedingungen zu schaffen.

Voraussetzungen für Bewegung:

- Wachheit
- Motivation
- Ausdauerkraft
- Kraftausdauer
- Beweglichkeit
- Mobilität

Beispiel

Ein Patient mit einer Spitzfußstellung aufgrund einer schlaganfallbedingten Hemiparese stellt sich seinen Behandlern vor. Um die grundsätzliche Wachheit herzustellen, muss der Arzt die Einstellung der spastiksenkenden Medikamente so wählen, dass der Patient keine zu starken Nebenwirkungen, wie beispielsweise Abgeschlagenheit oder Müdigkeit erfährt. Dem Therapeutenteam aus Physio- und Ergotherapeuten fallen in ihrer Behandlung gleich mehrere Aufgaben zu. So müssen sie über aktive Dehnungen der Wadenmuskulatur und Mobilisation des oberen und unteren Sprunggelenkes Beweglichkeit und Mobilität herstellen. Parallel bedarf es eines Krafttrainings der Wadenmuskulatur und ergänzend eines kardiopulmonalen Trainings (Ausdauer), um längeres Gehen zu gewährleisten und das Gehirn mit ausreichend Sauerstoff zu versorgen. Der Orthopädietechniker sollte bei der Wahl der Orthese darauf achten, dass diese über eine ausreichende Mobilität verfügt, um wiederhergestellte Beweglichkeit im Alltag zu gewährleisten. Wichtig ist ein Ziel und eine ausreichende Motivation des Patienten in seinem Alltag (hier: längere Gehstrecke), die ergänzend auch psychotherapeutisch und neuropsychologisch begleitet werden sollte. Dies lässt den Schluss zu, dass das Behandlungsteam einer Abstimmung untereinander bedarf und dass jeder Behandler auch die Anwendungsgebiete des anderen kennt und diese mit in die eigene Behandlung einfließen lässt. Vor den unterschiedlichen Interventionen ist es zudem unerlässlich die konkreten Ziele mit dem Patienten zu besprechen, festzulegen und immer wieder anzupassen. Daneben sind Eingangsassessments durchzuführen, um die Behandlungserfolge zu dokumentieren und sichtbar machen zu können.

Im alltäglichen, ambulanten Behandlungsbereich ist die gemeinsame Befundaufnahme und Patientenbesprechung häufig schwerer umzusetzen als beispielsweise in Kliniken oder interdisziplinären Zentren, wie einem sozialpädiatrischen Zentrum (SPZ) oder einem medizinischen Zentrum für Erwachsene mit Behinderung (MZEB). Um dennoch in den Austausch gehen zu können, müssen Befundbögen und das Berichtswesen so angepasst sein, dass unterschiedliche Behandler aus verschiedenen Berufsgruppen erhobene Daten identisch oder sehr ähnlich interpretieren. Das ICF- Modell und alle damit zusammenstehende Maßnahmen werden in der Folge noch vertieft (s. Abschn. 4.1). ◄

Neuroorthopädische Patienten entwickeln vielfach Störungen in 5 Bereichen, die einander bedingen:

1. Sensorik (Wahrnehmen und Spüren)
2. Motorik und Kraft (Bewegen und Handeln)
3. Beweglichkeit
4. Kognitive Fähigkeiten und Motivation
5. Kontrolle und Anpassung innerhalb der Schwerkraftsituation

2.2 Allgemeiner Aufbau des Nervensystems

Das Nervensystem besteht aus einer Vielzahl von Nervenzellen, sogenannter Neuronen (s. Abb. 2.1). Wie alle Zellen des Körpers bestehen sie aus einem Zellkörper, welcher Strukturen, wie den Zellkern oder die Mitochondrien enthält. Um diese Struktur herum befinden sich die Dendriten, die die Reize (Aktionspotenziale) aus anderen Neuronen aufnehmen und in die Zelle weitergeben. Abb. 2.1 zeigt das nach unten an den Zellkörper angeschlossene Axon. Über diese Struktur werden die Informationen innerhalb der Nervenzelle weitergeleitet. Axone können sehr unterschiedliche Längen aufweisen. Sie reichen von sehr kurzen 0,1 mm bis hin zu einem Meter Länge (Kandel et al., 2021). Das Axon ist beim Großteil der Nervenzellen mit Myelinscheiden umgeben. Vergleichbar sind die Myelinscheiden mit der Ummantelung von Kabeln, die zwischendrin immer wieder unterbrochen sind. Diese Eigenschaft gewährleistet eine schnelle Weiterleitung der Informationen (saltatorische Erregungsleitung) bis zur Synapse mit ihren synaptischen Endknöpfchen (s. Abb. 2.1 unten). Die Synapsen übertragen das Aktionspotenzial auf die Dendriten anderer Nervenzellen. Hierdurch entstehen die neuronalen Netzwerke im Nervensystem. Die Weiterleitung der Informationen geschieht mithilfe von Neurotransmittern und durch biochemische Vorgänge in und um die Synapse herum.

Wir sollten uns den Informationsfluss zwischen den Nervenzellen jedoch nicht geregelt und schematisch vorstellen, wie auf einer wenig befahrenen Autobahn in Deutschland, sondern eher als asiatische Großstadt mit einer riesigen Anzahl von

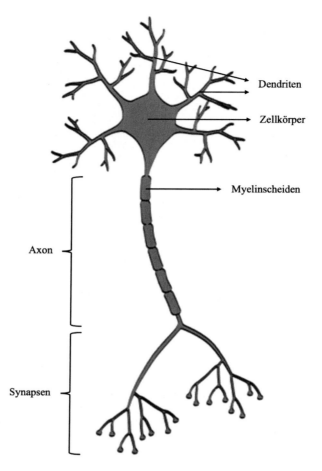

Dendriten

Zellkörper

Myelinscheiden

Axon

Synapsen

Abb. 2.1 Neuron mit Dendriten, Axon und Synapsen

Möglichkeiten und Wegen und unzähligen Verkehrsteilnehmern. Unser Nerven-system ist kein geregelter Stromkreis, sondern vielmehr ein chaotisches Feuer-werk.

Die allgemeine, topgrafische Einteilung des Nervensystems erfolgt in 3 Be-reiche:

Das zentrale Nervensystem
Das Gehirn und das Rückenmark bilden diesen Teil des Nervensystems. Es ist für die Willkürmotorik zuständig und verarbeitet zusätzlich die von außen auf-genommenen Reize. Weiterhin ist das Gehirn für das bewusste und unbewusste Denken zuständig und Sitz unserer Emotionen und Erinnerungen.

Das periphere Nervensystem
Alle Nerven, die aus dem zentralen Nervensystem entspringen, sind Bestandteil des peripheren Nervensystems. Hierzu gehören auch die Hirnnerven 3–12. Hirnnerven entspringen direkt aus dem Gehirn und nicht wie andere periphere Nerven aus dem Rückenmark. Die Hirnnerven 1–2 (Riechnerv und Sehnerv) sind rein sensorische Nerven, die dem Gehirn die jeweiligen Informationen Sehen und Riechen übermitteln. Sie werden nicht dem peripheren Nervensystem zugeordnet (Brodal, 2010).

Das autonome Nervensystem
Der Sympathikus und der Parasympathikus bilden das autonome oder auch vegetative Nervensystem. Es handelt sich dabei um Nervenfasern, die eine Art Abzweigung aus den eigentlichen Spinalnerven bilden. An den Austrittsstellen zwischen den einzelnen Wirbeln gehen die Rückenmarksnerven in periphere Nerven über. An diesem Punkt zweigen sich Nervenfasern ab und bilden Nervenfaserbündel (Grenzstrangganglion), die sich mit Nervenfasern der darüber- und darunterliegenden Fasern verbinden und so den Sympathikus bilden. Das Grenzstrangganglion hat ebenfalls Verbindungen zu den sensorischen Nervenfasern des Hinterhorns (Kandel et al., 2021). In Abschn. 2.2.2 wird der Aufbau des Rückenmarks noch einmal aufgegriffen und die Strukturen dargestellt. Die Nervenfasern des Sympathikus treten aus den Segmenten der Brustwirbelkörper 1 (Th1) bis zum 2. Lendenwirbelkörper (L2) aus.

Der Parasympathikus hat seine Nervenzellgebiete im Bereich des Hirnstammes und an den Austrittsstellen der Rückenmarksnerven des Kreuzbeines (S1–S3). Weiterhin haben auch Hirnnerven, wie der Nervus oculomotorius (Hirnnerv 3), Nervus facialis (Hirnnerv 7), der Nervus glossopharyngeus (Hirnnerv 9) und vor allem der 10. Hirnnerv, der Nervus vagus, parasympathische Anteile. Wir können den Parasympathikus als Ruhe- und den Sympathikus als Unruhepol bezeichnen.

Das autonome Nervensystem steuert lebenswichtige Funktionen, wie den Blutdruck, die Verdauung, die Atmung, die Funktion der Blase und den Herzschlag.

Kein Teilbereich des Nervensystems funktioniert für sich allein, sondern vielmehr ist das Zusammenspiel aller Bereiche Voraussetzung für einen funktionierenden Menschen. Die Tab. 2.1 bildet in Kombination mit der Abb. 2.2 eine erste Übersicht über die Bestandteile des Gehirns.

Teilt man das Nervensystem nach seinen Funktionen ein, lässt sich zwischen dem somatischen- und dem vegetativen Nervensystem unterscheiden. Das somatische Nervensystem steuert die willkürlichen Körperaktionen bezogen auf die von außen auf den Körper einwirkenden Reize. Man kann das somatische Nervensystem als Verbindung zur Außenwelt- und das vegetative Nervensystem als unwillkürliche Nervensystem verstehen.

Tab 2.1 Bereiche des Gehirns

Nr	Name	Anteile/Strukturen	Aufgaben
1	Großhirn (Telencephalon)	Großhirnrinde (Cortex)	Planung und Ausführung der willkürlichen Bewegungen; Sitz des Bewusstseins und des zentralen Denkens, sowie der Persönlichkeit; Verarbeitung von Sinneswahrnehmungen
2		Basalganglien	Steuerung unbewusster Bewegungen
3		Innere Kapsel	Nervenfaseransammlung, die zum Cortex ziehen
4		Balken	Verbindungsstelle der beiden Hirnhälften
5	Zwischenhirn (Diencephalon)	Thalamus	Schaltstelle vieler Nervenzellen, die zur Großhirnrinde ziehen
		Hypothalamus	Steuerung des Hormonhaushaltes
6	Mittelhirn (Mesencephalon)	Kerne von Hirnnerven und Neurotransmittern)	Steuerung der Augenbewegungen, Bildung von Neurotransmittern
7	Hinterhirn (Metencephalon)	Kleinhirn (Cerebellum)	Gleichgewichtssteuerung, Feinabstimmung unbewusster Bewegungen
		Brücke (Pons)	Nervenfaseransammlung, die zum Kleinhirn ziehen
8	Nachhirn (Myelencephalon)	Verlängertes Mark (Medulla oblongata)	Steuerung von Atmung, Kreislauf, Verdauung und Reflexen
9	Hauptdrüse	Hypophyse	Steuerung des Hormonhaushaltes
10	Limbisches System	Amygdala	Steuerung von Emotionen, Lernen, Antrieb und Motivation; Wahrnehmen von Sinnesreizen; Affektsteuerung
		Hippocampus	

2.2.1   Wichtige Bereiche des Nervensystems

Das Rückenmark, das Kleinhirn (Cerebellum) und der Hirnstamm, bestehend aus dem verlängerten Mark (Medulla oblongata), der Brücke (Pons), sowie dem Mittelhirn (Mesencephalon) sind an unserer Bewegungsplanung und deren Steuerung beteiligt. Daneben sind die Großhirnrinde, der Thalamus und der Hypothalamus, die Basalganglien, die Amygdala und der Hippocampus in den Bewegungsprozess involviert.

Der Hippocampus, die Amygdala und die Basalganglien (Abb. 2.2) sind gleichzeitig Bereiche des Gehirns, die für das (motorische-) Lernen mitverantwortlich sind (s. Abschn. 3.2). Es ist in Abb. 2.2 ebenfalls zu sehen, dass diese wichtigen Bereiche unterhalb des Großhirns angeordnet sind. Man spricht deshalb auch von kortikaler Bewegungssteuerung (das Großhirn betreffend) und subkortikaler Bewegungssteuerung (betrifft Zentren darunter, u. a. das Rückenmark).

Das Großhirn (Cerebrum) und die Großhirnrinde (Cortex cerebri)
Das Großhirn, auch Endhirn genannt, lässt sich in vielerlei Hinsicht unterteilen. Es besteht aus einer rechten- und einer linken Seite (Hemisphären). Jede dieser Hemisphären besteht wiederrum aus 5 Lappen (Frontal-, Parietal-, Temporal-, Occipital- und Insellappen). Der zerfurchte Bereich des Großhirns wird Großhirnrinde (Cortex) genannt und besteht aus grauer Substanz. Die graue Substanz entsteht durch die etwa 10–14 Mrd. Nervenzellen und deren Zellkörper, die die Großhirnrinde bilden (Kandel et al., 2021). Die Furchen vergrößern zusätzlich die Oberfläche. Unter der Großhirnrinde befindet sich vor allem weiße Substanz, da hier die aufsteigenden und absteigenden Nervenfasern die Großhirnrinde mit Informationen versorgen und „Befehle" an darunter liegende Strukturen weiterleiten. In dieser weißen Substanz befinden sich Marklager (Kahle, 1969).

Die Großhirnrinde (Cortex) besitzt unterschiedliche Areale mit ebenso unterschiedlichen Aufgaben. Interessant für die nachfolgenden Betrachtungen sind vor allen Dingen der Frontal-, Parietal- und der Okzipitallappen. Abb. 2.3 zeigt das Gehirn aus der Seitenansicht. Das Großhirn überdeckt hier viele andere Hirnbereiche.

Betrachten wir den Cortex von vorn nach hinten:

Im vorderen, ventralen Teil der Großhirnrinde befindet sich der *präfrontale Assoziationscortex*. In diesem Bereich befinden sich Teile der Kognition des Menschen. Es ist demnach das Zentrum für die Wahrnehmung und gleichzeitig für das

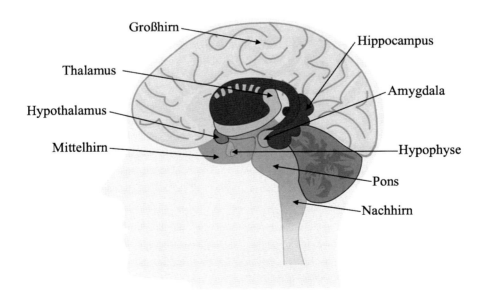

Abb. 2.2 Übersicht über wichtige Hirnareale

Erkennen von Lösungsansätzen zuständig. Im präfrontalen Assoziationscortex findet die Fehlerkorrektur statt, weshalb er einen wichtigen Teil des motorischen Lernens darstellt (Horst, 2011). Viele andere Bereiche außerhalb der motorischen und sensorischen Zentren werden ebenfalls als Assoziationscortex bezeichnet. Sie sind in Abb. 2.3 hellgrau dargestellt und nicht beschriftet. Ihre Aufgaben und Funktionen sind noch nicht abschließend erforscht.

Nach dorsal schließt sich der *prämotorische Cortex* an. An dieser Stelle liegt das Zentrum für die Bewegungsvorstellung. Er hat Verbindungen direkt ins Rückenmark und ist unter anderem für die Bewegungsplanung mitverantwortlich.

Im Anschluss daran, im vorderen Teil des Parietallappens, befindet sich der *primär motorische Cortex.* Er stellt das eigentliche motorische Zentrum des Großhirns dar und formt aus der Wahrnehmung des Assoziationskortex und des prämotorischen Cortex die tatsächliche Bewegung, die durch viele Hirnareale unterhalb des Cortex angepasst werden (Jürgens, 1984).

Durch eine Furche getrennt schließt sich nach dorsal der *primär sensorische Cortex* an. In ihm enden die Bahnen, welche aus subkortikalen Bereichen Informationen aus den Sensoren des Körpers innehaben. Diese Informationen „teilt" der sensorische Cortex mit dem Kleinhirn, dem Thalamus und der Brücke (Pons) (Shumway-Cook et al., 2023).

Vor über 100 Jahren veröffentlichte Korbinian Bordman die ersten Karten der Areale der Großhirnrinde. Der Homunculus, den Penfield, ein Hirnchirurg, in den 1930er Jahren gezeichnet hat, ist den meisten von uns ein Begriff. Penfield entdeckte, dass sich bestimmte Areale der Großhirnrinde bestimmten Körperabschnitten zuordnen lassen und entwickelte daraus eine Art Landkarte des Cortex. Es entstanden zwei Karikaturen, die sowohl den sensorischen als auch den motorischen Cortex abbildeten und dem Aussehen nach einem Menschen mit sehr seltsamen Proportionen ähneln. Penfield hatte damit nicht die Absicht eine exakt-wissenschaftliche Abbildung zu schaffen. Vielmehr wollte er zeigen, dass es Körperabschnitte gibt, die einen größeren Bereich des Cortex einnehmen, weil sie sowohl im Fühlen als auch im Handeln differenzierter sind als andere. Ein Beispiel bilden die Areale für die Hände gegenüber denen für den Rücken. Sowohl die sensorischen- als auch die motorischen Areale der Hände nehmen einen deutlich größeren Bereich ein als die Areale, die für den Rücken zuständig sind (Kandel et al., 2021).

Im Laufe der folgenden Jahrzehnte entstanden neue Erkenntnisse über die Funktionsweise des Cortex und seiner Veränderbarkeit und Anpassung, die Plastizität genannt wird (Feldmann & Brecht, 2005; Merzenich et al., 1984).

Am dorsalen Ende des Cortex gelegen, befindet sich der *primär visuelle Cortex,* in dem die visuellen Informationen verarbeitet werden. Dieser Bereich bildet das Sehzentrum ab.

Lange wurde das Nervensystem als hierarchisches System verstanden (s. Abb. 2.4). Dabei betrachtete man die unterschiedlichen Bereiche des zentralen Nervensystems von oben nach unten, also vom Großhirn zum Mittelhirn und schließlich zum Rückenmark. Bewegung wurde als Befehl von oben nach unten definiert. Je mehr man über das Entstehen und die Wirkungsweisen von Reflexen entdeckte, desto mehr rückte auch das sensorische System mit in die Betrachtung (Shumway-Cook et al., 2023).

Bernstein (1967) betrachtete die Organisation von Bewegung als ein Zusammenspiel aus Masse und dem Gleichgewicht der Gliedmaßen in Ihrer Auseinandersetzung mit der Umwelt und der Aufgabe. Er definierte die unterschiedlichen Ebenen an der Bewegung beteiligter Strukturen als Level und sah sie stets in der Auseinandersetzung miteinander (s. Abb. 2.4).

Neurone der Großhirnrinde und des Hirnstammes werden daher auch als oberes Motoneuron oder englisch: *upper motor neuron* bezeichnet. Entsprechend werden Nervenzellen des Rückenmarks als unteres Motoneuron oder englisch: *lower motor neuron* bezeichnet.

Das Kleinhirn – Cerebellum
Das Kleinhirn ist der wichtigste Bestandteil für die Aufnahme, Verarbeitung und Weiterleitung von Informationen. Im Kleinhirn befinden sich mehr Nervenzellen als im Ganzen übrigen Teil des Gehirnes. Sein Aufbau ähnelt dem des Großhirns. Es ist ebenfalls unterteilt in zwei Hemisphären und besteht aus grauer und weißer Substanz (Brodal, 2010).

Wenn wir uns das Gehirn als großen Flughafen vorstellen, in dem ständig Flugzeuge landen (Informationen) und starten (Reize), stellt das Kleinhirn den Tower mit 3 wichtigen Fluglotsen dar. Der erste Lotse (Vestibulocerebellum) erhält Informationen aus dem Gleichgewichtssystem (Vestibulärsystem) und ist maßgeblich an der Kontrolle des Gleichgewichts, der Haltung des Kopfes und der Kontrolle

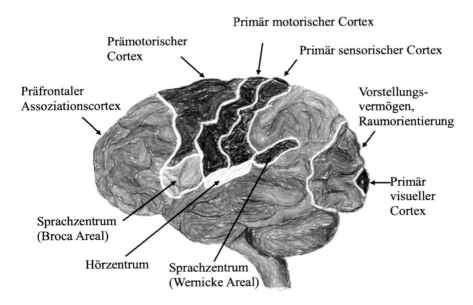

Abb. 2.3 Die Areale der Großhirnrinde (Cortex)

der Augenbewegungen im Zusammenspiel mit den Bewegungen des Kopfes beteiligt. Der zweite Lotse (Paläocerebellum) erhält vorrangig Informationen aus dem Rückenmark und dort insbesondere aus Zellen, die eine hemmende Funktion haben, sowie Informationen der Bewegungen, die durch die Nervenzellen des Rückenmarks ausgeführt werden. Der dritte Lotse (Pontocerebellum) steht im ständigen Austausch mit dem Großhirn und verarbeitet Informationen aus Bahnen, die der Pons mit dem Großhirn verbinden. Man spricht deshalb auch von der modulierenden Funktion des Kleinhirns bei Bewegungen (Gjesvik, 2012, Brodal, 2010).

Koordinieren die Fluglotsen ihre jeweiligen Flugzeuge nicht ausreichend bzw. kommunizieren die Fluglotsen untereinander nicht gut, kommt es schnell zu einer Unordnung, ein Synonym für das aus dem griechischen stammende Wort *Ataxie*.

Basalganglien

Die Basalganglien haben wir bereits bei der Beschreibung des Großhirns kennengelernt. Sie liegen zum Teil in den Marklagern unterhalb der Großhirnrinde und bestehen aus dem Striatum, welches den Nucleus caudatus und das Putamen beinhaltet, sowie dem Globus pallidus. Wichtiger als der Aufbau ist vor allem die Funktion der Basalganglien und deren Relevanz für die Therapie und Versorgung. Die Auswahl von adäquaten Bewegungsmustern und die Kontrolle des Bewegungsausmaßes werden von ihnen in Zusammenarbeit mit dem Thalamus organisiert. Dadurch ergibt sich eine Art Regelkreis vom Cortex zu den Basalganglien, zum Thalamus und wieder zurück zum Cortex (Brodal, 2010).

Neben ihrer Aufgabe motorische Impulse, die aus dem Großhirn kommen, zu kontrollieren und anzupassen, tragen sie auch zu kognitiven und emotionalen Funktionen bei (Gjelsvik, 2012). Kandel et al. (2021) führen weiter an, dass die Großhirnrinde Bewegungen definiert, das Kleinhirn diese spezifiziert und sie von den Basalganglien in den Kontext gesetzt werden.

Der Thalamus und Hypothalamus

Die Fortsetzung des Hirnstammes nach cranial nennt man Zwischenhirn. In ihm liegen der Thalamus, Epithalamus und der Hypothalamus (s. Abb. 2.2).

Der Thalamus wird oft „Tor zum Bewusstsein" genannt. Ihn passieren alle aufsteigenden Nervenbahnen, die in der Großhirnrinde enden, bis auf die Riechbahn. Es führen demnach Verbindungen vom Hirnstamm, den Basalganglien, dem Kleinhirn und dem Rückenmark zum Thalamus. Er spielt damit eine entscheidende Rolle bei der Verarbeitung der sensorischen Reize im Großhirn, da er entscheidet, welche Informationen von Relevanz sind und welche eben nicht. Neben den sensorischen, aufsteigenden Bahnen besitzt der Thalamus auch einen motorischen Anteil (Shumway-Cook et al., 2023). Weitere Theorien sprechen dem Thalamus (vor allem dem motorischen Teil) eine Art Schlüsselrolle beim motorischen Lernen zu. Er soll demzufolge nicht nur das Tor zum Bewusstsein darstellen, sondern vielmehr mit dem Kleinhirn und den Basalganglien motorische Reize anpassen (Bosch-Bouju et al., 2013).

Das limbische System
Das limbische System liegt ringförmig um die Basalganglien und den Thalamus. In Abschn. 3.2.1 wird auf seine Bedeutung für die kognitive Funktion „Lernen" eingegangen. Brodal (2010) beschreibt zudem die Bedeutung des limbischen Systems für Emotionen und den Antrieb. Er führt weiter aus, dass die Bestandteile immer abstrakter beschrieben werden und in unterschiedlichen Werken immer wieder anders definiert sind. Für das Verständnis wie Bewegungen funktionieren, gilt es festzuhalten, dass das limbische System für unsere Motivation und unseren Antrieb mitverantwortlich ist. Das limbische System gibt den Startschuss für die Bewegung.

Die Formatio reticularis
Den gesamten Hirnstamm durchzieht ein Netzwerk aus Nervenzellen mit Verbindungen zu allen Bereichen des Großhirns, des Kleinhirns, zu den Gleichgewichtsorganen, zu den Vestibulariskernen, zum verlängerten Mark und zum Rückenmark. Daneben ist die Formatio reticularis mit der Pons und den Basalganglien verbunden. Sie ist eine zentrale Struktur für die Bewegungsorganisation (Brodal, 2010). Bewegungsimpulse aus den motorischen Zentren des Großhirns werden durch die Formatio reticularis verstärkt und angepasst. Gleichzeitig werden in ihr sensorische Reize weitergeleitet und verarbeitet. Sie ist neben der Organisation von Bewegungen auch an der Kontrolle der Körperhaltung und der Regulation des Muskeltonus beteiligt. Die Verbindung zwischen Cortex, der Formatio reticularis und dem Rückenmark bezeichnet man als kortiko-retikulospinales System. Dieses Geflecht wird auch extrapyramidales System genannt und ist maßgeblich an der Kontrolle der Körperhaltung gegen die Schwerkraft (posturale Kontrolle) beteiligt (Gjelsvik, 2012). Eine Schädigung in diesem Bereich kann eine Minderung der posturalen Kontrolle zur Folge haben (s. Abschn. 3.3.2). Daneben hat dieses System auch eine hemmende Funktion, weshalb Schädigungen eine Tonuserhöhung auslösen können. Die psychische Situation eines Menschen hat großen Einfluss auf die Funktion der Formatio reticularis. Folglich haben Lebensfreude und eine hohe Motivation einen positiven Einfluss auf den Muskeltonus (Gjelsvik, 2012). Weiterhin wirken vestibuläre und visuelle Reize aktivierend auf die Formatio reticularis und den Cortex.

2.2.2   Die spezielle Rolle des Rückenmarkes

Das Rückenmark, im Wirbelkanal der Wirbelsäule gelegen, ist voll von motorischen und sensorischen Nervenzellen, die von kranial nach kaudal und umgekehrt verlaufen. Die Abb. 2.5 zeigt ein Rückenmark in der Querschnittansicht. Der vordere Teil lässt sich als motorisches Zentrum (Vorderhorn) bezeichnen, da hier die Nervenzellen und ihre Axone verlaufen, die die Motorik bedienen. Im hinteren Bereich (Hinterhorn) verlaufen die Nervenzellen, die vor allem sensorische Informationen aus der Peripherie zum Gehirn weiterleiten. Seitlich (Seitenhorn) verlaufen die Bahnen des vegetativen Nervensystems. Diese sind im Rückenmark der Brust-

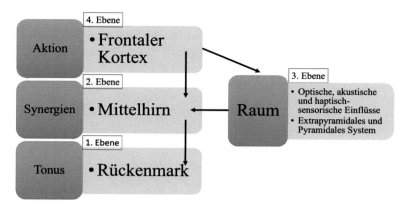

Abb. 2.4 Die Ebenen der zentralen Bewegungsorganisation (angelehnt an Shumway-Cook et al. (2023), S. 12. Nach Bernstein (1967), The coordination and regulation of movement)

wirbelsäule stärker und in einer größeren Anzahl vorhanden als in der LWS- und HWS-Region, da in der Brustwirbelsäule der Sympathikus verläuft.

Der dunkle, schmetterlingsförmige Bereich des Rückenmarkes ist die graue Substanz und besteht aus vorrangig unmyelinisierten Nervenzellen, während der hellere Bereich drum herum als weiße Substanz mit myelinisierten Nervenzellen besteht. Nerven, die aus den Halssegmenten (cervikalen Segmenten, daher C1–C8) austreten, versorgen die Hals-, Schulter- und gesamte Armmuskulatur und über den N. phrenicus auch das Zwerchfell. Nerven, die das Rückenmark zwischen den Brustwirbeln verlassen, versorgen die vordere- und hintere Rumpfmuskulatur (Th1–Th12). Die Segmente L1–L5 mit den dazugehörigen Nerven versorgen die Beckenmuskulatur und einen Teil der Beinmuskulatur. Teile der Muskeln des Unterschenkels und die der Füße werden aus Nerven des Sakralmarkes innerviert. Passend zu den motorischen Versorgungsgebieten verlaufen die sensorischen Gebiete mit den dazugehörigen Rückenmarkssegmenten. Gerade in der Behandlung querschnittgelähmter Menschen und generell bei der Behandlung neuroorthopädischer Patienten lohnt sich ein detaillierter Blick in weitere Fachliteratur zu diesem Thema.

Die Verdickungen direkt neben der hinteren Nervenwurzel (Abb. 2.5 und 2.6) zeigen das Spinalganglion. Sie leiten sensorische Informationen direkt und ohne Verschaltungen im Rückenmark an das zentrale Nervensystem (ZNS) weiter und sind nicht zu verwechseln mit den Grenzstrangganglien.

Wenn wir das Rückenmark damit als reines Verbindungsstück zwischen dem Gehirn und den peripheren Nerven betrachten, werden wir seiner Rolle bei der Ausführung von Bewegungen nicht ausreichend gerecht. Es ist vielmehr eine Umschaltzentrale von absteigenden und aufsteigenden Reizen, nimmt erste Modulationen vor und hat eine zentrale Bedeutung bei der Intra- und Intermuskulären Koordination inne (s. Abschn. 3.3). Daraus resultiert der Wert des Rückenmarks für das Gehen. Mit den in Abschn. 3.1.3 beschriebenen zentralen Mustergeneratoren

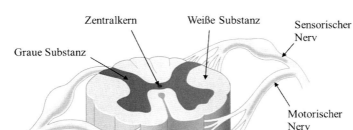

Abb. 2.5 Übersicht über das Rückenmark

(Central Pattern Generators) verändert sich die Sicht auf das Rückenmark als reine Informationsdatenbahn hin zu einem eigenen System für den Gang (Dietz & Ward, 2020).

Fazit (Conclusion)

Dies war ein erster Einblick in die Neuroanatomie und Neurophysiologie der Willkürmotorik. Anhand der beschriebenen Strukturen wird schnell deutlich, dass es keine voneinander separat zu betrachtenden Systeme gibt und viele Teile des Gehirns für eine Vielzahl von Aufgaben zuständig sind. Dabei umfassen sie häufig sensorische und motorische Leitungsbahnen und dienen gleichwohl der Kognition und weiteren spezifischen Aufgaben. Wie die beschriebenen Teilbereiche des Nervensystems für die Motorik miteinander verschaltet sind, zeigt. Abb. 2.7. Sie verdeutlicht Teile der aufsteigenden und der absteigenden Systeme. Zu bedenken ist bei dieser Abbildung, dass einige Bereiche des sensorischen Systems nicht aufgeführt- und das vestibuläre- und visuelle System nicht abgebildet sind. Es stellt sich schnell die Frage, wie eine solche Übersicht aussieht, wenn alle Areale und Strukturen eingezeichnet wären, die für die Bewegung und unsere generelle muskuloskelettale Organisation notwendig sind. Es wäre schlichtweg keine Übersichtsabbildung mehr.

Im Folgenden werden die nicht voneinander trennbaren Systeme für das Verständnis getrennt voneinander betrachtet. Ein erster Einblick in die Zusammenarbeit der motorischen und sensorischen Systeme soll dabei vermittelt werden. Für eine tiefere Betrachtung lohnt sich ein Blick in die Werke der zitierten Autoren.

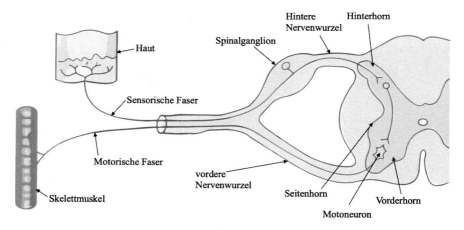

Abb. 2.6   Verbindungen des Rückenmarkes

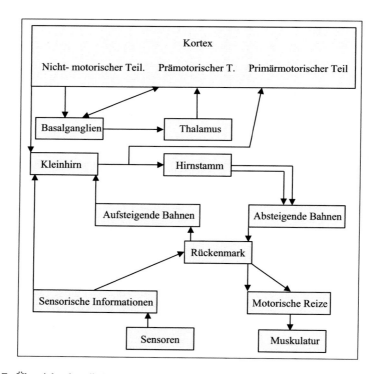

Abb. 2.7   Übersicht über die Verschaltung der Willkürmotorik

2.3   Neuromuskuläres System

Das Zusammenspiel zwischen der Bewegungsplanung und der Bewegungs-initiierung im zentralen Nervensystem und deren Übertragung auf die Muskulatur beschreiben das neuromuskuläre System.

Dabei arbeitet der muskuloskelettale Apparat mit dem Nervensystem zu-sammen.

Die Aktivitäten, die durch das neuromuskuläre System ausgelöst werden, be-einflussen das zentrale Nervensystem und andersherum (Gjelsvik, 2012).

Es besteht eine stetige Auseinandersetzung des Individuums mit seiner Um-gebung und den an das Individuum gestellten erforderlichen Interaktionen (Shum-way-Cook et al., 2022). Sich wiederholende Aktivitäten und Handlungen haben auch eine Auswirkung auf die Ausbildung und Formung des muskuloskelettalen Apparates auf der einen Seite und auf die Entwicklung und Anpassung des zentra-len Systems auf der anderen Seite. Man spricht bei beiden Systemen von Plastizi-tät (s. Abschn. 3.2).

Für die folgende Erklärung lohnt sich ein Blick auf die Abb. 2.8. Die Moti-vation eine Bewegung durchzuführen, entsteht im limbischen System. Nach der Aktivierung im limbischen System entsteht im prämotorischen Cortex eine grobe Bewegungsplanung. Anschließend erfolgt ein Abgleich mit den Basalganglien. Sie entscheiden, ob überhaupt eine Bewegung ausgeführt wird oder nicht. Wird die Bewegung von den Basalganglien positiv bewertet, gleicht der prämotorische Cortex seine Bewegungsvorstellung mithilfe des Kleinhirns ab. Es findet eine Feinjustierung der Bewegung statt. In der Folge werden die Informationen aus den Basalganglien und dem Kleinhirn an den Thalamus weitergeleitet, der noch-mals über die Bewegung entscheidet und die Informationen an den motorischen Cortex weiterleitet. Der Bewegungsimpuls in Form eines elektrischen Reizes läuft dann durch den Hirnstamm (Formatio reticularis) und das verlängerte Mark des Gehirns und wird an das Rückenmark übertragen (s. Abb. 2.8). Über die Nerven-zellen des Rückenmarkes wird der Bewegungsreiz an die zuständigen Segmente weitergeleitet. Der austretende Spinalnerv überträgt den Reiz über den Plexus zum peripheren Nerv, bis er schließlich von feinen Nervenfasern auf den zuständigen Muskel und dessen Muskelfasern übertragen wird und dort zu einer Aktivierung oder Hemmung des Muskels führt. Die Verbindung eines Motoneurons hin zum Zielmuskel bezeichnet man als motorische Einheit (s. Abb. 2.9).

2.3.1   Aufbau eines Muskels

Ein Skelettmuskel besteht in der Regel aus seiner Ursprungssehne, seinem Muskelbauch und seiner Ansatzsehne. Die jeweiligen Sehnen verbinden den Mus-kel mit dem Knochen. Der Muskelbauch ist der Bereich, der für die Kontraktion, also die Kraftentwicklung und damit der eigentlichen Bewegung zuständig ist. Es gibt auch Skelettmuskeln, die 2 Ursprungssehnen und 2 Muskelbäuche, sowie eine

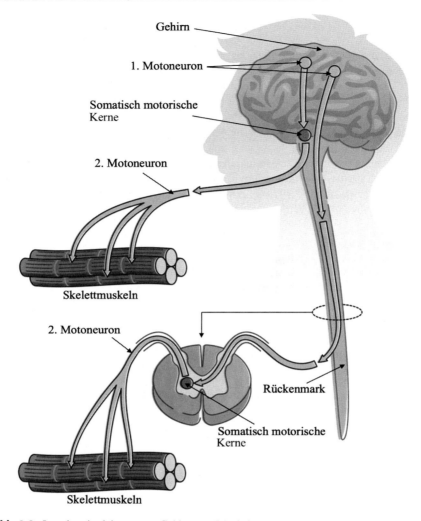

Abb. 2.8 Impulsweiterleitung vom Gehirn zum Muskel

Ansatzsehne haben, wie z. B. der M. biceps brachii (s. Abb. 2.9). Manche Muskeln teilen sich auch eine gemeinsame Ansatzsehne, wie die einzelnen Muskeln des M. triceps surae (bestehend aus M. soleus und M. gastrocnemius), welche in der Achillessehne münden. Es finden sich Muskeln, die über ein Gelenk verlaufen und Muskeln, die über zwei- oder mehr Gelenke verlaufen (z. B. Ischiocrurale Muskelgruppe).

Jeder Muskelbauch besteht aus einer Vielzahl von Muskelfaserbündeln. Sie sind umgeben von Bindegewebe. Diese Bündel sind wiederrum eine Ansammlung von vielen einzelnen Muskelfasern, welche aus parallel angeordneten Myofibrillen

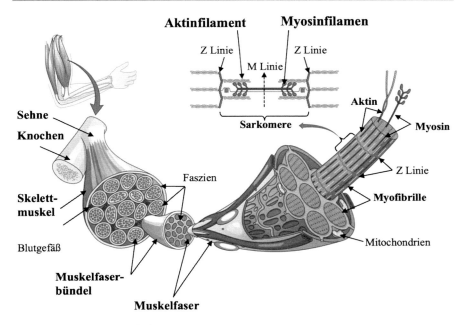

Abb. 2.9 Aufbau der Muskulatur

bestehen. Hintereinander angeordnete Sarkomere bilden die Myofibrillen. Ein Sarkomer besteht aus Z- Scheiben. Zwischen den Z- Scheiben liegen die kontraktilen Proteine Aktin und Myosin (s. Abb. 2.9). Zwischen Ihnen findet durch eine Bewegung des Myosinköpfchens die eigentliche Kontraktion des Muskels statt (Silbernagl & Despopoulos, 1991; Tomasits & Haber, 2008).

Ein Teil der Muskelfasern ist zudem mit einem Netz von Nervenfasern spiralförmig umschlungen. Man nennt dieses Nervengeflecht Muskelspindel. Ihre Aufgabe ist es den Dehnungszustand des Muskels an das Rückenmark zu senden. Sie gehört damit den Propriozeptoren an. Neben der Muskelspindel besitzt die Skelettmuskulatur einen weiteren dieser Rezeptoren, das Golgi- Sehnenorgan oder auch seltener Sehnenspindel genannt. Dieses Nervengeflecht, welches sich am Übergang zwischen Sehne und Muskel befindet, leitet ähnlich wie die Muskelspindel Informationen über die Muskelspannung an das zentrale Nervensystem.

Propriozeptoren sind Sensoren, die über die Stellung von Knochen und Gelenken Auskunft geben und dem somatosensorischen System angehören (s. Abschn. 3.1).

2.3.2   Die motorische Einheit

Muskelgewebstypen
Die Muskulatur des Körpers lässt sich grundsätzlich in 2 Typen einteilen:

Glatte Muskulatur
Diese Muskulatur finden wir hauptsätzlich in der Auskleidung von Hohlorganen,
wie z. B. dem Darm oder den Atemwegen, aber auch in den Blutgefäßen unseres
Körpers wieder. Sie wird vom vegetativen Nervensystem innerviert und spielt für
die Betrachtung der motorischen Einheiten eher eine untergeordnete Rolle.

Quergestreifte Muskulatur
Die gesamte Skelettmuskulatur, die sich aus 600 einzelnen Muskeln zusammen-
setzt, besteht aus quergestreifter Muskulatur.

Muskelfasertypen der Skelettmuskulatur

Typ-1-Muskelfasern – Tonische Muskelfasertypen
Der Hirnforscher Alf Brodal (2010) bezeichnete diese Muskelfasertypen als slow-
twitch-Fasern, da sie eine eher langsame Kontraktion aufweisen. Die Muskelfasern können Kontraktionen über einen längeren Zeitraum aufrechterhalten und
ermüden entsprechend nicht sehr schnell. Muskeln, die viele Fasern des Typ 1 aufweisen, generieren in der Regel eher Stabilität. Man bezeichnet sie daher auch als
posturale Muskelfasern (Gjelsvik, 2012).

Typ-2-Muskelfasern – Phasische Muskelfasertypen
Phasische Muskelfasern zeichnen sich durch eine hohe Kontraktionsfähigkeit aus.
Sie können demnach sehr schnell kontrahieren. Man bezeichnet sie daher als fast-
twitch-Fasern. Gegenüber den Typ-1-Fasern weisen diese Fasern eine höhere Ermüdbarkeit auf.

Typ-2A-Fasern und Typ-2B-Fasern
Phasische Muskelfasern lassen sich aufgrund ihrer differenzierten Ermüdungs-
eigenschaften unterteilen. Im Gegensatz zu den Typ-2B-Fasern, ist die Ermüdung
bei den Typ-2A-Fasern etwas geringer.

▶   Muskeln bestehen immer aus unterschiedlichen Fasertypen, jedoch be-
        sitzen sie oft einen Fasertypen in der Mehrheit.

Vorkommen der Muskelfasertypen
Je nach Gebrauch bilden die Muskeln ihren Hauptanteil an Muskelfasertypen aus.
Dabei ist es sehr unterschiedlich, aus welchem Muskelfasertyp er hauptsächlich
besteht. Die Ausgangsposition und damit verbundene Schwerkraftsituation entscheidet, welche Muskeltypen in welcher Form rekrutiert werden. So können auch
Muskeln mit einem hohen Anteil an Typ-2-Fasern zur Aufrechterhaltung der posturalen Kontrolle mitwirken, indem sie exzentrisch arbeiten.
    Gjelsvik (2012) beschreibt den M. soleus als ständig aktiven Muskel, der viel
Haltearbeit während des Stehens und Gehens leisten muss. Er benötigt dafür eine
hohe Ausdauer und geringe Ermüdbarkeit und besteht aus diesem Grund haupt-

sächlich aus vielen Typ-1-Fasern. Man kann ihn daher als posturalen Muskel bezeichnen.

Hingegen ist der M. tibialis anterior intermittierend aktiv und benötigt keine große Ermüdungsresistenz und besitzt aus diesem Grund mehr Typ-2-Fasern. Dies ist allerdings nicht auf jeden Muskel anwendbar, da die meisten Skelettmuskeln unseres Körpers aus einem Mix aus Typ-1- und Typ-2-Fasern bestehen. Welche Fasern sich im Muskel ausbilden, hängt maßgeblich vom täglichen Gebrauch ab. Marathonläufer oder andere Ausdauersportler haben in vielen Muskeln einen höheren Anteil an Typ-2b-Fasern als jene Sportler, die eher explosive Bewegungen ausführen, wie beispielsweise Icehockeyspieler oder Gewichtheber (Brodal, 2010).

▶ Bei zentralen Läsionen kann es in Folge zu einer spastischen Lähmung kommen. Wenn Patienten ihre spastisch-gelähmten Extremitäten bewegen wollen, aktivieren sie häufig nur die tonischen Muskelanteile. Bewegungen werden damit grobmotorischer (obere Extremität) und der Gang wird instabiler, langsamer und muss bewusster koordiniert werden (Dietz, 2013).

Muskuläre Plastizität
Welcher Anteil an Fasern überwiegt, verdeutlicht sich am Unterschied zwischen der Arm- und Beinmuskulatur. Während unsere Arme für schnelle, teils kraftvolle Bewegungen zuständig sind, nutzen wir unsere Beine für lange ausdauernde Bewegungen, wie dem Gehen oder Radfahren. Gleichzeitig besitzen alle Extremitäten auch Muskeln mit einem hohen Anteil an Typ-1-Fasern, um die nötige Stabilität herzustellen. Die Anzahl der Sarkomere bestimmt die Länge des Muskels, die alltäglichen Anforderungen an den Muskel bestimmen seine Faseranteile. Unterschiedliche Studien konnten zeigen, dass es bei Inaktivität der Muskulatur zu einer Schwäche kommt. Ursache hierfür ist eine Herabgesetzte Proteinsynthese (Kortebein et al., 2007). Dies gilt für alle Muskelfasertypen der Skelettmuskulatur. Laut Rühl (1992) neigen Typ-1-Muskelfasern unserer Muskulatur, also jene, die eine Haltearbeit verrichten, dabei vermehrt zu Verkürzung. Hingegen würden phasische Muskeln, also jene, die für die Bewegungen zuständig sind, zur Abschwächung neigen (Schulze, 2004). Es zeigt sich jedoch ein Mischbild der Muskelfasern, sodass diese Erkenntnisse keine universelle Anwendung finden sollten (Brodal, 2010). Verändert ein Muskel, ganz gleich welchen Fasertyps seine Länge, so ist er schlechter zu rekrutieren und kann seine Funktion schlechter umsetzen (Gjelsvik, 2012). Eine dauerhafte Überdehnung oder Verkürzung führt zu einer schlechten Kontraktionsfähigkeit der Sarkomere (Lunnen et al., 1991). Einige Theorien gehen davon aus, dass ein verkürzter Muskel dennoch leichter zu aktivieren ist als ein dauerhaft überdehnter Muskel (De Deyne, 2001). Zudem verändern umliegend betroffene Muskeln ihre Aktivitäten. Es kommt zum vielzitierten muskulären Ungleichgewicht. Wir werden in den Abschn. 3.2.2 erneut auf die Plastizität eingehen.

Die Nervenzellendigungen im Vorderhorn des Rückenmarkes treten durch die Spinalkanäle der Wirbelkörper aus und bilden über die unterschiedlichen Nervengeflechte Verbindungen zu den Muskelzellen des Zielmuskels. Dies bezeichnet man als motorische Einheit. Es entstehen eine Vielzahl von Verbindungen zwischen den Muskelfasern und den Synapsen (s. Abb. 2.10). Die elektrischen Impulse der Nervenzellen werden dabei auf die Muskelzellen übertragen und lösen in den Zellen aktivierende oder hemmende Potenziale aus. Das lässt den Schluss zu, dass eine Quelle des Impulses aus dem Gehirn (wie eine Stromquelle) einen Reiz über die Nervenzellen (wie ein Kabel) an einen Endeffektor (wie eine Glühbirne) sendet und diese dann zu einer Aktion bringt (Licht an/Licht aus). Dies wird der Komplexität des Vorganges nicht gerecht. Wir sollten uns daher nicht einfach eine Leitung zur Glühbirne vorstellen, sondern mehrere Stromquellen, die unterschiedliche LED- Birnen einer Lichterkette oder eines Lichtbildes zum Leuchten bringen. Das Zusammenspiel ermöglicht es uns innerhalb der Lichterkette die benannten Lichter anzuschalten und zu dimmen, während andere noch dunkel bleiben und dadurch komplexe Lichtmuster zu entwerfen. Es führt auch nicht zu einem Ausfall der gesamten Lichterkette, wenn eine LED- Birne nicht mehr funktioniert.

Wie zuvor beschrieben, gibt es unterschiedliche Muskelfasertypen für die unterschiedlichen Anforderungen an den Muskel. Nervenzellen des Rückenmarkes

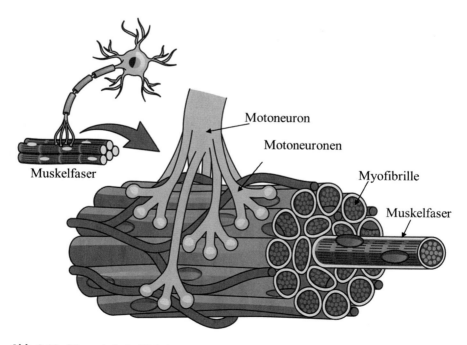

Abb. 2.10 Die motorische Einheit

innervieren in der Regel immer die gleichen Muskelfasertypen. Eine motorische Einheit hat immer einen Muskelfasertyp (Gjelsvik, 2012).

Je nachdem welche Anforderungen an den Muskel gestellt werden, variieren auch die Anzahl der motorischen Einheiten. Benötigt die Steuerung der Muskulatur ein hohes Maß an Selektion und Feinheit, so besitzt der Muskel auch eine Vielzahl an motorischen Einheiten. Das bedeutet, dass wenige Muskelfasern von einer Nervenzelle innerviert werden (Brodal, 2010). Ähnlich verhält es sich auch mit der Sensorik. Körperabschnitte, die auf viele Informationen angewiesen sind, haben eine Vielzahl von Sensoren und sensiblen Synaptischen Verbindungen, wie beispielsweise der Fuß und insbesondere die Fußsohle (Köppe, 2019).

2.3.3   Alphamotoneuron und Gammamotoneuron

Während das Alphamotoneuron (auch α- Motoneuron) die eigentliche Kontraktion des Muskels auslöst, reguliert das Gammamotoneuron (auch γ- Motoneuronen) den Spannungszustand der Muskelspindel (s. Abschn. 2.3.1). Die Muskelspindel besitzt an ihren Enden infrafusale Muskelfasern, die durch das Gammamotoneuron innerviert werden. Muskelfasern, die durch die Alphamotoneurone gesteuert werden, bezeichnet man folglich als extrafusale Muskelfasern. Sie sind die eigentliche Arbeitsmuskulatur (Brodal, 2010). Wir sollten die Alphamotoneuronen deshalb als Steuereinheiten für den Muskel (Motor) verstehen. Stellen wir uns an dieser Stelle einen engen Kompressionstrumpf vor. Am Anfang spüren wir diesen intensiv auf der Haut. Im Laufe der Zeit dehnt sich dieser Strumpf aus und der Druck und die Spannung lassen nach. Das Gammamotoneuron stellt im Grunde sicher, dass sich dieser Vorgang muskulär nicht einstellt und der Strumpf (Muskelspindel) bei jeder Bewegung die notwendige Straffheit behält. Je höher die Spannung der Muskelspindel ist, desto höher ist auch ihre Reizbarkeit (Kandel et al., 2021).

▶   Bei passiven Dehnungen reagiert der Muskel mit einer Gegenspannung, da die Muskelspindel gereizt wird und der Muskel entsprechend mit einer erhöhten Aktivität antwortet (s. Abschn. 3.3). Oft werden die Bewegungsausmaße der Gelenke durch passives Bewegen getestet und die Werte entsprechen nicht dem eigentlichen Bewegungspotenzial. Auf der anderen Seite besitzen Muskeln aufgrund ihres Alltagsgebrauches bestimmte Funktionen. Bei der Untersuchung der Dorsalextension im oberen Sprunggelenk wird dies deutlich. Testet der Therapeut die Beweglichkeit passiv in Rückenlage, wird er ein geringeres Bewegungsausmaß erhalten als im Stand. Die Plantarflexoren (insbesondere M. soleus) sind vorrangig für die exzentrische Stabilisierung während des Gehens zuständig. Aus diesem Grund empfiehlt sich ein Test in Schrittstellung. Das entspricht der eigentlichen Funktion der Plantarflexoren (Horst, 2022). Der Tests ist in Abb. 8.5 dargestellt.

2.3.4 Anpassungsvorgänge und Reorganisation bei Schädigung des ZNS

Regeneration auf Zellebene

Es galt lange die Annahme, dass Nervenzellen, die durch ein neurologisches Ereignis (Schlaganfall, Hirnverletzung) beschädigt wurden, verloren sind. Diese Grundannahme stützte sich auf das neurophysiologische Problem, dass sich Nervenzellen nicht teilen können und dass das Gehirn keine Nervenzellen bilden kann (Kandel et al., 2021).

Versuche rückenmarksverletzte Menschen zu heilen, befinden sich im Forschungsstadium (Glumm, 2023). Im Bereich der peripheren Nerven konnte man bereits eine Regeneration sowohl klinisch als auch elektromikroskopisch nachweisen (s. Abb. 2.11).

Die Verletzung einer Nervenzelle, z. B. durch den Riss des Axons, führt im Rückenmark oder im Gehirn zu einem Absterben des Axons und hat auch negative Auswirkungen auf die sich anschließende Nervenzelle (Shumway-Cook et al., 2023). Anders als in Abb. 2.11 dargestellt, kommt es im ZNS zu keiner Reparatur des Axons. Vielmehr übernehmen Gliazellen Reparaturprozesse an der Verletzungsstelle. Makrophagen nehmen das zerstörte Gewebe am Ende der Nervenzelle auf und sorgen zusammen mit den Gliazellen dafür, dass es zu keinem Untergang der gesamten Nervenzelle kommt. Im Gehirn führt dieser Rettungsprozess dazu, dass es zwar um die geschädigte Nervenzelle herum auch zu einem Teilverlust der synaptischen Verbindungen kommt, sich jedoch der Zelluntergang nicht wie ein Dominoeffekt fortsetzt. Bei den langen Axonen im Rückenmark kommt es ebenfalls zu keiner Fortsetzung des Zellunterganges nach kaudal, wodurch eine noch tiefere Lähmungssymptomatik verhindert werden kann (Kandel et al., 2021). Die neuronale Plastizität des Gehirns ermöglicht es den Patienten zudem die noch vorhanden Netzwerke zu aktivieren und neue auszubilden (Merzenich et al., 1984; Sadato et al., 1996). Vor allem das folgende Kapitel wird diese Vorgänge behandeln.

2.3.5 Zusammenfassung

Das Großhirn und besonders die Großhirnrinde sind maßgeblich für die Bewegungsplanung- und deren Ausführung zuständig. Bewegungen werden von anderen Hirnarealen moduliert und permanent angepasst. Die Bewegungsimpulse durchlaufen das Mittelhirn und das verlängerte Mark und werden über Nervenfasern des Rückenmarks zu den entsprechenden peripheren Nerven und letztlich zu den Zielmuskeln weitergeleitet. Das Rückenmark ist dabei Schalt- und Umschaltzentrale und kann ebenfalls Signale hemmen oder verstärken.

Die Muskeln besitzen unterschiedlich Fasertypen für differenzierte Aufgaben. Es gibt Muskeln, die für das Bewegen wichtig sind und Muskeln, die eher

Gesundes Neuron

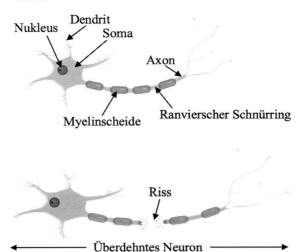

Regenerierendes Neuron

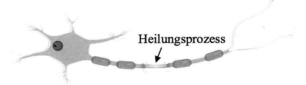

Partiell repariertes Neuron

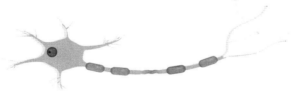

Es ist nur ein teilweiser Heilungsprozess möglich.

Abb. 2.11 Neuronale Regeneration nach Verletzungen

stabilisierende Funktionen innehaben. Für das Ausführen und Anpassen von Bewegungen sind viele unterschiedlichen Informationen der Sinnesorgane notwendig.

▶ Nur etwa 7 % der Informationen, die durch die Nervenfasern geleitet werden, gelangen vom Gehirn zum Muskel. 93 % der Informationen sind afferent und geben dem Gehirn wichtige Informationen aus dem Körper (Gesslbauer et al., 2017).

Literatur

Bernstein, N. (1967). *The coordination and regulation of movement.* Pergamon Press Ltd.

Bosch-Bouju, C., Hyland, B. I., & Parr-Brownlie, L. C. (2013). Motor thalamus integration of cortical, cerebellar and basal ganglia information: Implications for normal and parkinsonian conditions. *Frontiers in Computational Neuroscience, 11*(7), 163.

Brodal, P. (2010). *The central nervous system: Structure and function* (4. Aufl.). Oxford University Press.

De Deyne, P. (2001) Application of passive stretch an its implication of muscle fibers. *Physical Therapy* 81(2), 819–827. American Physical Therapy Association.

Dietz, V. (2013). Klinik der Spastik – spastische Bewegungsstörung. *Der Nervenarzt, 84,* 1511.

Dietz, V. & Ward, N. S. (2020). *The Oxford textbook of neurorehabilitation* (2. Aufl.). Oxford Press.

Feldmann, D., & Brecht, M. (2005). Map plasticity in somatosensory cortex. *Sience, 310,* 810–815.

Gesslbauer, B., Hruby, L. A., Roche, A. D., Farina, D., Blumer, R., & Aszmann, O. C. (2017). Axonal components of nerves innervating the human arm. *Annals of Neurology, 82*(3), 396–408.

Gjelsvik, B. B. (2012). *Die Bobath-Therapie in der Erwachsenenneurologie* (2. Aufl.). Georg Thieme Verlag.

Glumm, J. (2023). Der Einfluss supraparamagnetischer Nanopartikel auf die neuronale Regeneration. Dissertationen Charité Berlin.

Horst, R. (2011). *N.A.P.-Therapieren in der Neurooorthopädie.* Georg Thieme Verlag.

Horst, R. (2022). *N.A.P. – Neuroorthopädische Therapie* (2. Aufl.). Georg Thieme Verlag.

Jürgens, U. (1984). The efferent and afferent connections of the supplementary motor area. *Brain Research, 300*(1), 63–81.

Kahle, W. (1969). *Die Entwicklung der menschlichen Großhirnhemisphäre.* Springer.

Kandel, E., Koester, J., Mack, S., & Siegelbaum, S. (2021). *Pinciples of neural science* (6. Aufl.). Mc Graw Hill.

Kortebein, P., Ferrando, A., Lombeida, J., Wolfe, R., & Evans WJ. (2007). Effect of 10 days of bed rest on skeletal muscle in healthy older adults. *The Journal of the American Medical Association297,* 1769–1774.

Köppe, A. (2019). Verteilung neuronaler Strukturen im humanen Ligamentum metatarsale transversum profundum und seiner Umgebungsstrukturen. Dissertation, Heinrich-Heine-Universität Düsseldorf.

Lunnen, J., Yack, J., & LeVeau, B. (1991). Relationship between muscle length, muscel activity, and Torque of harmstring muscles. *Physical Therapy, 61*(2), 190–195. American Physical Therapy Association.

Merzenich, M. M., Nelson, R. J., Stryker, M. P., Cynader, M. S., Schoppmann, A., & Zook, J. M. (1984). Somatosensory cortical map changes following digit amputation in adult monkeys. *Journal of Comparative Neurology, 224,* 591–605.

Rühl, N. (1992). *Muskeltraining 2000.* Springer.

Sadato, N., Pascual-Leone, A., Grafman, J., Ibanez, V., Deiber, M. P., Dold, G., & Hallett, M. (1996) Activation of the primary visual cortex by Braille reading in blind subjects. *Nature, 380,* 526–528.

Silbernagl, S., & Despopoulos, A. (1991). *Taschenatlas der Physiologie* (4. Aufl.). Georg Thieme Verlag.

Schulze, B. (2004). Die Muskulatur in Untersuchung und Behandlung aus Sicht der ÄMM. *Manuelle Medizin, 42*, 220–223.

Shumway-Cook, A., Woollacott, M., Rachwani, J., & Santamaria, V. (2023). *Motor control: Translating research into clinical practice* (6. Aufl.) Wolters Kluwer Verlag.

Strobl, W., Schikora, N., Abel, C., & Pitz, E. (Hrsg.). (2021). *Neuroorthopädie – Disability Management*. Springer.

Tomasits, J. & Haber, P. (2008). *Leistungsphysiologie – Grundlagen für Trainer, Physiotherapeuten und Masseure* (3. Aufl.). Springer.

Sensomotorisches System

Der Begriff der Sensomotorik wird in den Berufsgruppen in unterschiedlichen Zusammenhängen verwendet. Während Orthopädietechniker und Orthopädieschuhmacher eher an die Wirkungsweisen ihrer Einlagen denken, verbinden Physio- und Ergotherapeuten den Begriff mit verschiedenen therapeutischen Methoden. Wie der Begriff erahnen lässt, ist das Zusammenspiel aus den Reizen, die jeder Mensch aufnimmt und der Reizantwort darauf gemeint. Es beinhaltet das Zusammenspiel aus Sensorik und Motorik. In den vorangegangenen Abschnitten wurde bereits deutlich, dass kein System für sich alleinsteht, sondern wie die Systeme einander bedingen und wie sie zusammenarbeiten, um Bewegung zu ermöglichen. Die Motorik wurde im vorangegangenen Kapitel behandelt. Auf den folgenden Seiten folgt ein Einblick in die Sensorik und das motorische Lernen.

3.1 Somatosensorisches System

Es umfasst die Wahrnehmung von Berührungen, Druck, Schmerz, Temperatur und Propriozeption (die Wahrnehmung der Körperposition und -bewegung). Die Sensoren, die diese Sinnesempfindungen registrieren, sind hauptsächlich in der Haut, den Gelenken, den Muskeln und den inneren Organen des Körpers lokalisiert (Kandel et al., 2021).

Über aufsteigende (afferente) Bahnen werden die von den Rezeptoren aufgenommenen Reize durch das Hinterhorn und vordere Seitenhorn ins Gehirn geleitet und dort verarbeitet. Reizantworten können dabei sowohl im Rückenmark direkt als auch in höheren Zentren des Gehirns generiert werden.

Das somatosensorische System umfasst einfache Berührungswahrnehmungen der Haut wie Druck oder Vibrationen durch sogenannte Mechanorezeptoren. Darüber hinaus befinden sich in der Haut Chemo-, Temperatur- und Schmerzsensoren. Sie bilden die Oberflächensensibilität. Man spricht dabei von *exterozeptiven* Reizen.

A. Albath und T. Mischker, *Interprofessionelle Versorgungsstrategien der unteren Extremitäten*, https://doi.org/10.1007/978-3-662-69363-6_3

Andererseits werden Sinneseindrücke aus dem Körper selbst zum zentralen Nervensystem weitergeleitet, wie beispielsweise die Position eines Gelenkes im Raum oder der Dehnungszustand der Muskulatur. Diese Sinneseindrücke fasst man zu dem Begriff der Tiefensensibilität zusammen oder nennt sie propriozeptive Reize (abgeleitet aus dem Wort „proprio" lateinisch für „eigen"). Das sensorische System erfasst neben den Informationen für Lage und Berührung auch akustische, vestibuläre und optische Reize und fügt diese im sensorischen Cortex zusammen (Hildebrandt, 1998, Strobl et al., 2021).

Die sensorischen Signale haben dabei eine unterschiedliche Bedeutung für die Verarbeitung im zentralen Nervensystem. Sie werden parallel wahrgenommen. Rezeptortyp und Relevanz entscheiden über die weitere Verarbeitung im zentralen Nervensystem (Shumway-Cook et al., 2023). Hinzu kommt, dass die unterschiedlichen Rezeptortypen auch eine unterschiedliche Ermüdung zeigen, wenn sie über einen längeren Zeitraum einen Reiz erfahren.

Gehen wir z. B. barfuß auf einem steinigen Weg, wird das zentrale Nervensystem die Informationen aus den Füßen (insbesondere der Fußsohlen) und der gesamten unteren Extremitäten, sowie die Informationen aus den Augen und den Gleichgewichtsorganen wahrnehmen und verarbeiten, da sie in der Situation eine hohe Relevanz für das Individuum haben. Weniger interessante sensible Informationen aus der Haut, wie z. B. der Kontakt des T-Shirts zur Haut des Rückens werden in dieser Situation nicht wahrgenommen. Die Funktion des Thalamus spielt dabei eine zentrale Rolle, da er über die Bedeutung der auf ihn wirkenden sensorischen Reize entscheidet.

3.1.1 Sensorische Integration ins Großhirn

Visuelle Wahrnehmung

Sehen ist einer der wichtigsten Sinne unseres Körpers. Unser Verhalten und Handeln sind vom Sehen abhängig. Es überrascht daher nicht, dass der Sehnerv (N. opticus) aus 1 Mio. Axonen besteht und damit 40 % der Gesamtanzahl an Axonen der Hirnnerven ausmacht (Mehra & Mshirfar, 2023). Die vom Auge aufgenommenen Lichtreize werden über den N. opticus in Richtung Großhirn weitergeleitet. An der Sehnervkreuzung kreuzt ein Teil der Nervenfasern auf die jeweils andere Seite (s. Abb. 3.1). Die Hälfte des Sehnervs des linken Auges zieht in die linke Hemisphäre. Die restlichen Nervenfasern ziehen in die gleichseitige Hirnhälfte (Kandel et al., 2021). Die Nervenfasern des rechten Auges verhalten sich entsprechend. Dadurch entsteht in beiden Hälften des Cortex ein Eindruck des Gesehenen, was uns ein dreidimensionales Sehen ermöglicht (Brodal, 2010).

Im Selbstversuch lässt sich dies verdeutlichen: Decken wir uns ein Auge für eine gewisse Zeit ab, so schränkt sich natürlich das Sichtfeld ein. Gleichzeitig wird das Abschätzen von Entfernungen schwieriger. Je länger dies anhält und je unbekannter die Umgebung ist, desto schwieriger wird das Einschätzen der Entfernungen. Die Fähigkeit des dreidimensionalen Sehens nimmt ab.

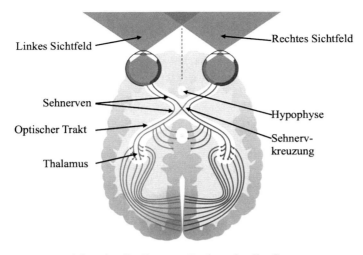

Linkes Sichtfeld

Rechtes Sichtfeld

Sehnerven

Hypophyse

Optischer Trakt

Sehnerv-
kreuzung

Thalamus

Linker visueller Cortex   Rechter visueller Cortex

Abb. 3.1 Visuelle Verbindungen ins Großhirn

Kandel et al. (2021) definieren 3 Hauptaufgaben des Gehirns beim Sehvorgang:

- Eine komplette Analyse des Gesehenen und der gesamten Umgebung
- Das Auswählen interessanter Objekte aus der Vielzahl von Informationen aus der Umwelt
- Das Übertragen der aufgenommenen Informationen auf das weitere motorische Verhalten

Wie sehr sich unsere Bewegungssteuerung und das Gehen bei einem Ausfall verändern, kennen wir aus dem alltäglichen Leben, beispielsweise wenn in der Nacht im Treppenhaus das Licht ausgeht. Unser Gangtempo wird schlagartig langsamer. Die Steuerung unseres Gehens wird nicht mehr unbewusst ausgeführt. Jeder Schritt wird einzeln geplant. Wir achten sehr darauf, wann unser Fuß die nächste Stufe berührt, und nutzen zur Sicherheit das Geländer.

Patienten, die eine Einschränkung des Sichtfeldes haben oder durch die hirnorganische Schädigung eine Verschlechterung der Sehverarbeitung erleiden, verändern automatisch ihr Bewegungsverhalten (Shumway-Cook et al., 2023). Andererseits sind auch die Umgebung und vielmehr der Untergrund entscheidend dafür, wie viel visuelle Kontrolle wir benötigen. Verwendeten Probanden einer Studie beim Gehen auf ebener Strecke nur etwa 10 % des Visus zum Scannen des Untergrundes, waren es beim Gehen auf unebenen Untergründen schon 30 % (Patla et al., 1996, Patla & Vickers, 1997). Wieviel visuelle Kontrolle benötigt wird, ist demnach von der Umgebung abhängig. Daraus lässt sich schließen, dass eine gestörte Propriozeption durch vermehrte visuelle Kontrolle ausgeglichen werden kann (Horst, 2022).

Umgekehrt benötigen wir mehr propriozeptiven Input, wenn wir nur eingeschränkt sehen können. Graci et al. (2010) untersuchten die unterschiedlichen Sichtfeldeinschränkungen mit Hilfe einer Brille, die das simulieren konnte. In den Versuchen mussten die Probanden entweder mit eingeschränktem Blick nach oben, eingeschränkter Sicht nach unten oder eingeschränkter Sicht des gesamten Umfeldes über Hindernisse steigen. Im Resultat adaptierten die Probanden vor allem die Schrittlänge und die Gehgeschwindigkeit, um sicher gehen zu können, wenn die Sicht direkt vor ihnen (eingeschränkter Blick nach unten) oder die Sicht des peripheren Umfeldes eingeschränkt waren. Daraus lässt sich ableiten, dass wir beim Gehen auf die Sicht direkt vor uns und ein allgemeines Umgebungssehen angewiesen sind, sobald die Anforderungen an das Gehen mehr Aufmerksamkeit erfordern. Thomas et al. (2020) zeigten, dass komplexere Oberflächen in Kombination mit einer verringerten Kopfneigung zu einer Koaktivierung der Beinmuskulatur, zu einer Verringerung der Gehgeschwindigkeit und zu einer verringerten Laufruhe führten. Dies sollte in der Ganganalyse unbedingt Berücksichtigung finden, wenn wir über Parameter, wie Gehgeschwindigkeit, Muskeltonus und Muskelkraft und pathologische Gangmuster sprechen. In Abschn. 3.1.3 gehen wir auf den Zusammenhang zwischen der Sensorik und dem Gang erneut ein.

Beispiel

Ein inkomplett querschnittgelähmter Patient berichtet, dass er trotz seiner Gehfähigkeit, in der Innenstadt häufig einen Rollstuhl nutze. Er hat starke propriozeptive Defizite und über die Jahre auch strukturelle Veränderungen (Rigidität, Schwäche, Verkürzungen) aufgrund der spastischen Lähmung entwickelt, weshalb er auf eine starke visuelle Kontrolle seines Ganges angewiesen ist. Durch die vielen visuellen Reize einer mit Menschen gefüllten Innenstadt in Kombination mit der eingeschränkten Körperwahrnehmung, wächst seine Angst vor dem Fallen. Er müsste noch langsamer gehen und seine Teilhabe dadurch deutlich einschränken. ◄

▶   In unterschiedlichen therapeutischen Ansätzen werden Bewegungen der Patienten zunächst durch den Blick eingeleitet. In diesem Zusammenhang wird die Kopfbewegung mitgenutzt. Die Bewegungsvorstellung und die Bewegungsplanung werden dadurch beim Patienten verbessert (Horst, 2022).

Vestibuläre Wahrnehmung
Unsere Ohren besitzen zwei Aufgaben. Einerseits nehmen wir über das Trommelfell Schallwellen auf, die im Mittelohr weitergeleitet, verstärkt- und schließlich im Innenohr in Signale umgewandelt werden. Der in ein Aktionspotenzial umgewandelte Schall wird zum Pons weitergeleitet. Dieser Vorgang beschreibt den Hörsinn.

Auf der anderen Seite ist das Innenohr auch unser Gleichgewichtsorgan. Abb. 3.2 zeigt die Bogengänge des Innenohrs. In Ihnen befinden sich feinste Kristalle aus Calciumcarbonat (Otolithen, Statolithen), welche einfache lineare Bewegungen (Beschleunigung), sowie Drehbeschleunigungen (Kopfschütteln) wahrnehmen können. Die Bogengänge sind mit dem vestibulären Nerv verbunden. Dieser verbindet sich mit dem Hörnerv (Nervus cochlearis). Beide Nerven senden ihre Informationen zum Pons, zum Kleinhirn und zur Medulla oblongata. Dadurch bestehen wichtige, direkte Verbindungen des Vestibulums zum zentralen Nervensystem, um die Kopfkontrolle zu generieren.

Dass unsere Augen durch das sensomotorische System mit unseren Ohren verbunden sind, lässt sich an einem einfachen Beispiel ableiten: Wenn wir einen Gegenstand im Raum mit unserem Blick fixieren, können wir den Kopf in unterschiedliche Positionen bringen. Die Augen werden den Gegenstand fest im Blick behalten und sich bei veränderter Kopfposition immer wieder einstellen. Renata Horst (2022) beschreibt die dafür notwendigen Reflexe, welche durch Verbindungen zwischen dem vestibulären System und Bereichen, wie dem Rückenmark, den Nackenmuskeln, dem Hirnstamm und dem visuellen System generiert werden. Sie leitet daraus ab, dass gerade Übungen auf dem Boden in Form von Rollübungen ein gutes Training dieser Reflexe sind, da sie einen vestibulären Stimulus setzen, während die Augen die Bewegungen einleiten und der Kopf und Rumpf diesen Bewegungen folgen.

Die Kopfhaltung ist eine wichtige Voraussetzung für das Gehen und das Aufrechterhalten der posturalen Kontrolle (Shumway-Cook et al., 2023). Die Autorinnen gehen ebenfalls davon aus, dass sich der Kopf beim Gehen unabhängig von den Bewegungen des Rumpfes im Raum organisiert. Eine Dysfunktion der Reflexe und damit einhergehender verschlechterter Kopfkontrolle kann den Gang negativ beeinflussen.

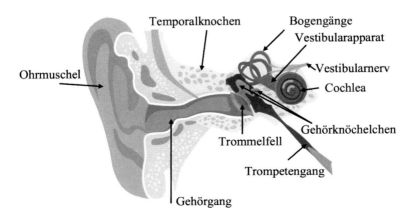

Abb. 3.2 Aufbau des Ohres/Innenohres

> ▶ **Tipp** Die deutsche Gesellschaft für Neurorehabilitation e.V. (DGNR) empfiehlt für die neurologische Frührehabilitation neben der Entwöhnung der Beatmung und Unterstützung der Kommunikation die schnelle Mobilität zur Gehfähigkeit anzustreben (Mokrusch et al., 2023). Für diese Ziele wird eine rasche Vertikalisierung des Patienten angestrebt, was ebenfalls die vestibulären und visuellen Reize erhöht. Mokrusch et al. (2023) empfehlen für den weiteren Verlauf der Rehabilitation Endeffektorgeräte. Diese Gangtrainer ermöglichen dem Patienten neben der Erfahrung von visuellen und vestibulären Stimuli viele Wiederholungen des Gangzyklus durchzuführen. Zudem erhöht Steh- und Gehtraining die Neurotransmitterausschüttung und wirkt sich positiv auf die Motivation und Psyche der Patienten aus (Strobl et al., 2021; Gjelsvik, 2012). Es lohnt sich auch in einer späteren neurologischen Rehabilitationsphase der Blick über den Tellerrand hinaus. Neben den Endeffektorgeräten bietet der Bereich der Reha-Technik viele Möglichkeiten den Patienten zu vertikalisieren (s. Abschn. 7.13). Ein enger Austausch zwischen Orthopädietechnik, Therapeuten und Reha-Technikern ist dabei gefragt.
> Es lässt sich auch ohne Stehtrainer oder Endeffektorgerät ein Stehtraining realisieren. Abb. 3.3 zeigt eine Patientin mit kompletter Querschnittlähmung, welche an beiden Beinen Cast-Schienen trägt. Durch Kurzzugbinden konnte eine Art Ganzbeinorthese selbst hergestellt werden, die in wenigen Minuten angelegt werden kann. Dadurch lässt sich auch mit geringen Mitteln ein Stehtraining ermöglichen.

Mit allen Sinnen

Wir haben in diesem Abschnitt erfahren, dass unterschiedliche sensorische Systeme miteinander verknüpft- und an der Organisation von Bewegungen und insbesondere des Gangs beteiligt sind. Die Propriozeption kann dabei als 6. Sinn gesehen werden (Jahn & Krewer, 2020).

Häufig ist nicht klar welche Struktur Ursache für die Geheinschränkung ist. Um therapeutisch und technisch an den richtigen Stellen anzusetzen, empfehlen sich Assessments als weitergehende Untersuchung. Dabei ist zu beachten, dass es sich um keine Diagnosestellung handelt, sondern vielmehr um ein Ausdifferenzieren der problematischen Strukturen.

Clinical Test for Sensory Interaction in Balance (CTSIB)

Mit diesem Test kann man unterschiedliche Gleichgewichtssituationen simulieren und damit einen Rückschluss auf die betroffenen Strukturen ziehen (Shumway-Cook et al., 2023; Horst, 2005). Das Assessment geht zurück auf die Untersuchungen von Horak, Nashner und Kollegen (Horak et al., 1988, Horak et al., 1990).

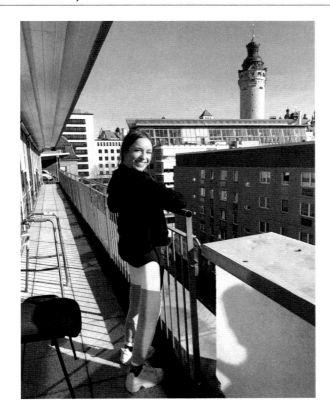

Abb. 3.3 Möglichkeit des Stehtrainings bei Querschnittlähmung

Der Patient steht zunächst auf einer ebenen Fläche und schaut mit in den Hüften gestützten Händen geradeaus. Der Therapeut beurteilt dabei die Körperschwankungen.

- In dieser ersten Ausgangstellung verfügt der Patient über ausreichend visuelle, propriozeptive und vestibuläre Informationen.
- In der zweiten Variante schließt der Patient die Augen, wodurch ihm die visuellen Informationen genommen werden und er nur noch über vestibuläre und propriozeptive Informationen verfügt.
- In der dritten, modifizierten Variante wird dem Patienten die Sicht so eingeschränkt, dass die Augen geöffnet bleiben, er aber nichts von der Umgebung sehen kann. Die Durchführung kann mit Hilfe eines Lampenschirmes um den Kopf oder einer verschmierten Skibrille erfolgen. Der Patient hat wieder nur die vestibulären und propriozeptiven Informationen zur Verfügung, behält aber auf diese Weise die Horizontausrichtung der Augen bei.
- Anschließend wiederholt man die Punkte 1–3 auf einer instabilen Unterlage, wodurch das propriozeptive System zusätzlich gefordert wird.

Probanden ohne Einschränkungen sollten alle Varianten problemlos durchführen können. Bei Störungen des Kleinhirns können Patienten die Wiederholungen auf instabilen Unterlagen nicht durchführen (Horst, 2005).

Durch das jeweilige Ausschalten einer Informationsquelle sind die anderen Systeme gefordert und werden dabei getestet. Die Untersucher finden auf diese Weise heraus, in welchem System die Störung liegt (vestibulär, propriozeptiv, visuell).

3.1.2 Schmerz

Wenn wir durch neue Schuhe eine Blase am Fuß bekommen, erleben wir eine Veränderung unseres Gangs. Wir passen unsere Art zu gehen an, um keinen Druck und keine Reibung an der betroffenen Stelle auszulösen und dadurch Schmerzen zu spüren. Die International Association for the Study of Pain beschreibt den Schmerz als unangenehmes Gefühl und emotionales Erlebnis (Kandel et al., 2021). Die Wahrnehmung von Schmerzen werden Nozizeption, und die dafür verantwortlichen Rezeptoren, Nozizeptoren genannt. Man findet sie in der Haut, in Muskeln, in Gelenken, Faszien und inneren Organen. Sie sind spezialisierte Gruppen von afferenten Nervenfasern. Je nach Ort der Entstehung entscheidet man zwischen Oberflächenschmerz, einem tiefen Schmerz und viszeralem Schmerz, wobei diese Empfindungen immer als subjektiv zu betrachten sind (Speckmann et al., 2009).

Brodal (2010) beschreibt Schmerz als essenzielle Voraussetzung zum Leben, führt aber weiter aus, dass andauernder Schmerz ein klinisches Problem darstellt. Genauso vielseitig, wie Schmerzen auftreten und sich zeigen können, sind auch die Zentren, die für die Wahrnehmung des Schmerzes zuständig sind. Nozizeptoren leiten die Schmerzinformation zum Cortex weiter, aber auch der Hirnstamm, der Hypothalamus und die Amygdala nehmen Signale der Nozizeptoren auf und verarbeiten diese (s. Abb. 3.4).

Die Entstehung des Schmerzes kann dabei zwei direkte Ursachen haben. Einerseits die starke mechanische Einwirkung, sowie das Eintreffen von großer Kälte oder Hitze können den nozizeptiven Schmerz auslösen. Andererseits nehmen sie indirekt chemische Veränderungen im Gewebe wahr, beispielsweise bei einer Verletzung (Kandel et al., 2021).

Die Nozizeptoren werden dabei in 3 Arten eingeteilt:

- Thermale Nozizeptoren
- Mechanische Nozizeptoren
- Polymodale Nozizeptoren

Die thermalen „Schmerzmelder" reagieren auf Hitze, die größer als 45 °C und auf Kälte, die kleiner als 5 °C ist.

Mechanische Nozizeptoren melden großen Druck, der auf die Haut auftrifft. Beide Rezeptortypen (thermal und mechanisch) bestehen aus dünnen myelinisierten

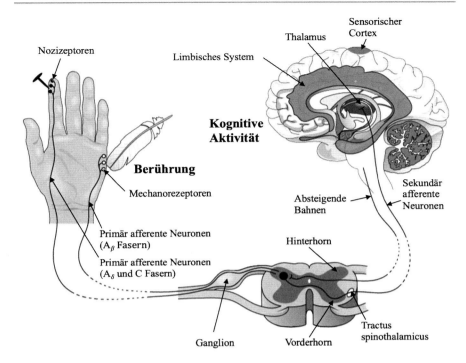

Abb. 3.4 Nozizeptive Verarbeitung

Endungen von Nervenzellen in der Haut. Durch ihre Myelinschicht können Sie die Reize sehr schnell weiterleiten. Sie sind für den 1. Schmerzreiz verantwortlich.

Länger andauernder Druck oder andere mechanische Reize werden von den unmyelinisierten Nervenfasern wahrgenommen, den polymodalen Nervenfasern. Diese nehmen ebenfalls große Hitze oder Kälte, sowie chemische Veränderungen wahr. Durch sie wird der 2. Schmerzreiz weiterverarbeitet.

Kandel et al. (2021) drücken es drastischer aus: Wenn wir uns mit einem Hammer auf den Daumen schlagen, entsteht zunächst ein sehr scharfer Schmerz, der kurze Zeit später durch einen stechenden Schmerz abgelöst wird. Es reagieren demnach zunächst myelinisierte Nervenfasern und melden das starke mechanische Ereignis. Anschließend empfängt das Gehirn, die von den unmyelenisierten Nervenfasern weitergeleiteten chemischen Veränderungen im Gewebe, welche durch die Entzündungsreaktion ausgelöst werden. Die Art des Schmerzes kann demnach Aufschluss über den Schädigungsort und die Ursache bieten. Anders als einige Mechanorezeptoren adaptieren Nozizeptoren nicht. Sie senden weiter ihren Reiz.

Wie Abb. 3.4 zeigt, werden die Reize über das Hinterhorn des Rückenmarks aufgenommen, nachdem sie das spinale Ganglion durchlaufen haben. Nach einer Verschaltung innerhalb des Rückenmarks werden die Schmerzimpulse seitlich im Rückenmark zum Thalamus geführt (spinothalamischer Trakt). Gleichzeitig findet eine Verschaltung mit absteigenden motorischen Bahnen aus dem Hirnstamm statt. Es findet eine erste direkte Reaktion auf Rückenmarksebene statt. Andererseits werden die zum Thalamus gesendeten Signale, je nach Stärke, im Großhirn weiterverarbeitet. Während sensorische Axone, die in der Großhirnrinde enden, dort oft kleine Areale mit Informationen versorgen, lösen die Schmerzimpulse aus dem spinothalamischen Trakt großflächige Reaktionen in der Großhirnrinde aus (Kadel et al., 2021). Daneben werden die Impulse auch im gesamten limbischen System verarbeitet. Schmerz stellt damit im doppelten Sinne ein zentrales Ereignis dar.

Anhand dieser Vorgänge lässt sich ableiten, dass Schmerzen sowohl einen Einfluss auf unsere gesamte sensorische Wahrnehmung haben und andererseits das motorische Lernen und unsere Erfahrungen beeinflussen. Oft unterschätzen Behandler und Angehörige den Schmerz von betroffenen Menschen (Strobl et al., 2021). Im Behandlungskonzept unterschiedlicher Professionen sollten die Schmerzen unserer Patienten und vor allem die Behandlung dieser, einen zentralen Platz einnehmen. Daneben sollten Therapeuten und Techniker bei ihren Interventionen stets so schmerzarme Maßnahmen wählen, wie nur möglich.

3.1.3   Zentrale Bedeutung der Sensorik im Fuß beim Gehen

Im Abschn. 3.1.1 wurde die Bedeutung von sensorischen Inputs für die Organisation des Gehens bereits beschrieben. Für das normale Gehen auf gleichmäßigen Untergründen benötigt der Mensch keine überwiegende Aktivität des Großhirns. Grundsätzlich wird nicht jeder Schritt kortikal ausgelöst, sondern das kortikale Programm nur gestartet, angehalten oder angepasst (z. B. Tempo), wenn Störungen auftreten oder die Richtung geändert werden muss. Voraussetzung dafür ist das Zusammenspiel vieler mit der Großhirnrinde verbundener Strukturen und Netzwerke, die afferente, vestibuläre, visuelle, somatosensorische und propriozeptive Informationen aufnehmen, abgleichen, modulieren und gleichzeitig motorisch efferente Systeme aktivieren (Shumway-Cook et al., 2023).

Zentrale Mustergeneratoren
Zentrale Muskelgeneratoren oder auch *central pattern generators* (CPG) genannt, organisieren fast automatisiert das Gehen. Diese wurden zuerst bei Katzen entdeckt (Grillner & Zangger, 1979). Es handelt sich dabei um Nervenzellverknüpfungen, welche sich im Rückenmark befinden. Der Vorteil dieser Netzwerke liegt in der Fähigkeit eigenständig rhythmische Muskelkontraktionen zu veranlassen.

Nervenzellen, die ins Hinterhorn ziehen und dort einerseits über das Interneuron mit dem Vorderhorn und dem Alpha- Motoneuron verschalten sind, leiten auch Impulse über das Rückenmark nach kranial zum Gehirn weiter. Darüber hinaus sind die Interneuronen innerhalb des Rückenmarks mit kaudalen und kranialen Segmenten und den dazugehörigen Nervenzellen verbunden und werden hier propriospinale Fasern genannt. Da Informationen über dieses Netzwerk sowohl nach kranial als auch nach kaudal geleitet werden, spricht man von Organisation auf Rückenmarksebene. Das Großhirn wird dabei nur für das Scannen der Umwelt genutzt oder zum Umgehen von Hindernissen. Es ist also für das *Wohin* zuständig, weniger für das *Wie* (Horst, 2005; Gjelsvik, 2012).

Selbst ohne sensorische Informationen sind die CPG in der Lage willkürliche Bewegungen wie Greifen und Gehen zu generieren (Rothwell et al., 1982). Allerdings werden die Modulation und Anpassung ohne aufsteigende Informationen nahezu unmöglich und das Gehen auf anspruchsvollerem Terrain demnach auch. Es gibt Orthesenbauteile, die Patienten davor warnen den Fuß (bspw. nach einer Operation oder bei Diabetes mellitus) zu sehr zu belasten. Die Wirkung dieser Orthesen lassen sich auch umkehren und können dem Patienten eine Rückmeldung geben, wenn er ausreichend belastet. Neuroorthopädische Patienten mit einer herabgesetzten Wahrnehmung in diesem Bereich belasten ihren betroffenen Fuß und insbesondere den Vorfuß nicht ausreichend. Durch die akustische- oder mechanische Rückmeldung einer „Sinnesorthese" kann die Belastung zunehmen und neue Bewegungsprogramme im Alltag der Patienten erlernt und manifestiert werden (Mischker, 2021; Horst, 2005).

Wir sollten berücksichtigen, dass die Fortbewegung durch die CPG höchstens unterstützt wird. Sobald Bewegungsprogramme angepasst werden müssen, reichen die Netzwerke auf Rückenmarksebene nicht aus. Im Modell der internationalen Klassifikation von Funktion und Behinderung (ICF) finden sich die zentralen Mustergeneratoren lediglich im Bereich der Körperstrukturen wieder (s. Abschn. 4.1). Tatsächliche Mobilität findet im Außenbereich mit wechselnden Untergründen, Treppenstufen und vielen Einflüssen statt (Partizipationsebene). Dennoch lässt sich das Wissen über die zentralen Mustergeneratoren für die Therapie auf dem Laufband mit Entlastung oder im Lokomotionstrainer nutzen (Shumway-Cook et al., 2023).

3.2   Plastizität und Lernen

Beim Begriff *Lernen* gehen wir von einer Leistung unseres Gedächtnisses aus. Das hauptverantwortliche Organ hierfür ist das Gehirn. Als Lernen versteht man allgemein den Übertrag von Informationen unseres Ultrakurzzeitgedächtnisses in das Kurzzeitgedächtnis und schließlich in unser Langzeitgedächtnis. Die Abstrahierung von 3 unterschiedlichen Gedächtnissen als Zwischenstationen für Informationen, bevor diese dauerhaft abgespeichert werden, ist jedoch neurophysiologisch falsch (Spitzer, 2007).

Im Gehirn finden ständige Anpassungsvorgänge statt. Bereits in den 80er Jahren des letzten Jahrhunderts amputierte man Affen im Rahmen einer Studie mehrere Finger. Spätere Untersuchungen mit dem Elektrodenmikroskop konnten zeigen, dass die Areale, an denen die amputierten Finger in der Großhirnrinde repräsentiert waren, durch die benachbarten Areale noch vorhandenen Finger ersetzt wurden. Inaktivität (hier im Beispiel durch eine Amputation) der Hirnareale führt zunächst zum Verlust der Netzwerke. Andere Regionen nutzen den „freigewordenen Speicherplatz" an diesen Stellen aus (Merzenich et al., 1984).

Interessant ist in diesem Zusammenhang auch eine Untersuchung aus dem Jahr 1996. Dabei wurde durch Positronen-Emissions-Tomographie (PET) und Magnetresonanztomographie (MRT) nachgewiesen, dass im visuellen Cortex von Blinden Aktivitäten entstehen, wenn diese mit ihren Fingern Blindenschrift lesen. Derselbe Effekt konnte allerdings nicht bei einfachen Berührungen der Finger erzeugt werden. Eine sinnvolle, sensorische Aufgabe aktiviert visuelle Bereiche des Cortex. Das Gehirn nutzt also bei komplexeren Aufgaben Reserven und nicht genutzte Nervenzellen, um neue Netzwerke anzulegen und Verbindungen herzustellen. In der Untersuchung wurde das gleiche Verfahren bei Sehenden angewendet. Der visuelle Cortex war bei dieser Gruppe nicht aktiv (Sadato et al., 1996).

Bei einem weiteren Experiment trainierte man die Finger 2,3,4 von Affen mittels eines modulierten Schwingungsreizes. Die Forschenden ließen die Affen jeweils 2 Frequenzen durch Tasten an einem kleinen Plättchen unterscheiden (20 Hz vs. 22 Hz und 24 Hz vs. 26 Hz). Lagen die Affen richtig, gab es als Belohnung Saft. Bei falschem Ergebnis gingen die Affen leer aus. Die Affen trainierten 2 h täglich über einen Zeitraum von 2 Wochen. Im Anschluss daran wurde die Größe der sensorischen Zentren im Cortex aller Finger mit der Ausgangssituation verglichen. Während die sensorischen Zentren der Finger 2–4 zunahmen, schrumpften die sensorischen Zentren der Finger 1 und 5 sogar (Jenkins et al., 1990; Spitzer, 2007).

Eine ständige Reorganisation ist demnach durch neue oder alte Informationen jederzeit möglich. Reines Repetieren allein reicht für eine kortikale Reorganisation nicht aus. Sie bedarf einer komplexeren Aufgabenstellung und zusätzlicher Motivation, um auf Großhirnebene auch dazu zu lernen (Nudo et al., 1996).

▶ Es ist von großer Relevanz, welche Aufgabenstellungen wir unseren Patienten geben. Dabei spielt die Motivation des Patienten eine wesentliche Rolle, inwieweit sich kortikal Veränderungen erzielen lassen. Um eine Veränderung herbeizurufen, ist kontinuierliches Training und Wiederholen notwendig.

Ein angepasstes Hilfsmittel hat einen Einfluss auf die Sensorik und verändert die Biomechanik und damit auch die motorische Steuerung des Bewegungsapparates. Es muss den Beteiligten einer solchen Versorgung bewusst sein, dass dies Zeit benötigt, um kortikal verarbeitet und integriert zu werden. Ein regelmäßiges Tragen ist dafür unabdingbar. Anpassungen am Hilfsmittel sollten nicht zu schnell vorgenommen werden.

Uns sind die schematischen Abbildungen von Nervenzellen mit ihren Verbindungen zu anderen Nervenzellen, den Synapsen, aus dem Unterricht ebenso bekannt, wie die Bilder, die unter dem Elektronenmikroskop entstehen (s. Abb. 3.6).

Daneben ist die Reizweiterleitung an den Axonen der Neurone hin zu den Dendriten zur Reizweiterleitung aus dem Schulunterricht geläufig (s. Abb. 3.5). Wie eine Nervenzelle den Reiz, das Aktionspotenzial, auf die andere Zelle überträgt, beruht auf einem biochemischen Vorgang. Dies geschieht sowohl zwischen Nervenzellen im Bereich des peripheren Nervensystems und vor allem auch in den vielen synaptischen Verbindungen im Gehirn. Dabei endet nicht, wie es viele schematische Abbildungen nahelegen, eine Synapse am Dendritenbaum der nächsten Nervenzelle, sondern jeder Dendritenbaum hat bis zu 10.000 synaptische Verbindungen (Spitzer, 2007).

Das menschliche Gehirn besitzt 90 Mrd. Nervenzellen. Daraus ergeben sich 90 Billionen synaptische Verbindungen. Es entfallen rund 16 Mrd. Nervenzellen auf das Großhirn (Klimaschewski, 2021).

Es ergibt sich die Frage, warum es diese Verbindungen überhaupt gibt und das Nervengeflecht nicht einfach ununterbrochen verläuft und der Reiz saltatorisch weitergeleitet wird. Zumal die Reizübertragung zusätzlich Energie verbraucht. Einerseits benötigt die Weiterleitung eines Reizes von einer auf die andere Nervenzelle auch eine entsprechende Stärke, um überhaupt übertragen zu werden. Reize sind nicht immer nur aktivierend von einer auf die andere Nervenzelle. Es wurde bereits erwähnt, dass nicht nur eine Nervenzelle mit der jeweils nächsten verbunden ist, sondern, dass Nervenzellen weitverzweigte Netzwerke bilden (Kahle, 1969). Bezogen auf die Zielsynapse entsteht der Begriff postsynaptisches Potenzial (PSP). Diese Reize, die von anderen Nervenzellen ankommen, können hemmend und erregend auf die Zielnervenzelle sein. Überträgt eine Synapse mehrere Aktionspotenziale auf eine andere Nervenzelle in kurzen Abständen und wirkt damit erregend oder hemmend, spricht man von zeitlicher Summation. Treffen

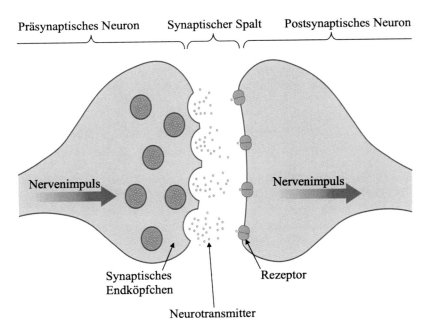

Abb. 3.5 Übertragung von Aktionspotenzialen an synaptischen Endknöpfchen

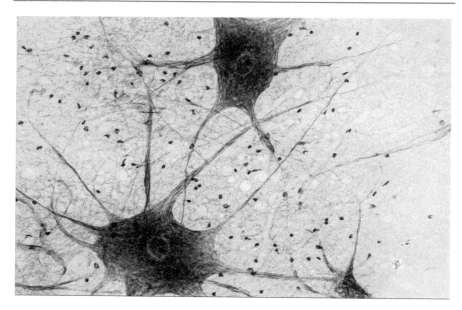

Abb. 3.6 Neurone unter dem Elektrodenmikroskop

mehrere erregende oder hemmende Potenziale aus unterschiedlichen Synapsen auf eine Nervenzelle, wird dies als räumliche Summation bezeichnet. Der in Abb. 3.7 ankommende Reiz (Pfeil) innerviert das Neuron B. Gleichzeitig hat die Nervenzelle, die diesen Reiz führt, Verbindungen zu den Nervenzellen A und C und kann diese hemmen oder mit aktivieren. Es entsteht eine permanente Kommunikation zwischen den Nervenzellen, die aus dem Hemmen, Erregen und Modulieren besteht. Dadurch wird unterstrichen, dass es sich bei der Übertragung von Aktionspotenzialen nicht um eine einfache Weitergabe einer Information handelt (Hallermann und Schmidt, 2019).

Die Übertragung an den einzelnen Neuronen hat zudem einen ebenso wichtigen Nutzen. Sie stellt einen Teil des eigentlichen Lernens dar. Untersuchungen konnten zeigen, dass die Verbindung zweier Synapsen bei wiederholter Stimulierung wachsen können. Anschließend reicht ein kleinerer Reiz aus, um über dieselbe Verbindung übertragen zu werden. Darüber hinaus können sich synaptische Verbindungen neubilden oder eliminieren. Man spricht bei allen 3 Vorgängen von synaptischer Plastizität (Brandes et al., 2019). Beim Lernen von Vokabeln oder von Ländern mit den dazugehörigen Hauptstädten ist dieser Vorgang gut nachvollziehbar. Je öfter man die Vokabeln oder die Geografie gelernt und wiederholt hat, desto größer wird die Verbindung zwischen den Synapsen und desto einfacher wird das Abrufen der Information. Ähnliches gilt auch bei Bewegungen. Diese Art des Lernens bezeichnen Shumway-Cook und Kollegen (2023) als *Intercellular level*.

Prof. Manfred Spitzer spricht in seinen Vorträgen und seiner Literatur häufig davon, dass das Gehirn immer lernt (Spitzer, 2007). Wir können diesen Prozess

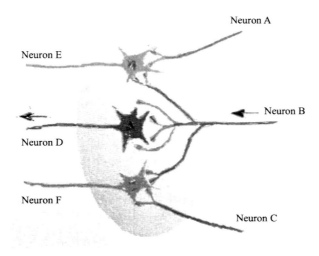

Abb. 3.7 Summation an Neuronen (Angelehnt an Brodal, 2010, The Central Nervous System, S. 14)

nicht willkürlich initiieren oder abstellen. Das Interesse an dem zu Lernenden spielt dabei eine große Rolle. Es mag schwer fallen Vokabeln zu lernen. Hingegen ist aber sehr einfach den neuen Songtext seiner Lieblingsband schnell mitsingen zu können. Neuronale Plastizität findet aber nicht ausschließlich auf Nervenzell-ebene statt:

- Brain level – in allen Bereichen des Gehirns (Erhöhung der Durchblutung)
- Network level – Veränderungen von Mustern und Aktivierung von Neu-ordnungen im Großhirnbereich
- Intracellular level – Veränderungen innerhalb der Nervenzellen und einzelner Bestandteile z. B. den Mitochondrien
- Biochemical level – Anpassung von Proteinen und Mobilisation von Enzymen
- Genetic level – Veränderungen bei der Übertragung von Geninformationen. Man spricht hier von der sogenannten veränderten Genexpression.

Es findet demnach neuronales Lernen auf vielen Ebenen statt. Die verschieden-artigen Level von Shumway-Cook und Kollegen (2023) lassen gleichzeitig eine Einteilung in *short- therm changes* (kurzfristigem Lernen auf intra- und inter-zellulärer Ebene) und *long- therm changes* (langfristigem Lernen bei einer Ver-änderung des sensorischen oder motorischen Großhirns) zu.

Die Neuroplastizität ist dabei fortwährend von der Geburt bis ins hohe Alter aktiv und möglich. Adkins und Kollegen (2007) zeigten, dass ein gezieltes mo-torisches Training zu einer Veränderung und Plastizität im Gehirn, als auch im Rückenmark führt und auch die Verbindungen zwischen einzelnen Hirnarealen verstärkt. Neben Veränderungen im Großhirn zeigten sich auch Veränderungen im

Hippocampus und im Kleinhirn, sowie in den Basalganglien. Es veränderten sich demnach nicht nur Bereiche der motorischen oder sensorischen Zentren des Großhirns, sondern auch subkortikale Bereiche. Weiterhin konnten sie nachweisen, dass Ausdauertraining zu einer positiven Veränderung der Blutgefäße im Gehirn, der sogenannten Angiogenese führt (Adkins et al., 2007).

Zahlreiche Studien zeigten, dass körperliche Aktivitäten nicht nur internistischen Prozessen, sondern auch neurodegenerativen Erkrankungen (bspw. Demenz oder multipler Sklerose) vorbeugen können und diese im Sinne der Sekundärprophylaxe, also dem Verlangsamen der Erkrankung, dienlich sind. Den Autoren nach fördern körperliche Aktivitäten die Plastizität des Gehirns und die des Bewegungsapparates (Müller et al., 2020, Wen et al., 2011).

Die genannten Untersuchungen zeigen, dass es von großer Relevanz ist, dass sich Betroffene regelmäßig bewegen. Nicht zuletzt besitzen Patienten auch Grunderkrankungen, die zu dem eigentlichen neurologischen Ereignis geführt haben, wie Bluthochdruck oder einen sehr schlechten Fettstoffwechsel (Reimers et al., 2012). Ein gezieltes Training, zusätzlich zur Förderung des motorischen Lernens, ist wesentlich (s. Abschn. 4.3.1). Hilfsmittel sollten für ein adäquates Training angepasst sein.

Bereits Anfang der 1990er Jahre wusste man, dass motorisches Lernen nicht allein das Üben von Einzelbewegungen ist. Das Erlernen von Bewegungen dient vielmehr der Teilhabe an Alltagshandlungen. Es ist wichtig, erlernte Fähigkeiten auf sinnvolle Aufgabenstellungen zu adaptieren (Schmidt & Bjork, 1992). Das gilt für das motorische Lernen genauso, wie für alle anderen Aufgabenbereiche des Gehirns.

Beispiel

Es nützt uns nichts, wenn wir jede Straße Berlins kennen und wissen in welchem Bezirk diese liegt, wenn wir uns in München befinden. Die in der Therapie erlernten Bewegungen und Handlungen müssen zum aufgabenspezifischen Anspruch der Patienten im Alltag passen und andersherum. ◄

3.2.1 Limbisches System

Neben anderen Strukturen besteht das limbische System aus dem Hippocampus und der Amygdala. Es ist für zentrale Aufgaben, wie Nahrungsaufnahme, Verdauung oder Fortpflanzung zuständig. Darüber hinaus spielt das limbische System eine wichtige Rolle bei der Gedächtnisbildung, dem Antrieb und dem Lernen und ist für die Speicherung von Emotionen zuständig. Daneben verknüpft es Erfahrungen mit Emotionen (Spitzer, 2007).

Professor Manfred Spitzer unterstreicht immer wieder, wie schwer es ist das limbische System zu überlisten und nutzt dabei ein Beispiel: Stellt euch den Namen einer Person vor, die euch im Leben enttäuscht hat, z. B. durch eine schmerzhafte Trennung. Nennen wir diese Person einmal Chris. Jeder Chris, der zukünftig in euer Leben tritt, wird es etwas schwerer beim Kennenlernen haben, da euer limbisches System euch „warnt". Die schlechte Erfahrung und Emotionen sind mit dem Namen verknüpft und werden auf zukünftige Situationen übertragen. Das limbische System ist demnach für unser „Schubladendenken" zuständig (Spitzer, 2007). Diese Funktion lässt sich nur schwer überlisten und steuert uns unbewusst.

Der Hippocampus
Der Hippocampus liegt im Inneren des Gehirns. Schon früh in der Hirnforschung wusste man, dass der Hippocampus für das Lernen mitverantwortlich ist. Daneben zeigen Verluste dieses Bereiches immer wieder sehr typische und ähnliche Symptome.

Die Geschichte von Clive Wearing, einem bekannten Musikwissenschaftler, der 1985 aufgrund eines Herpesvirus Teile seines Gehirnes verlor, unter anderem den Hippocampus, bildet ein gutes Beispiel. Der Fall von Henry Molaison, einem US- Amerikaner, dem 1953 der Hippocampus entfernt wurde, um damit seine Epilepsie zu behandeln, ist ebenfalls ein viel beschriebener Fall der Neurowissenschaften.

Beide Fälle eint, dass sich die Betroffenen nach dem Verlust ihres Hippocampus an keine Ereignisse ihres bisherigen Lebens erinnern konnten und auch keine Orte wiedererkannten. Mediziner sprechen hier von einer Amnesie. Anders, als bei der Amnesie, die man als Symptom eines Unfalles kennt, ist diese Amnesie nicht retrograd. Das heißt, dass sich dieser Verlust des Gedächtnisses nicht wieder *zurückbildet*. Für die Betroffenen kommt hinzu, dass sie nicht in der Lage sind, irgendetwas dazu zu lernen. Menschen im direkten Umfeld dieser Personen müssen sich täglich neu vorstellen. Orte werden jeden Tag neu entdeckt. Es findet also keine Erinnerung an Personen, Orte, Ereignisse oder andere Menschen statt. Jedoch sind diese Menschen in der Lage motorisch wieder Dinge zu lernen. Spitzer (2007) spricht davon, dass allgemeine Regeln oder Fertigkeiten durch vielfaches Üben gelernt werden und hierfür der Hippocampus nicht benötigt wird.

Die Amygdala
Durch ihre Form wird die Amygdala auch Mandelkern genannt. Sie ist paarig im Bereich des Temporallappens des Großhirns angesiedelt und besteht aus vielen einzelnen Nervenkernen. Ihre Aufgabe ist die Bewertung von Gefahrensituationen. Informationen aus anderen Hirnbereichen werden in ihr verarbeitet und die Amygdala leitet eine entsprechende Reaktion ein. Sie verbindet Ereignisse mit Emotionen. Dafür nutzt sie ihre Verbindungen mit den sensorischen, visuellen, olfaktorischen und auditiven Bereichen des Cortex. Sie nutzt also alle Sinne für die Einschätzung der Situation. Weiterhin ist sie mit dem Hypothalamus verbunden. In einer Gefahrensituation erhält der Hypothalamus Informationen aus der Amygdala und veranlasst die Ausschüttung von Stresshormonen. Es findet in der Folge ein Abgleich mit den Informationen des Cortex statt, um zu überprüfen, ob die Situation tatsächlich gefährlich ist.

Menschen, denen dieses Hirnareal entfernt werden musste, zeigen keinerlei „Angst" in Gefahrensituationen. Im Rahmen einer Studie wurden Menschen mit einer Schädigung unterschiedlichen Situationen ausgesetzt. Die Forschenden konfrontierten die Probanden mit Schlangen oder Spinnen und zeigten ihnen Horrorfilme und Ähnliches. Bei den Probanden blieb die Angstreaktion komplett aus. Sie zeigten keinerlei Emotionen oder Fluchtgedanken (Feinstein et al., 2010).

Depressionen, Narkolepsie, Autismus oder posttraumatische Belastungsstörungen können auf eine Fehlfunktion der Amygdala hinweisen.

Die Amygdala bewertet aufgenommene visuelle Reize und überprüft diese ohne unsere Wahrnehmung auf Gefahr. Die entstehende Angst kann auch eine gewisse Starre auslösen. „Was sich nicht bewegt, kann der Feind auch nicht sehen." (Horst, 2011).

In Gefahrensituationen ist dieses Verhalten von Nutzen. Wenn Patienten allerdings Angst in einer für uns alltäglichen Situationen entwickeln, kann dies zu einer Pathologie werden. Das Amygdala-Lernen ist demotivierend, Wiederholungen vermeidend und fehlbelastet. Als Folgen beschreiben die Autoren zentrale und periphere Stressreaktionen, Unsicherheiten und ein gebremstes Denken (Strobl et al., 2021).

Beispiel

Eine verminderte sensomotorische Kontrolle aufgrund einer Hirnverletzung kann zu einer Gangunsicherheit führen. Stürzen Patienten in der Folge, beispielsweise an einer Treppe, könnte die Amygdala die Treppe auch zukünftig als potenzielle Gefahr einstufen. Das Bewegungsprogramm beim Treppensteigen ist nun zusätzlich durch die Aktivität der Amygdala gestört. ◄

▶ **Tipp** Wir sollten die Kopplung von Emotionen und Erfahrungen nicht außer Acht lassen. Diese Funktion des limbischen Systems ist ausschlaggebend für die Motivation unserer Patienten. Kandel et al. (2021) beschreiben Schmerzen als emotionales Ereignis und unangenehmes Gefühl. Daneben wurde gerade die teilweise negative Kombination aus Angst und vermindertem Lernen beschrieben. Bringt man Patienten im Rahmen der Behandlung in viele unsichere Situationen, kann man von einer Verminderung der sensomotorischen Leistungsfähigkeit ausgehen. Ein neues Hilfsmittel kann zusätzlich zunächst eine Unsicherheit verursachen. Wichtig sind dann positive Bewegungserfahrungen, um das motorische Lernen zu fördern.

Auch besonders schmerzhafte Behandlungen, in welcher Form auch immer, führen zu der Verknüpfung „Therapie tut weh" und senken die Motivation der Patienten und vor allem die Fähigkeit motorisch dazuzulernen (s. Abschn. 3.1.2).

3.2.2 Plastizität von Geweben

Neben der neuronalen Plastizität ist auch eine muskuloskelettale Plastizität vorhanden. Wir haben die muskuläre Plastizität in Abschn. 2.3.2 bereits kennengelernt. Ein Muskel kann „umdenken und dazulernen". Horst (2022) führt auf, dass dies auf zwei Wegen geschieht. Einerseits kann durch den Nichtgebrauch von Muskulatur bspw. aufgrund einer Nichtnutzung durch Parese oder Vermeidung von Bewegungen oder aufgrund fehlender Reflexe, der Verlust von Sarkomeren auftreten. Andererseits kann sich der Hauptanteil des Fasertyps eines Muskels (phasisch oder tonisch) durch eine andere, neue Nutzung verändern. Durch den Verlust der Sarkomere kommt es zu einer Verkürzung der Muskulatur und zwangsläufig zu einem Elastizitätsverlust (Horst, 2022).

Shepherd und Carr (2010) bezeichnen den Vorgang des Sarkomerverlustes als adaptive Symptome. Neben der klassischen Einteilung in *Plus- und Minussymtomen* nach einer zentralen Schädigung, wie einem Schlaganfall, sehen die Autorinnen den Sarkomerverlust als eine dritte Gruppe von Symptomen an. Hierzu zählen auch Veränderungen und Anpassungen des neuronalen Systems oder des Bindegewebes.

Es entwickelt sich ein Teufelskreis (Abb. 3.8), den es gilt, so früh wie nur möglich zu behandeln (Strobl et al., 2021). Patienten mit einer neurologischen Beeinträchtigung gehören in engmaschige orthopädische Kontrolle, um zu vermeiden, dass sich die biomechanischen Veränderungen manifestieren (Brunner, 2014). Die WHO empfiehlt 150 aktive Minuten pro Woche (WHO, 2018), um das Herz-Kreislaufsystem vor Erkrankungen zu schützen und gleichzeitig Beweglichkeit und die Muskelkraft bestmöglich zu erhalten. Die Therapien im ambulanten Bereich decken diese zeitlichen Anforderungen nicht ab, zumal sie nicht ausschließlich dem Training des Pateinten dienen sollten. Vielmehr müssen Patienten bestmöglich selbst trainieren. Auch wenn Brunner (2014) Lagerungsorthesen eher von zweifelhaftem Wert beschreibt, so bieten Orthesen generell die Möglichkeit Therapieergebnisse in Form von gewonnener Bewegungsausmaße zumindest kurzfristig zu sichern (s. Abschn. 7.2).

3.3 Intra- und Intermuskuläre Koordination

Wenn ein Muskel für eine Bewegung aktiviert wird, geschieht dies durch Signale aus dem Motoneuron des Rückenmarks. In den Abschn. 2.2.2 und 2.3.2 wurde dieser Vorgang bereits beschrieben. Die Motoneurone aktivieren unterschiedliche Bereiche des Muskels. Wir sprechen von der Rekrutierung einer Vielzahl von Muskelfasern. Wie bereits erwähnt, ist die Anzahl der Axone aus den Motoneuronen und die Anzahl der Muskelfasern, die sie innervieren, je nach Funktion des Muskels sehr unterschiedlich (Kandel et al., 2021).

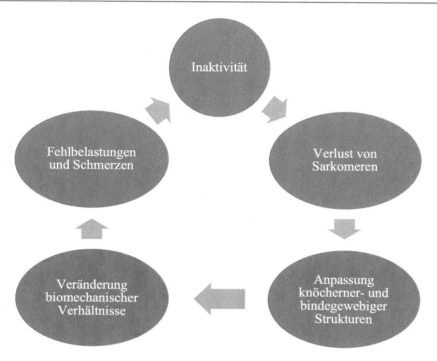

Abb. 3.8 Teufelskreis der Inaktivität

Beispiel

579 Alphamotoneuronaxone innervieren 1.042.000 Muskelfasern des M. gastrocnemius medialis. Im Vergleich dazu innervieren 4150 Alphamotoneuronaxone „nur" 22.000 Muskelfasern des M. rectus lateralis, einem Muskel, der den Augapfel bewegt (Kandal, 2021; Enoka, 2015). ◄

Wie und welche Fasern des Muskels aktiviert werden, bezeichnet man als intramuskuläre Koordination. Sie stellt die Feinjustierung des einzelnen Muskels dar.

Neben der Koordination innerhalb eines Muskels, findet auch eine Abstimmung der Muskeln untereinander statt. Diese wird als intermuskuläre Koordination bezeichnet. Anhand der Streckung und Beugung des Ellenbogens, mit und gegen die Schwerkraft, lässt sich dieser Vorgang gut beschreiben (s. Abb. 3.9). Die Beuger des Ellenbogens (M. biceps brachii, M. brachialis) bilden während der Beugung gegen die Schwerkraft die sogenannten Agonisten. Sie führen die Bewegung durch und arbeiten *konzentrisch*. Die Strecker (M. triceps brachii, M. anconeus) bilden in dieser Bewegung die Antagonisten. Sie sind die Gegenspieler der Bewegung und werden gehemmt. Die Verlängerung des Antagonisten wird dabei von dessen Muskelspindel wahrgenommen und an das Rückenmark weitergeleitet, dort verschaltet und führt zu einer Hemmung. Der Antagonist lässt die Bewegung zu. Man

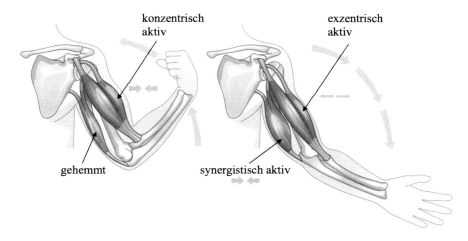

Abb. 3.9 Beugung und Streckung des Ellenbogens

bezeichnet dies als reziproke Innervation. Über das Gammamotoneuron wird die Länge der Muskelspindel entsprechend eingestellt (Brodal, 2010). Muskeln, die gemeinsam eine Bewegung durchführen, bezeichnen wir als Synergisten.

Die bremsende Aktivität der beugenden Muskulatur während der Streckung des Ellenbogens mit der Schwerkraft, ist als *exzentrische Aktivität zu* deklarieren (s. Abb. 3.9 links). Die Muskeln entwickeln eine Kraft unter Erweiterung ihrer Länge. Dem gegenüber ist die *konzentrische Aktivität* der beugenden Muskulatur eine Kraftentwicklung unter Verringerung der Muskellänge.

Selten führen wir im Alltag isolierte, eingelenkige Bewegungen auf einer Achse durch. Vielmehr umfassen unsere Handlungen alle Bewegungsachsen und mehrere Gelenke und werden dreidimensional im Raum durchgeführt. Während einer Bewegung arbeiten zunächst die Agonisten und beschleunigen die Bewegung. Die Antagonisten werden über die reziproke Innervation gehemmt, um die Bewegung zuzulassen. Anschließend bremsen die Antagonisten die Bewegung ab, um die Bewegung zu stoppen und nicht überschießend werden zu lassen. Am Ende der Bewegung stabilisieren die Agonisten die erreichte Bewegung. Diese 3 Teile der Bewegung bezeichnet man als triphasische Muskelaktivität (Horst, 2022). Die Koordination der Muskulatur wird dabei nicht allein durch das Rückenmark gewährleistet, sondern bedarf der zusätzlichen Kontrolle durch das Kleinhirn und der Formatio reticularis, sowie anderer, bereits beschriebener Hirnstrukturen.

Daraus ergibt sich, dass Bewegungen ein sehr komplexer Vorgang sind, der viel Anpassung und Erfahrung benötigt. Und selbst wenn wir eine Bewegung wieder und wieder durchführen, ist die Ausführung der Bewegung nicht immer identisch. Spätestens ein verschossener Elfmeter beim Fußball zeigt, dass man bestimmte Bewegungsabfolgen zwar erlernen und deren Durchführung speichern kann, der Erfolg der Kombinationsbewegungen aber von vielen anderen Faktoren abhängig ist.

Fazit (Conclusion)

Muskeln, die die Bewegung primär durchführen, werden als Agonisten bezeichnet und von Nervenzellen des unteren Motoneuron innerviert (Rückenmark). Diese Alphamotoneurone des Rückenmarks innervieren die extrafusalen Fasern, also die Muskelfasern, die die Bewegung durchführen. Infrafusale Fasern der Muskeln, die die Bewegung zulassen müssen, melden die Längenveränderung an das Rückenmark (Hinterhorn). Die Verschaltung auf Rückenmarksebene bewirkt, dass der Gegenspieler, der Antagonist, die Bewegung zulässt. Die Länge der Infrafusalen Muskelfasern wird vom Gammamotoneuron angepasst. Unterstützen Muskeln den Agonisten in seiner Bewegung, werden diese Synergisten genannt.

Reflexe und Gehen
Man kann Reflexe als nichtwillentliche Bewegungen bezeichnen, die aufgrund eines Reizes auftreten (Brodal, 2010). Wie zuvor beschrieben, laufen auch muskuläre Koordinationen teilweise nichtwillentlich ab. Es lässt sich daher keine genaue Grenze zwischen Reflexen auf Rückenmarksebene und unseren willkürlichen Bewegungen ziehen. In Abschn. 3.1.1 wurden die Reflexe zwischen dem vestibulären, dem visuellen und dem neuromotorischen System, die für die Kontrolle des Kopfes notwendig- und in unser zentrales Nervensystem integriert sind, beschrieben. Weiterhin gibt es reflexartige Abläufe beim Gehen, die wir ebenfalls nicht willentlich beeinflussen, wie wir anhand der Central Pattern Generators in Abschn. 3.1.3 erfahren konnten. Wir konzentrieren uns daher an dieser Stelle auf klassische Reflexe, die auf Rückenmarksebene ablaufen und eine Relevanz für die orthopädietechnische Versorgung und Patienten mit einer Störung des Gangbildes haben.

Beim Kniesehnenreflex (KSR) oder Patellarsehnenreflex (PSR) schlägt der Untersucher mit einem kleinen Reflexhammer auf die entspannte Kniestreckersehne (s. Abb. 3.10). In der Folge kommt es zu einer Kontraktion des vorderen Oberschenkelmuskels. Die Reizung der Muskelspindel wird an das Hinterhorn des Rückenmarks weitergeleitet. In der Folge sorgen die Alphamotoneuronen des Segmentes und der darauf und darunterliegenden Segmente (L3 + L2/L4) für eine Kontraktion des Muskels. Man nennt dies auch *Muskeleigenreflex,* da der getestete Muskel und reagierende Muskel identisch sind.

Reagiert der M. quadriceps femoris auf den Schlag nicht, weist dies auf eine Schädigung in den genannten Segmenten oder eine Problematik im Verlauf des Nervs hin. Ist die Reaktion erhöht, zeigt sich beispielsweise ein länger anhalten Spannungszustand, lässt dies den Schluss zu, dass es sich um eine Schädigung der Pyramidenbahn handelt, also einer Schädigung der Verbindung zwischen Motorcortex und den Alpha- Motoneuronen des Rückenmarks, die zum Beispiel durch einen Schlaganfall ausgelöst worden sein könnte. Der Reiz, der dabei auf Rückenmarksebene verarbeitet wird, ist der Schlag des Hammers, den das Nervensystem als geringe Streckung der Muskelspindel wahrnimmt und mit einer kurzen Kontraktion des Muskels antwortet. Es entsteht der Muskelspindelreflex. Dieser

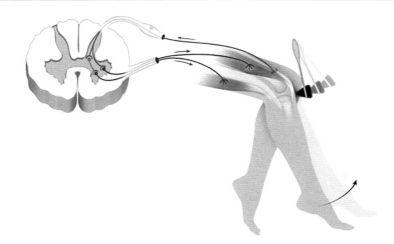

Abb. 3.10 Auslösung des Kniesehnenreflexes

unbewusst ablaufende Reflex schützt den Muskel davor, bei passiven, äußeren Längenveränderung, Strukturverletzungen zu erleiden und erhöht gleichzeitig seine Kontraktionsfähigkeit (Brodal, 2010). Dem gegenüber stehen Reflexe, die als Fremdreflexe bezeichnet werden (z. B. Babinski- Reflex). Bei diesen Reflexen werden bestimmte Hautareale gereizt, die zu Kontraktionen der Muskulatur führen.

Gleichzeitig werden Reflexe körperintern fest in die Bewegungsentwicklung des Menschen integriert und unbewusst verarbeitet. Es ist die Gesamtheit von integrierten Reflexen, die unsere unbewussten Bewegungsmuster ermöglichen. Hierbei spielen vor allem die proprizeptiven Reflexe eine entscheidende Rolle (Kandal, 2021). Bewegungen, die an einer Stelle ausgeführt werden, müssen an anderer Stelle zugelassen und an einer wieder anderen Stelle unterstützt werden. Voraussetzung dafür ist die Integration und Funktionalität der Reflexe (Vestibuläre-, Visuelle, Proprizeptive Reflexe). Kommt es zu Störungen im Gehirn oder im Rückenmark, also zu einer Störung des oberen Motoneurons (upper motor neuron), entstehen neben dem Verlust von Nervenzellen häufig Störungen der Reflexverarbeitung. Die Folge sind spastische Paresen und andere Kompensationsstrategien, die sich über einen längeren Zeitraum als manifest zeigen.

Dehnungsverkürzungszyklus
Die Flexibilität der Sehnen ermöglicht es der Muskulatur eine Dehnung zu erfahren und dadurch Energie aufzunehmen. Gemeinsam mit den Faszien ist der Muskel im Anschluss in der Lage diese Energie wieder freizusetzen. Dehnungsverkürzungszyklus (DVZ) wird dieser Vorgang genannt (Horst, 2022). Insbesondere unser Gang wird durch diesen Mechanismus effizienter (Shumway-

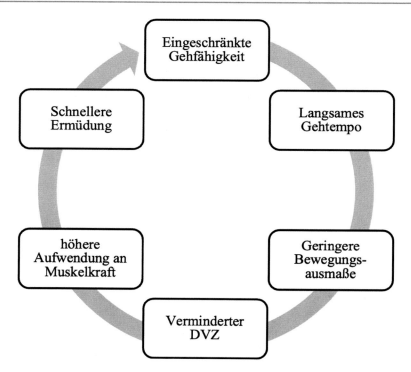

Abb. 3.11 Teufelskreis bei Verlust des Dehnungsverkürzungszyklus

Cook et al., 2023). Voraussetzung dafür ist die exzentrische Muskelaktivität des betreffenden Muskels, um die kurze Dehnung zuzulassen.

Der DVZ erhöht laut der Deutschen Forschungsgemeinschaft die konzentrische Muskelleistungsfähigkeit um bis zu 50 % (DFG, 2017). Wirth et al. (2011) zeigten, das ss der Dehnungsverkürzungszyklus trainiert werden muss. Gerade Patienten mit eingeschränkten Gehfähigkeiten geraten dabei in einen Teufelskreis (Abb. 3.11): Der langsame Gang reduziert die Bewegungsausmaße der Gelenke, wodurch die Muskulatur nicht ausreichend vorgedehnt wird. Zudem ist bei neuromotorischen Störungen auch die Fähigkeit der Muskulatur exzentrisch aktiv zu sein, herabgesetzt, was den Dehnungsverkürzungszyklus weiterhin einschränkt. Durch diesen Umstand benötigen Patienten deutlich mehr Energie zum Gehen, was eine schnellere Ermüdung zur Folge hat, die Gehstrecke verkürzt und das Training des DVZ reduziert.

3.3.1 Tonus und Spastik

Der Spannungszustand und die Kontraktionsfähigkeit der Muskulatur wurden lange im Begriff *Tonus* zusammengefasst. Dabei ist uns die Einteilung in

Hypertonus, Hypotonus und Normotonus noch bekannt. Besonders bei der Betrachtung der neuromuskulären Funktionsdefizite unserer Patienten sollten wir andere Bezeichnungen verwenden, um zwischen den behandelnden Disziplinen keine Verwirrung zu stiften. Es ist zudem wichtig, die richtigen Messverfahren zu nutzen, wenn wir Muskelaktivitäten und deren Qualität untersuchen wollen.

Ist es ausreichend eine Lähmung als Hypotonus zu betrachten und die spastische Komponente als Hypertonus? Tatsächlich ist es so einfach nicht erklärt.

Beispiel

Patienten, die eine sehr einseitige Haltung einnehmen müssen (z. B. durch Bürotätigkeit), zeigen in der Folge hypertone Schultergürtelmuskeln. Dabei sprechen wir keinesfalls von Spastik, sondern von einer Überbeanspruchung oder einem Schutzmechanismus. Für die Behandlung führen Therapeuten eine Detonisierung zur ersten Schmerzreduktion durch und erarbeiten anschließend mit dem Patienten aktive Dehnungs- und Kräftigungsübungen. Dabei orientieren sie sich an der „normalen" Haltungskontrolle. Den Patienten werden zusätzlich Informationen über Ursache und Folgen vermittelt oder Zusammenhänge erklärt (z. B. in einer Rückenschule). In diesem Zusammenhang arbeiten Therapeuten mit viel visuellem Feedback, um den Patienten Haltungsproblematiken erläutern zu können. Zusätzlich bezieht man die Alltagsbelastungen Betroffener mit ein und versucht gemeinsam Umweltfaktoren (Bürostuhl, Schreibtisch) anzupassen. Es findet eine Gesamtbetrachtung des Patientenalltages statt. Streitbar formuliert: Das Team der behandelnden Disziplinen würde auf Aufklärung, Aktivierung, Mobilisierung und Alltagsbezug setzen. Primäre Behandlungsschritte wären nicht die Injektion mit Botox oder Operationen. ◄

Spastik
Dieses Patientenbeispiel ist sicher überspitzt. Anders als bei den Patienten die unter ihrem Büroarbeitsplatz und den damit verbundenen Schmerzsyndromen leiden, weisen Betroffene mit einer neuromotorischen Erkrankung eine Störung der sensomotorischen Kontrolle auf. Selbst wenn diese Patienten die spastisch gelähmten Extremitäten oder Muskeln aktivieren wollen, kommt es häufig nur zu einer Aktivierung der tonischen Fasern, die, wie wir in Abschn. 2.3.1 erfahren haben, eher für die Stabilisation zuständig sind (Dietz, 2013).

Lance et al. (1980) definiert die Spastik als motorische Erkrankung, die sich durch die Steigerung des tonischen Dehnungsreflex zeigt und Komponenten einer Schädigung des oberen Motorneuron darstellt. Es sollte aber erwähnt sein, dass nicht alles, was sich schlecht vom Untersucher bewegen lässt, automatisch spastisch ist. Spastik ist als ein Syndrom zu betrachten. Da die Interpretation der Spastik von einem Hypertonus bis hin zur Hyperreflexie mit zusätzlichen Gewebsveränderungen reicht, sind Vergleiche durch Studien schwierig (Gjelsvik, 2012). Man kann dennoch zusammenfassen, dass es sich bei der Spastik um einen Zustand handelt, der kurzfristig oder dauerhaft vorhanden sein kann und auf eine Schädigung des 1. Motorischen Neurons zurückzuführen ist (Pandyan et al., 2018). Mittlerweile sprechen viele Autoren von einer spastischen Lähmung (Strobl et al., 2021, Kandel et al., 2021; Dietz & Ward, 2020). Dadurch wird die Abgrenzung zum Hypertonus klarer. Spastik beschreibt nicht die Überaktivität eines Muskels allein, sondern eine Störung des komplexen Zusammenspiels unterschiedlichen neuraler Verbindungen innerhalb des Gehirns und Rückenmarks. Aus diesem Grund ist eine reine Detonisierung der Muskulatur nicht ausreichend, sondern vielmehr bedarf es einer Aktivierung der Muskulatur in alltagsrelevanten Kontexten unter Einbeziehung von Agonisten, Antagonisten und Synergisten. Die Förderung der Propriozeption durch Druck und Zug des Therapeuten auf periphere Strukturen kann dabei die richtige Aktivierung der Muskulatur fördern. Daneben bieten orthopädietechnische Hilfsmittel die Möglichkeit sensorische Inputs zu erhöhen und biomechanische Situationen zu schaffen, die gezielte motorische Aktivitäten ermöglichen (s. Abschn. 4.4.1).

Die Untersuchung der Spastik wurde viele Jahre mittels Ashworth Scale oder Modified Ashworth Scale (MAS) durchgeführt und beschrieben. Bei diesem Verfahren testet der Untersucher die Muskulatur mit einer schnellen Bewegung auf deren Widerstand und vergibt entsprechend Punkte von 1 (kein Widerstand) bis 4 (viel Widerstand – keine Bewegung möglich). Nach Dietz und Ward (2020) ist diese Form der Untersuchung für die Knieextensoren oder Ellenbogenflexoren möglich, da es sich um Muskulatur handelt, die konzentrisch gegen die Schwerkraft arbeitet. Für Muskeln, die in der gemeinsamen Zusammenarbeit (synergistisch) an komplexeren Bewegungen beteiligt sind, sehen die Autoren die Ashworth Scale als ein kritisch zu betrachtendes Messinstrument an. Auch wenn viele Studien zur Zuverlässigkeit der MAS positiv ausfallen und diese deshalb immer wieder als Standardmessinstrument in der Untersuchung des Muskeltonus bezeichnet wird, sollten Untersuchende ihre Ergebnisse stets hinterfragen (Harb & Kishner, 2024). Die Ursache hierfür sind die subjektive Wahrnehmung des Untersuchers und eine große Abhängigkeit von der Untersuchungsumgebung (Vidmar et al., 2023).

Eine Differenzierung zu anderen Zeichen einer neuromotorischen Verletzung lohnen sich daher.

In Abb. 3.12 ist zu sehen, dass Verletzungen des 1. Motorischen Neurons sowohl neuronale als auch biomechanische Komponenten mit sich bringen, die sich auch häufig gegenseitig bedingen. Beide Bereiche wirken sich direkt auf die Alltagsfähigkeit unserer Patienten aus. Für die Alltagskonsequenz Betroffener spielt die Ursache der entstehenden Einschränkung nur eine verminderte Rolle, da die unterschiedlichen Auswirkungen zentraler Läsionen immer vergleichbare Konsequenzen in der Lebenswirklichkeit der Patienten zeigen. Für eine optimale Behandlung durch Therapeuten, Ärzte und Techniker ist die differenzialdiagnostische Abgrenzung hingegen sehr wichtig. Die Untersuchungsmöglichkeiten in der Praxis vieler Berufskollegen sind zuweilen begrenzt. Kleine therapeutische Einrichtungen verfügen selten über ein vollausgestattetes Ganglabor mit der Möglichkeit ein Elektromyogramm zu erstellen. Die erwähnte Abgrenzung zwischen Rigidität und Spastik stellt unterschiedliche Berufskollegen vor Herausforderungen in der Befundung.

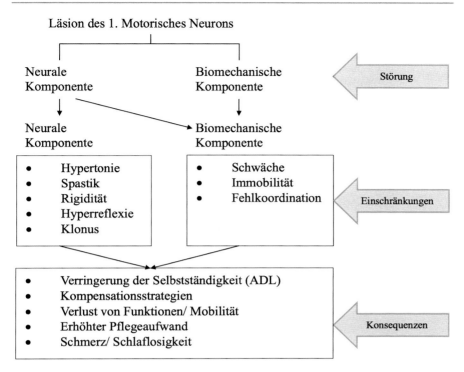

Abb. 3.12 Läsion des 1. Motorischen Neurons (Angelehnt an Bhimani und Anderson (2014) „Clinical Understanding of Spasticity: Implication for practice")

Rigidität

Steifigkeit oder Rigidität kann zweierlei Ursachen haben. Einerseits kann Steifigkeit in Folge von Angst vor dem Fallen auftreten und auf der anderen Seite durch Schwäche und/oder Schmerzerfahrungen erzeugt werden (Horst, 2022). Horst (2022) beschreibt die festen Waden von spätphasischen Schlaganfallpatienten, die ein gutes Beispiel für diese Rigidität sind. Sie fühlen sich von außen sehr fest und spastisch an und zwingen Patienten teilweise im Spitzfuß zu gehen.

Die schlechte Beweglichkeit der Muskeln als Folge muskulärer Plastizität, sowie der schlechten Mobilität der muskelumgebenden Bindegewebsstrukturen kann das klinische Bild eines spastischen Muskels in sehr ähnlicher Form darstellen. Es verwundert daher nicht, dass sowohl Kandel et al. (2021), als auch Dietz und Ward (2020) davon ausgehen, dass sich dies in der alltäglichen Praxis kaum differentialdiagnostisch unterscheiden lässt, ob es sich um eine Steifigkeit bzw. muskuläre Veränderung oder um tatsächliche Spastizität handelt. Zudem entstehen die Kontrakturen nicht durch Spastik, sondern durch die mangelnde Bewegung zwischen Muskeln und Faszien und einem dadurch entstehenden Sarkomerverlust (Strobl et al., 2021). Eine mangelnde Bewegung wiederum kann die Folge von zu schwacher Muskulatur sein.

▶ **Tipp** Ein gutes Messinstrument hierfür bildet das Hypertonia- Assess-
ment- Tool (HAT) (Shumway-Cook et al., 2023). Die Abgrenzung zwischen Dystonie, Spastizität und Rigidität ist hier Hauptaugenmerk des
Assessment.
Die Kinderklinik Zürich hat diesen Befund übersetzt und als Download zur Verfügung gestellt.
https://www.kispi.uzh.ch/d3/2476/hypertonie-assessment-tool-
hat?id=2476

Schwäche
Die Inaktivität durch eine zentrale Läsion führt primär zu einer Verkleinerung der
Muskelzellen. Wir sprechen zunächst von der Atrophie der Muskulatur, wie wir sie
aus dem unfallchirurgischen- oder orthopädischen Bereich v. a. nach Operationen
her kennen. Eine dauerhafte Überdehnung führt ebenfalls zu einer Abschwächung
der Muskulatur, da die elastischen Fasern biomechanisch nicht mehr zu den kontraktilen Fasern passen.

Deutlich wird dies am Beispiel des Kauergängers: Durch die permanente Über-
beugung des oberen Sprunggelenkes, wird die Achillessehne massiv überdehnt.
Die Folge ist der Verlust von Kraft in den Plantarflexoren. Zudem ist bei einer
solchen Überdehnung auch der Dehnungsverkürzungszyklus ungenügend, da die
elastischen Fasern nicht mehr in der Lage sind noch mehr Energie aufzunehmen.

▶ Unabhängig von der klinischen Ursache ist es für die Therapie und Versorgung stets von Vorteil, Patienten zu mobilisieren und - unter Berücksichtigung der Faktoren des motorischen Lernens - passende Aktivitäten auszuwählen.

3.3.2 Posturale Kontrolle

Der Begriff der posturalen Kontrolle wird häufig gleichgesetzt mit der Organisation und Fähigkeit in unterschiedlichen Ausgangstellungen die aufrechte Position
gegen die Schwerkraft behaupten zu können.

Gjelsvik fasst die Begriffe Gleichgewichtsreaktion und Gleichgewichts-
kontrolle, die von Edwards und Bobath verwendet wurden, unter dem Oberbegriff
der posturalen Kontrolle zusammen (Gjelsvik, 2012).

Nach Shumway-Cook et al. (2023) ist die posturale Kontrolle immer eine Interaktion des Individuums mit der Umwelt und der jeweiligen Aufgabenstellung, die
sich daraus ergibt. *"Postural control involves controlling the body's position in
space for the dual purposes of stability and "* (Shumway-Cook et al., 2023).

Daraus wird deutlich welche Systeme wir in unterschiedlicher Ausprägung für
die Herstellung und Erhaltung von posturaler Kontrolle benötigen. Der menschliche Körper nutzt vorrangig das somatosensorische System, um die Aufrichtung
gegen die Schwerkraft adäquat zu organisieren. Daneben wird dieses System
von vestibulären und visuellen Informationen unterstützt, um es bei sich ver-

ändernden Situationen anzupassen (Gjelsvik, 2012). Wenn eines der Systeme aus-
fällt, hat das direkten Einfluss auf die posturale Kontrolle und kann deren Verlust
bedeuteten, wenn andere Inputsysteme es nicht in ausreichender Form ersetzen
können. Die Informationen aus den genannten Systemen verarbeitet das zentrale
Nervensystem, um das muskuloskelettale System zu aktivieren, zu hemmen und
aufeinander abzustimmen, um auf diese Weise den menschlichen Körper im Raum
zu organisieren und auf die posturalen Einflüsse von außen zu reagieren. Laube
nennt diese Vorgänge „höchst komplexe reflektorische sensomotorische Sub-
programme für die Körperhaltung und das Gleichgewicht" (Strobl et al., 2021).

Wie schwer dies ist, zeigt ein Fall aus Großbritannien, bei dem ein Mann in
den 1970er Jahren einen schweren Darminfekt erlitt. Infolgedessen wurden bei
ihm sensorische Informationen nicht mehr an das Hinterhorn des Rückenmarks
weitergeleitet. Dadurch verlor er die Wahrnehmung der Stellung seiner Gelenke
im Raum und die Berührungsempfindung. Einzig visuellen und vestibulären
Input kann der Betroffene, Ian Waterman, verwenden, um Bewegungen zu planen. Trotzdem hat er durch langjähriges intensives Training wieder gelernt zu
gehen und seine Hände und Arme für Alltagsaktivitäten zu nutzen. Die Feinabstimmung seiner Muskulatur musste er ebenfalls komplett neu lernen. Eine Hemmung und Aktivierung der Muskulatur kann er nur durch visuelle Kontrolle der
Geschwindigkeit seiner Bewegungen organisieren. Der behandelnde Neurologe
Jonathan Cole meint über seinen Patienten: „Ian hat Bewegung vermutlich inten-
siver studiert als die meisten Wissenschaftler, Tänzer oder Musiker." (Possemeyer,
2020).

Anhand dieses Beispiels lässt sich erahnen, welchen Einfluss der Verlust oder
die Schädigung des somatosensorischen Systems auf die posturale Kontrolle
haben und wie schwer es für Betroffene wird gegen die Schwerkraft ein musku-
läres Gleichgewicht herzustellen. Für die Praxis ist dies von großer Wichtigkeit.
Viele der neurologisch betroffenen Patienten haben eine Störung des somatosensorischen Systems und damit der sensomotorischen Kontrolle. Informationen
können bei Ihnen, anders als bei Ian Waterman, noch peripher aufgenommen und
weitergeleitet werden. Allerdings kommt es durch das schädigende Ereignis, beispielsweise einem Schlaganfall, zu einer fehlerhaften Verarbeitung und Antwort.
Die Folge ist eine Verminderung der posturalen Kontrolle. Erschwerend kommt
hinzu, dass sie Muskeln mit einem hohen Anteil von tonischen Muskelfasern für
die Bewegungen nutzen und dadurch zusätzlich Stabilität verlieren. Diese Patienten sind uns durch Gangunsicherheiten und verlangsamte Gehgeschwindigkeit aus
der Praxis bekannt. Daneben ist oft eine eingeschränkte Handlungsfähigkeit der
Extremitäten, vor allem in komplexeren Ausgangsstellungen, erkennbar. Die Behandler sollten gut abwägen, wie komplex man die Ausgangssituation im Hinblick
auf die Schwerkraft wählt und ebenso sollte abgewogen werden, inwieweit man
die Inputsysteme noch zusätzlich fordert. So kann bei gestörter Verarbeitung der
somatosensorischen Informationen im Kleinhirn eine immobile Unterlage den Patienten überdies verunsichern und zu einer Verminderung der posturalen Kontrolle
führen. Die Folge ist nicht das Training von Gleichgewichtsreaktionen, sondern
vielmehr ein Beeinträchtigen der intermuskulären Koordination.

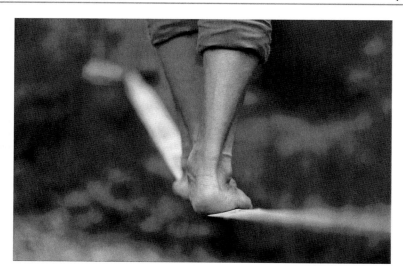

Abb. 3.13 Gleichgewicht und posturale Kontrolle

Auf der anderen Seite können Orthesen, bspw. eine Softorthese für den Rumpf (s. Abschn. 7.11), den Input auf das somatosensorische System erhöhen und damit mehr Stabilität für Interaktionen und Bewegungen generieren.

Jede Aktivität fordert zuvor einer Stabilität (s. Abb. 3.13). Stellen wir uns folgendes Beispiel vor:

Ein Patient steht mit beiden Beinen auf einer stabilen Unterlage mit Blickrichtung zum Therapeuten. Diese wirft dem Patienten einen Ball zu. Würde der Patient erst im Moment der Handlung (dem Fangen) seine stabilisierenden Muskeln aktivieren, so wäre er nicht in der Lage den Ball rechtzeitig aufzunehmen. Es ist wichtig, dass der Patient immer ein sinnvolles Ziel hat, da dies die präaktive Stabilität fördert (Horst, 2022).

Lange galt die Annahme, dass die posturale Kontrolle allein vom Rumpf generiert wird und die Extremitäten für die Interaktion zuständig sind. Es war die Rede vom „*Rumpftraining*" und der Therapie „*von zentral nach peripher*". Mittlerweile ist bekannt, dass posturale Kontrolle auch an den Extremitäten generiert werden muss, um Handlungen und Aktivitäten zu genieren. Im Beispiel des zugeworfenen Balles bedeutet dies, dass unter anderem die Außenrotatoren der Schulter und die intrinsischen Handmuskeln die posturale Kontrolle für den Arm und die Hand generieren.

Fazit (Conclusion)

Die posturale Kontrolle stellt den Haltungshintergrund für zielgerichtete motorische Bewegungen dar (Horst, 2022). Um sie zu generieren, benötigt das Gehirn Informationen aus unterschiedlichen Systemen:

- Somatosensorische Informationen/Informationen über Lage und Kontakt des Körpers im Verhältnis zu seiner Umwelt
- Vestibuläre Informationen/Gleichgewichtsinformationen
- Visuelle Informationen/Umgebungsinformationen

Aus diesen Informationen bildet das zentrale Nervensystem (subkortikale Bereiche) Muskelaktivitäten, die den Körper dazu befähigen seine Abschnitte bestmöglich zu organisieren, um Aktivitäten zu generieren. Die Aktivierung der stabilisierenden Muskelaktivität erfolgt vor der eigentlichen zielgerichteten Handlung.

Der Verlust der posturalen Kontrolle hat einen direkten Einfluss auf die Ebenen der ICF. Gleichzeitig können Umweltkontexte auch direkten Einfluss auf die posturale Kontrolle haben (s. Abschn. 4.1).

3.4 Rolle der Faszien

Bestünde unser Bewegungsapparat nur aus Knochen, Gelenken, Muskeln, Bändern und Kapseln, wären unsere Bewegungsabläufe sehr ineffizient und würden enorm viel Energie verbrauchen. Vielmehr existiert neben dem kontraktilen Bindegewebe, wie der Muskulatur, auch nicht-kontraktiles Bindegewebe, welches die Strukturen umgibt, durchzieht und dadurch stabilisiert und Bewegungen unterstützt.

Die Faszien haben in den letzten 20 Jahren einen regelrechten Hype erlebt. Es gibt Rollen, Therapeuten und ganze Sportkurse, in denen man sie trainieren und behandeln lassen kann.

Sie stützen unseren Bewegungsapparat und stabilisieren ihn durch ihre eher festen Eigenschaften. Faszien kommen darüber hinaus in den Organsystemen und im Nervensystem vor. Sie bestehen aus Fibroblasten, die Elastin und Kollagen produzieren. Das Kollagen bildet netzartige Strukturen und gewährleistet dadurch Stabilität. Das Elastin ist dehnbarer, wodurch sie Bewegungen zulassen- und die aufgenommene Energie in Bewegungen wieder abgeben können. Dadurch unterstützen sie die Muskulatur (Paoletti, 2023). Wir kennen die Rückgewinnung von Energie aus dem Springen in einer Hüpfburg und bei der Beobachtung der Fortbewegung von Kängurus.

Die in Abb. 3.14 gezeigte Plantarfaszie, des Fußes verdeutlichen ihren Nutzen. Auf der ganzen Fläche verspannen sie gemeinsam mit den intrinsischen Fußmuskeln unsere Fußsohlen. Sie tragen maßgeblich zur Unterstützung der Fußgewölbe bei und sorgen durch ihre elastischen Eigenschaften dafür, dass beim Auftreten und der Lastübernahme eine gewisse Dämpfung entsteht.

Darüber hinaus befinden sich innerhalb der Faszien viele Sinneszellen. Etwa 250 Mio. nozizeptive- und propriozeptive Rezeptoren befinden sich in den gesamten Faszien des Körpers. Sie werden daher als zusätzliches Sinnesorgan des Körpers gesehen und sind an der sensomotorischen Kontrolle maßgeblich beteiligt.

Abb. 3.14 Faszien der
Fußsohle

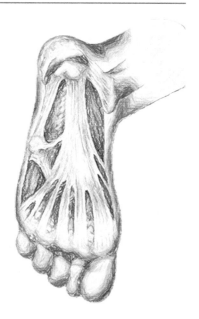

Gleichzeitig können sie die Ursache für Schmerzsyndrome, sogenannter myo-
faszialer Schmerzsyndrome sein (Schleip & Bartsch, 2023).

Um die Funktionen der Faszien richtig nutzen zu können, müssen sich unsere
Patienten ausreichend bewegen. Ohne Bewegungsreize verringern sich die stoff-
wechselnden Eigenschaften der Faszien. Zudem nutzen wir bei langsameren Bewegungen ihre elastischen Eigenschaften nicht aus. Kongruent zum Dehnungsverkürzungszyklus lässt sich der in Abb. 3.11 gezeigte Teufelskreis auch auf die Nutzung der elastischen Eigenschaften von Faszien übertragen.

Beispiel

Es macht schon einen Unterschied, ob wir an einem Samstag in der Weihnachts-
zeit 2 h über einen randvollen Weihnachtsmarkt schlendern oder stattdessen
einen zügigen Winterspaziergang in der gleichen Zeit im Park absolvieren. ◄

Literatur

Adkins, D., Boychuk, J., Remple, M., & Kleim, J. (2007). Motor training induces experience-
   specific patterns of plasticity across motor cortex and spinal cord. *Journal of Applied Physiology: Respiratory, Environmental and Exercise Physiology, 101*, 1776–1782.
Bhimani, R., & Anderson, L. (2014). Clinical understanding of spacity: Implications for practice.
   Rehabilitation Research an Practise, 279175.
Brunner, R. (2014). Prinzipien der Behandlung spastischer Paresen bei Kindern. *Der Orthopäde,
   43*, 643–648.
Brodal, P. (2010). *The central nervous system: Structure and function* (4. Aufl.). Oxford Uni-
   versity Press.

Deutsche Forschungsgemeinschaft. (2017). Replizierbarkeit von Forschungsergebnissen – Eine Stellungnahme der deutschen Forschungsgemeinschaft. www.dfg.de

Dietz, V. (2013). Klinik der Spastik – Spastische Bewegungsstörung. *Der Nervenarzt, 84,* 1511.

Dietz, V., & Ward, N. S. (2020). *The Oxford textbook of neurorehabilitation* (2. Aufl.). Oxford Press.

Enoka, R. (2015). *Neuromechanics of human movement* (5. Aufl.). Human Kinetics.

Feinstein, J. S., Adolphs, R., Damasio, A., & Tranel, D. (2010). The human amygdala and the induction and experience of fear. *Curriculum Biology.*

Gjelsvik, B. B. (2012). *Die Bobath-Therapie in der Erwachsenenneurologie.* (2. Aufl.). Georg Thieme Verlag.

Graci, V., Elliott, D. B., & Buckley, J. G. (2010). Peripheral visual cues affect minimum-foot-clearance during overground locomotion. *Gait & Posture, 30*(3), 370–374.

Grillner, S., & Zangger, P. (1979). On the central generation of locomotion in the low spinal cat. *Experimental Brain Research, 34*(2).

Hallermann, S., & Schmidt, R. F. (2019). Synaptische Plastizität. In R. Brandes, F. Lang, & R. F. Schmidt (Hrsg.), *Physiologie des Menschen.* Springer-Lehrbuch. Springer.

Harb, A., & Kishner, S. (2024). Modified Ashworth Scale. StatPearls [Internet]. Treasure Island (FL): StatPearls. https://www.ncbi.nlm.nih.gov/books/NBK554572/.

Hildebrandt, H. (1998). *Pschyrembel – klinisches Wörterbuch* (258. Aufl.) Walter de Gruyter Verlag.

Horak, F. B., Nashner, L. M., & Diener, H. C. (1990). *Postural strategies associated with somatosensory and vestibular loss.*

Horak, F. B., Shumway-Cook, A., Crowe, T. K., & Black, F. O. (1988). Vestibular function and motor proficiency of children with impaired hearing, or with learning disability and motor impairments. *Developmental Medicine & Child Neurology, 30,* 1.

Horst, R. (2005). *Motorisches Strategietraining und PNF.* Georg Thieme Verlag.

Horst, R. (2011). *N.A.P.-Therapieren in der Neuroorthopädie.* Georg Thieme Verlag.

Horst, R. (2022). *N.A.P. – Neuroorthopädische Therapie* (2. Aufl.). Georg Thieme Verlag.

Jahn, K. und Krewer, C. (2020). Propriozeption – Der „sechste Sinn" und seine Störungen. Deutsche Medizinische Wochenschrift, Bd. 145, Nr. 25: S. 1855–1860.

Jenkins, W.M., Merzenich, M.M., Ochs, M.T., Allard, T., Guíc-Robles, E. (1990). Functional reorganization of primary somatosensory cortex in adult owl monkeys after behaviorally controlled tactile stimulation. *Journal Neurophysiologie.*

Kahle, W. (1969). *Die Entwicklung der menschlichen Großhirnhemisphäre.* Springer.

Kandel, E., Koester, J., Mack, S., & Siegelbaum, S. (2021). *Pinciples of neural science* (6. Aufl.), Mc Graw Hill.

Klimaschewski, L. P. (2021). Einführung in die Hirnentwicklung: Warum benötigen wir sehr viele Nervenzellen?. Parkinson und Alzheimer heute. Springer.

Lance, J. W., & Feldman, R. G. (1980). Young RRKWP. Spasticity, disordered motor control. *Journal Neurol Neurosurg Psychiatry, 11,* 185–204.

Mehra, D., & Mshirfar, M. (2023). Optic Tract. Stat Pearls Available from: https://www.ncbi.nlm.nih.gov/books/NBK549840/.

Merzenich, M. M., Nelson, R. J., Stryker, M. P., Cynader, M. S., Schoppmann, A., & Zook, J. M. (1984). Somatosensory cortical map changes following digit amputation in adult monkeys. *Journal of Comparative Neurology, 224,* 591–605.

Mischker, T. (2021). Die Auswirkungen von ersetztem, sensorischen Feedback auf die Wirksamkeit einer bestehenden Unterschenkelorthese bei Erwachsenen mit neuromotorischen Erkrankungen. Masterthesis. Donau- Universität Krems.

Mokrusch, T., Gorsler, A., Dohle, C., Liepert, J., & Rolnik, J. (2023). *Curriculum Neurorehabilitation der Deutschen Gesllschaft für Neurorehabilitation e. V. (DGNR).* Hippocampus Verlag.

Müller, P., Duderstadt, Y., Lessmann, V., & Müller, N. G. (2020). Lactate and BDNF: Key mediators of exercise induced neuroplacitiy? *Journal of Clinical Medicine*

Nudo, R. J., Milliken, G. W., Jenkins, W. M., & Merzenich, M. M. (1996). Use-dependent altera-tions of movement representations in primary motor cortex of adult squirrel monkeys. *Journal Neuroscience, 15*, 785–807.

Pandyan, A., Hermens, H. J., & Conway, B. A. (2018). *Neurological rehabilitation: Spasticity and contractures. Clinical practice and research.* CRC Press.

Paoletti, S. (2023). *Faszien: Anatomie, Strukturen, Techniken, Spezielle Osteopathie.* Ausgabe 3, Elsevier Health Science.

Patla, A. E., Adkin, A., & Martin, C. (1996). Characteristics of voluntary visual sampling of the environment for safe locomotion over different terrains. *Experimental Brain, 112*, 513–522.

Patla, A., & Vickers, J. (1997). Where and when do we look as we approach and step over an obstacle in the travel path? *NeuroReport, 8*, 3661–3665.

Possemeyer, I. (2020). *Der Mann, der seinen Körper verlor. Geo Magazin* (1. Ausgabe). Gruhner & Jahr Verlag.

Reimers, C. D., Knapp, G., & Reimers, A. K. (2012). Does physical activity increase life expec-tancy? A review of the literature. *Journal of Aging Research.*

Rothwell, J. C., Traub, M. M., & Marsden, C. D. (1982). Automatic and "voluntary" responses compensating for disturbances of human thumb movements. *Brain Research, 248*(1), 33–41.

Sadato, N., Pascual-Leone, A., Grafman, J., Ibanez, V., Deiber, M. P., Dold, G., & Hallett, M. (1996). Activation of the primary visual cortex by Braille reading in blind subjects. *Nature, 380*, 526–528.

Schleip, R., & Bartsch, K. (2023). Faszien als sensorisches und emotionales Organ: Faszien als Sinnesorgan. *Osteopathsiche Medizin, 24*(1), 4–10.

Schmidt, R. A., & Bjork, R. A. (1992). New conceptualizations of practice: Common principles in three paradigms suggest new concepts for training. *Psychological Science, 3*(4), 207–217.

Shepherd, R. B., & Carr, J. H. (2010). Zusammenhang von Schädigungen, sekundäre An-passungen und Funktionen nach Hirnverletzung. *Neuroreha, 2*(3), 118–125.

Shumway-Cook, A., Woollacott, M., Rachwani, J., & Santamaria, V. (2023). *Motor control: Translating research into clinical practice* (6. Aufl.). Wolters Kluwer Verlag.

Speckmann, E. J., Hescheler, J., Köhling, R. Alzheimer, C. (2009). *Physiologie* (5. Aufl.). Else-vier Verlag & Urban& Fischer Verlag.

Spitzer, M. (2007). *Lernen – Gehirnfoschung und die Schule des Lebens.* Springer.

Spitzer M. (2011). *Dopamin und Käsekuchen: Hirnforschung à la carte.* Schattauer Verlag.

Strobl, W., Schikora, N., Abel, C., & Pitz, E. (2021). *Neuroorthopädie – Disability Management.* Springer.

Thomas, N. D. A., Gardiner, J. D., Crompton, R. H., & Lawson, R. (2020) Keep your head down: Maintaining gait stability in challenging conditions. *Human Movement Science, 73.*

Vidmar, T., Kregar, N. G., & Puh, U. (2023). Reliability of the Modified Ashworth Scale After Stroke for 13 Muscle Groups. *Archives of Physical Medicine and Rehabilitation, 104*(10), 1606–1611.

Wen, C. P., Wai, J. P. M., Tsai, M. K., Yang, Y. C., Cheng, T. Y. D., Lee, M. C., & Wu, X. (2011). Minimum amount of physical activity for reduced mortality and extended life expectancy: A prospective cohort study. *The Lancet, 378*(9798), 1244–1253.

Wirth, K., Sander, A., Keiner, M., Schmidtbleicher, B., (2011). Leistungsfähigkeit im Dehnungs-Verkürzungs-Zyklus sportlich aktiver und inaktiver Kinder und Jugendlicher. Deutsche Zeit-schrift für Sportmedizin. Jahrgang 62. Nr. 11.

World Health Organization. (2018). Global action plan on physical activity 2018–2030: More active people for a healthier world.

Therapeutische und biomechanische Grundlagen

4

Neue Erkenntnisse aus der Hirnforschung hatten vor allem in den letzten 20 Jahren einen großen Einfluss auf die Art und Weise, wie man Patienten therapiert. Konzepte, wie die propriozeptive- neuromuskuläre- Fazilitation (PNF), die Bobath- und Vojta- Therapie, veränderten ihre Herangehensweisen und die dazugehörigen Befunderhebungen. Die Teilhabe des Patienten an seinem Alltag rückte damit noch mehr in den Mittelpunkt. Behandlungsstrategien, wie die Neuroorthopädische Aktivitätsabhängige Plastizität (N.A.P.), welche den Alltag direkt in die Behandlung einbezogen, entstanden aus Techniken und bestehenden Behandlungskonzepten und forderten von den Behandlern ein Umdenken. Auf der 54. Vollversammlung der Weltgesundheitsorganisation (WHO) 2001 wurde zudem das Modell der internationalen Klassifikation der Funktionsfähigkeit, Behinderung und Gesundheit (ICF) für den internationalen Gebrauch beschlossen (Hollenweger & Kraus de Carmago, 2017). Fortan sollte dieses Modell Einzug in alle Behandlungs- und Versorgungsgebiete der medizinischen- und sozialen Bereiche finden und damit Teil der therapeutischen Grundlagen werden. Auf Basis des Modells wurden die Untersuchungstechniken und Behandlungsweisen zusätzlich verändert.

Parallel zu dieser Entwicklung führte die Akademisierung von Therapieberufen zu mehr Evidenz und es entstanden unterschiedliche Assessments zur Überprüfung von Befund und Behandlung. Diese 3 Einflüsse führten sowohl innerhalb der Behandlungskonzepte- als auch in der interdisziplinären Arbeit zu Veränderungen und Verbesserungen (Horst 2005).

Neben den Forschungsergebnissen der Neurowissenschaften haben physikalische Gesetzmäßigkeiten bestand. Newtons Erkenntnisse sind uns nun fast 400 Jahre bekannt und finden gerade im Rahmen der Gangbeurteilung und Ableitung für orthetische Versorgungen Berücksichtigung. Die meisten der medizinischen Berufsgruppen hatten im Laufe ihrer Ausbildung ebenfalls Berührungspunkte mit der Biomechanik des menschlichen Körpers. Bei diesem Thema wird es schnell mathematisch und physikalisch, was nicht überrascht, ist der menschliche Körper doch pausenlos physikalischen Gesetzen ausgeliefert.

4.1   ICF als Grundlage für Befund und Behandlung

Der Nutzen der ICF besteht darin ein Verständnis für Gesundheit und Funktionsfähigkeit zu schaffen. Dabei dient sie sowohl Fachpersonen in den Bereichen der klinischen Behandlung, der (psycho-) sozialen Betreuung, der Gesetzgebung und der Forschung als auch den Angehörigen von betroffenen Personen. Gleichzeitig erfüllt sie den Zweck der gemeinsamen Dokumentation und Terminologie von Funktionsdefiziten. Sie bietet die Basis Befunde entsprechend den unterschiedlichen Faktoren einer Einschränkung zu erstellen und alle Bereiche eines betroffenen Menschen mit in die Behandlung und Betreuung einfließen zu lassen (Hollenweger & Kraus de Carmago, 2017).

Anhand des ICF-Modells kann der Behandler das Problem, welches in der Alltagssituation des Patienten aufgrund eines Funktionsdefizits oder einer Erkrankung entsteht, erfassen. Durch den Einbezug verschiedener Ebenen (Körperfunktionsebene/ Körperstrukturebene und der Aktivitäten und Partizipation) wird das Behandlungsteam befähigt ihren Befund und ihre Therapie entsprechend anzupassen. Die Abgrenzung zwischen den Ebenen bzw. Komponenten gelingt dabei nicht immer scharf. Mithin ist es notwendig, dass gewisse Aktivitäten nur als Teil der Therapie gesehen werden und weniger als Möglichkeit der Teilhabe.

Abb. 4.1 zeigt das klassische ICF-Modell, wie wir es aus einer Vielzahl von Fachbüchern kennen. Adaptiert man diese Abbildung auf einen Befundbogen, bspw. auf einen Kurzbefund der Physiotherapie und teilt diesen in 3 Ebenen ein, so lässt sich der praktische Nutzen des Modells leichter erkennen. Voraussetzung

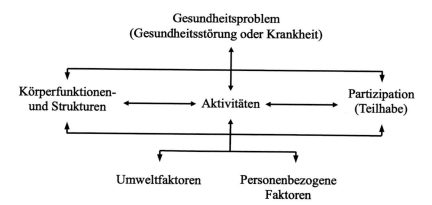

Abb. 4.1 Das Model der Internationalen Klassifikation von Funktion, Behinderung und Gesundheit. Angelehnt an Hollenweger und Kraus de Carmago (2017) S. 51, Knoche (2022)

S	–	Spezifisch
M	–	Messbar
A	–	Attraktiv
R	–	Realistisch/ Realisierbar
T	–	Terminiert/ Terminierbar

Abb. 4.2 SMART- Regel mit deutscher Bedeutung

hierfür ist die Zielsetzung mit dem Patienten präzise zu erstellen. Dabei helfen zusätzliche Regeln oder Modelle.

Die rechtliche Grundlage für Menschen mit Behinderungen bildet in Deutschland das Sozialgesetzbuch IX (SGB 9). Der Begriff *Behinderung* wurde erst im Jahr 2018 durch das Bundesteilhabegesetz klarer definiert (Knoche, 2022). Die Sozialgesetzbücher sind im Internet frei zugänglich. Im Hinblick auf gesetzliche Ansprüche bei der Versorgung von Hilfsmitteln und medizinischen Leistungen lohnt sich ein Blick in das SGB, sowie auf Internetseiten, wie www.rehadat-icf.de.

4.1.1   Zielsetzung nach der SMART- Regel

Das Wort *smart* stammt aus dem Englischen und meint so viel wie clever oder schlau. Der ursprüngliche Einsatzbereich ist das Projektmanagement in Unternehmen. Es sollte bei der Planung und Umsetzung von Projekten erreicht werden, dass die ursprünglichen Ziele nicht mit dem zeitlichen oder wirtschaftlichen Rahmen kollidieren. George T. Doran hat diese Regel entwickelt und 1981 in dem wissenschaftlichen Artikel „*There is a S.M.A.R.T. way to write management's goals and objectives*" veröffentlicht. Die Buchstaben stehen dabei für Voraussetzungen, die eine Zieldefinition klarer und genauer gestalten sollten (s. Abb. 4.2).

Oft begegnen uns in der Praxis Patientenziele, wie: „*Ich möchte wieder besser laufen können.*" oder „*Ich möchte wieder Fahrradfahren.*" Leider wird es mit derlei Zielformulierungen schwierig, sinnvolle Befunde zu erstellen und die notwendige Behandlung abzuleiten. Die Anforderung in welcher Zeit das Ziel erreicht werden soll, steht zusätzlich mit der Realisierbarkeit im Konflikt.

Wie wir das ICF- Modell in Kombination mit der Zieldefinition nach der SMART- Regel nutzen können, zeigt das folgende Beispiel:

Beispiel

Stellen wir uns folgenden Patienten in der Praxis vor: Ein 54- jähriger querschnittgelähmter Mann mit einem Lähmungsniveau unterhalb Th3 stellt sich mit dem Ziel vor: „*Ich möchte den Transfer vom Rollstuhl ins Bett ohne Hilfe können.*" Um als Behandler dieses Ziel mit dem Patienten nach SMART zu definieren, müssen wir in der Anamnese mehrere *W- Fragen* stellen (s. Tab. 4.1). Es lässt sich daraus eine konkrete Zielvereinbarung ableiten.

„Ich möchte in 8 Monaten, bis zum Geburtstag meiner Frau, den Transfer von meinem Aktivrollstuhl ins Bett meines Hauses und aus dem Bett in den Rollstuhl ohne Hilfsmittel zur Entlastung meiner Frau durchführen können."

Nachdem wir ein sehr konkretes Ziel mit dem Patienten vereinbart haben, lässt sich dies in das ICF- Modell übertragen. Da es sich um eine Alltagsaktivität handelt, findet das Ziel/ der Transfer auf Partizipationsebene statt. Für den

Tab. 4.1 Erarbeitung eines Patientenzieles nach der SMART- Regel

SMART		Mögliche Frage	Mögliche Antwort
S	Spezifisch	Welcher Rollstuhl soll für den Transfer verwendet werden? In welches Bett soll der Transfer durchgeführt werden (Pflegebett zu Hause, Krankenhausbett)? Welche Hilfsmittel sollen zusätzlich verwendet werden (Rutschbrett, Lift)? Wollen Sie nur den Transfer in das Bett aus dem Rollstuhl selbstständig können oder soll auch der Transfer aus dem Bett in den Rollstuhl gelingen?	Ich möchte den Transfer aus meinem Aktivrollstuhl in mein Bett in der Häuslichkeit durchführen können. Ich möchte den Transfer ohne Hilfsmittel und Hilfsperson umsetzen.
M	Messbar	Wie hoch sind der Höhenunterschied und der Abstand zwischen Bett und Rollstuhl? Ist das Bett höhenverstellbar?	Der Höhenunterschied beträgt etwa 15 cm und der Abstand beträgt etwa 20 cm. Das Bett ist nicht höhenverstellbar
A	Attraktiv	Warum möchten Sie diesen Transfer selbstständig durchführen können? Gibt es eine Veränderung (bspw. einen Umzug), weshalb der Transfer nun selbstständig gelingen muss?	Bisher unterstützt mich meine Frau bei dem Transfer. Um sie zu entlasten, möchte ich den Transfer aber allein durchführen können.
R	Realisierbar	Welche Transfers sind Ihnen bisher gelungen (z. B. Transfer auf die Behandlungsliege)? Der Behandler sollte zusätzlich anhand des Befundes einschätzen, ob der Transfer realistisch ist.	Bisher kann ich den Transfer vom Rollstuhl auf die Behandlungsliege mit einem Rutschbrett und ohne Höhenunterschied durchführen.
T	Terminierbar	(Ab) Wann möchten Sie den Transfer durchführen können?	Meine Frau hat im September Geburtstag und ich möchte den Transfer bis dahin selbst durchführen können.

Transfer sind die unterschiedlichsten Aktivitäten notwendig (bspw. nach vorn rutschen im Rollstuhl, Vorsetzen der Beine etc.). Jede Aktivität fordert bestimmte Voraussetzungen unterschiedlicher Körperstrukturen (Gelenkbeweglichkeiten, Muskelaktivitäten).

Es lässt sich daraus eine Übersicht bilden, die aus dem spezifischen Ziel mehrere Aktivitäten darstellt und aus jeder Aktivität, unterschiedliche Körperstrukturen ableitet. Der Behandler erkennt dadurch, welche Körperstrukturen er auf Funktion und Beweglichkeit testen muss und welche Aktivitäten im Einzelnen zu untersuchen sind. Daraus resultiert ein Fließschema für den Befund, welches man von oben nach unten erarbeiten und lesen sollte (s. Tab. 4.2). Andererseits ermöglicht die Tabelle eine Betrachtung von unten nach oben, die die zu behandelnden Strukturen und Aktivitäten verdeutlichen.

Kurzbefunde für einzelne Behandlungen und Behandlungsserien lassen sich auf diese Weise mosaikartig aus dem Befund entnehmen und sozusagen abarbeiten. Die Behandlung der Körperstrukturen sollte dabei sehr variabel durchgeführt werden. Es reicht nicht in jeder Einheit die Depressoren der Schultern durch Ausstützen aus dem Rollstuhl zu trainieren, sondern vielmehr sollte der Behandler eine Vielzahl an Möglichkeiten schaffen, um die Depressoren der Schulter zu aktivieren. Hierzu sollten wiederholt Alltagsaktivitäten einbezogen werden, um eine Variabilität für das Gehirn- und eine höchstmögliche Rekrutierung an Muskelzellen zu generieren.

Bei der Dokumentation und der Behandlung sollten allerdings noch die Umweltfaktoren (die Fürsorge der Ehefrau oder das Vorhandensein eines Patientenlifters) einbezogen werden. Natürlich sinkt die Motivation des Patienten den Transfer selbstständig durchzuführen, wenn die Frau dies immer wieder übernehmen will oder ein Lift oder ein Rutschbrett vorhanden sind.

Weiterhin sollten personenbezogene Faktoren im Befund und in der Behandlung beachtet werden. Es könnten das Lebensalter oder auch zusätzliche

Tab. 4.2 Mögliche Dokumentation auf Basis der ICF

Partizipationsebene
Transfer Rollstuhl – Bett selbstständig durchführen können
Aktivitätsebene
• Nach vorn Rutschen im Rollstuhl • Vorsetzen der Beine • Vorneigen des Oberkörpers • **Ausstützen über die Arme** • Umwenden des Oberkörpers ins Bett • …
Funktions- und Strukturebene
• Beweglichkeit der Extension/Retroversion der Schulter 30 Grad • Flexion des Ellenbogens 60–90 Grad • Aktivität M. triceps brachii/Extensoren des Ellenbogens • …

Grunderkrankungen des Patienten eine Rolle spielen. Die psychologische Verfassung und der Antrieb des Patienten haben gleichermaßen einen großen Einfluss auf die Umsetzung des Zieles und die Motivation des Patienten. ◄

4.1.2 Besonderheiten der ICF- Children and Youth

Die Hauptbesonderheit der *Internationalen Klassifikation für Funktion, Behinderung und Gesundheit bei Kindern und Jugendlichen* (engl.: *international classification of function, disability and health for children and youth*) liegt in der schnell ablaufenden Entwicklung und Reifung von Menschen bis zum 18. Lebensjahr. Diese Entwicklung findet zudem in anderen Lebensbereichen als bei Erwachsenen statt, wie beispielsweise in der Kindertagesstätte oder der Schule. Zudem ist die Rolle von Kindern innerhalb der Familie eine andere als die eines Erwachsenen. Neben der kognitiven Entwicklung bildet sich der muskuloskelettale Apparat durch das Wachstum weiter aus, sodass Hilfsmittel etc. öfter angepasst werden müssen. Diese Unterschiede finden vor allem Berücksichtigung im Bereich der Partizipation der ICF-CY gegenüber der klassischen ICF (Hollenweger & Kraus de Carmago, 2017).

4.2   Fazilitation

Dieser Begriff wird in der Behandlung neurologischer Patienten häufig mit der Anbahnung von Bewegungen durch Therapeuten und Therapeutinnen gleichgesetzt. Vielmehr geht es beim Fazilitieren darum, einen Reiz zu verstärken und damit das Outcome, die Bewegung, zu verbessern.

Behandelnde Personen versuchen Bewegungen und Aktivitäten für die Betroffenen überhaupt erst zu ermöglichen. Die Hände der Therapeuten können dabei unerwünschte Bewegungen, sogenannte Ausweichbewegungen oder Kompensationsbewegungen, vermeiden und dadurch ein positives Bewegungserlebnis beim Patienten schaffen (Horst, 2011). Nach Show und Jacobsen (2010) sollten die Hände des Therapeuten so lange am Patienten verbleiben, bis eine Bewegungsantwort erfolgt. In der N.A.P. Therapie können die Hände des Therapeuten dafür genutzt werden, die Biomechanik des Patienten so einzustellen, dass eine Bewegung überhaupt erst möglich ist (Horst, 2022). Man spricht in all diesen Zusammenhängen von Hands- on Therapie.

Orthesen stellen eine Art Fazilitation im Alltag dar. Sie sind im Grunde Werkzeuge, die dem Patienten Input liefern und die Biomechanik günstig beeinflussen. Dies geschieht weit über die Therapie hinaus. Es ist daher wichtig, dass eine Feinabstimmung zwischen den Behandlungsgruppen erfolgt und alle Defizite, wie Muskelschwächen oder Fehlstellungen etc. Berücksichtigung finden und im Rahmen der ICF eingeordnet werden. In Kap. 7 werden wir das Thema Orthopädietechnik weiter vertiefen.

▶ Es ist wichtig, dass bei der Fazilitation der Bewegungsimpuls durch den Patienten ausgelöst wird. Das Bewegungsziel sollte sinnvoll ausgewählt werden. Ein reines Bewegungsführen durch den Therapeuten mit visueller Kontrolle durch den Patienten kann nur zur Bewegungsvorstellung genutzt werden. Anschließend sollten fazilitierte Bewegungen eine Alltagsrelevanz innehaben.

4.3 Training

In den vorangegangenen Kapiteln und Abschnitten wurde die Bedeutung von Aktivität im Sinne der sensomotorischen Verbesserung beschrieben. Gleichwohl wurde herausgestellt, dass ein Training notwendig ist, sodass die Patienten über ausreichend Kraftausdauer und Ausdauerkraft verfügen. Auf der anderen Seite benötigen Betroffene eine ausreichende Zufuhr von Sauerstoff zur Versorgung des Nervensystems. Letztlich zeigen viele Patienten mit neuromotorischen Erkrankungen auch Schmerzproblematiken (Rogan & Taeymans, 2019). Es ist daher von großer Bedeutung, dass den Patienten neben der Behandlung durch den Therapeuten auch die Notwendigkeit des Trainings erläutert wird und sie zu einem aktiven, selbstständigen Ausdauertraining animiert werden.

4.3.1 Trainingsprinzipien und Grundlagen

Kraft und Maximalkraft
Kraft ist eine motorische Grundeigenschaft und physikalische Einheit. Um sich ausreichend zu bewegen, benötigen wir Kraftausdauer und Ausdauer. Die Kraftausdauer beschreibt die Kraft, die gegen eine längere Belastung von den Muskeln aufrechterhalten werden kann. Sie beträgt in der Regel 30–50 % der Maximalkraft (Ehlenz et al., 1991).

Die Maximalkraft wird im Einmalwiederholungsmaximum (EWM) gemessen. Es ist die Kraft, die ein maximales Gewicht unter Aufbringen aller physiologischen und psychischen Kräfte einmal bewältigt werden kann (Thomasits & Haberer, 2008).

Man kann die Kraftausdauer in 3 Bereiche einteilen:

- Maximalkraftausdauer: entspricht über 75 % der Maximalkraft bei statischer oder dynamischer Arbeitsweise
- (submaximale) Kraftausdauer: 75–50 % der Maximalkraft bei dynamischer- und 30 % bei statischer Beanspruchung
- (aerobe-) Kraftausdauer oder auch Ausdauerkraft: 50–30 % der Maximalkraft bei dynamischen Beanspruchungen

Ausdauer

Während der Belastung benötigen unsere Muskeln Adenintriphosphat (ATP), um die Kontraktionen auszulösen. Das ATP ist eine Zusammensetzung aus Zucker und Phosphat und ist die Speicherform für die Energiebereitstellung in unserem Körper. Es entspricht dem Kraftstoff im Auto, welcher den Motor zum Laufen bringt, mit dem Unterschied, dass es nicht in einem Tank gelagert wird, sondern im Motor selbst, also in unseren Muskeln gespeichert ist und hergestellt werden kann. Das ATP wird dabei aus Glukose, also Zucker und mit Hilfe von Sauerstoff in den Mitochondrien der Zellen hergestellt.

Ausdauer beschreibt die Fähigkeit der Muskelzellen unter Belastung ATP zu resynthetisieren.

Ausdauer lässt sich in 2 Unterformen einteilen:

• Anaerobe Ausdauer

Diese Form beschreibt, dass die Energiegewinnung ohne Sauerstoff gelingen muss, da die Zellen nicht genug Sauerstoff bereitstellen können, um den Zucker in Energie umzuwandeln. Dadurch wird ein anderer Vorgang (anaerober Glykolysezyklus) notwendig. Länger als 3 min kann diese Form der Energiebereitstellung nicht durchgeführt werden, da der Prozess dann vom Körper selbst gestoppt wird. Die anaerobe Ausdauer ersetzt nicht die aerobe Ausdauer. Therapeutisch sollte auch die aerobe Ausdauer als Trainingsform eingesetzt werden.

• Aerobe Ausdauer

Diese Ausdauerform ist in 2 Bereiche zu unterteilt:

• Intensiv aerobe Ausdauer

Die Energiebereitstellung wird durch Sauerstoff und Glukose gewährleistet. Die Belastungsintensität ist etwa 65 % der maximalen Ausdauerbelastung.

• Extensiv aerobe Ausdauer

Die Energiebereitstellung wird durch den Abbau von Glukose und Fettsäuren mit Hilfe von Sauerstoff gewährleistet. Es ist die sinnvollste Form des Trainings. Sie entspricht bis zu 60 % der maximalen Ausdauerleistung.

Regelmäßiges Ausdauertraining (auch auf Trainingsgeräten) zeigt positive Effekte sowohl auf Aktivitäts- und Strukturebene als auch auf der Partizipationsebene selbst (Nindorera et al., 2021). Bei neurodegenerativen Erkrankungen konnte ein sehr positiver Effekt auf allen Ebenen gezeigt werden, wenn die Therapieformen in Kombination durchgeführt wurden (Radder et al., 2020).

Zudem konnte in vielen Studien nachgewiesen werden, dass hochintensives Intervalltraining neben der Erhöhung der Leistungsfähigkeit auch zu kognitiven Verbesserungen und zu einer Steigerung des Wohlbefindens der Patienten führten (Leahy et al., 2020).

Zur Bestimmung der maximalen Herzfrequenz und damit zur max. Ausdauerleistungsgrenze gilt häufig die Faustformel: 220- Lebensalter = Maximalpuls. Diese Formel ist sehr ungenau, weshalb sich ein Blick auf zwei andere Berechnungsformeln lohnt:

Nach Sally Edwards:

- Männer : $214 - 0,5$ x Lebensalter $- 0,11x$ Körpergewicht in kg $=$ HF max
- Frauen : $211 - 0,5x$ Lebensalter $- 0,11x$ Körpergewicht in kg $=$ HF max

Beispielrechnung bei einer Frau:

$$211 - 0,5 \text{ x } (40 \text{ Jahre}) - 0,11 \text{ x } 58 \text{ kg } = 185 \text{ HF max}$$

Nach Winfried Spanaus:

- Männer : $223 - 0,9x$ Lebensalter
- Frauen : $226 - 0,9$ x Lebensalter

Beispielrechnung bei einer Frau: $226 - 0,9$ x 40 Jahre $= 190$ HF max

Ein aerobes Training sollte daher bis zu einer Pulsfrequenz von etwa 110 Schlägen umfassen.

Fazit

Ein Training bis zu 60 % der maximalen Ausdauerkraft ist sinnvoll und führt nicht zu einer Übersäuerung der Muskulatur. Man kann aerobes Ausdauertraining mit kurzen, sehr intensiven Intervallen kombinieren (HIT) und dadurch gerade bei Menschen mit neuromotorischen Erkrankungen positive Effekte auf das kognitive Leistungsvermögen und das Wohlbefinden erzielen (Horst, 2022). Zudem schützt ein Ausdauer- und Krafttraining vor weiteren negativen bindegewebigen Veränderungen und schützt das Herz- Kreislaufsystem vor Dekompensationen. Training ersetzt die Therapie bei Menschen mit neuromotorischen Erkrankungen nicht, aber es bietet eine sehr wichtige Ergänzung und schafft unabdingbare Voraussetzungen für motorisches Lernen.

4.3.2 Adaption des Trainings in der Neurologie

Stellen wir uns einen klassischen Ablauf eines Trainings im Fitnessstudio vor: Man startet in der Regel mit einer Erwärmung im Pulsbereich eines Kardiotrainings. Wir setzen das Training mit einem Krafttraining fort, das die Trainer auf unsere individuellen Ziele ausgerichtet haben (Armkraft, schlankerer Bauch etc.). Anschließend folgt erneut eine Ausdauereinheit oder wir beenden das Training mit Dehnungen und einem Cool-Down. Ein Training in Gruppen (z. B. Rehasport) läuft sehr ähnlich ab. Neuroorthopädische Patienten benötigen kein Training, um fitter zu werden oder Muskelpartien klarer zu definieren, sondern schlichtweg, um ihre

Teilhabe am Alltag zu erhöhen. Einen Trainingsplan benötigen sie dennoch. Das Training hierfür in die 3 Abschnitte (Erwärmung, Krafttraining/Ausdauertraining und aktives Dehnen/Cool-Down) einzuteilen, ist sehr sinnvoll. Die Ziele, die auf Körperstrukturebene und Aktivitätsebene im Rahmen der Befunderhebung in den Fokus der Behandlung genommen wurden, sollten sich auch im Trainingsplan wiederfinden. Gerade bei den Zielen auf Körperstrukturebene können diese zusätzlich in mittelfristige- und langfristige Ziele unterteilt werden. Horst (2022) empfiehlt das Training von Patienten mit neuromotorischen Defiziten auf Grundlage der ICF zu planen und zu differenzieren. Kardiovaskuläre Grunderkrankungen können mitursächlich für die zentrale Läsion sein und sollten in der Trainingsgestaltung auf Struktur- und Aktivitätsebene Berücksichtigung finden. Red flags können so durch die Therapeuten detektiert werden (Horst, 2022).

Bei der Gestaltung des Trainingsbereiches in der Praxis sollten Geräte Einzug finden, die den Bedürfnissen von Patienten mit neuromotorischen Erkrankungen gerecht werden. In Abschn. 6.2 werden wir die Gestaltungsmöglichkeiten eines Ganglabors näher beleuchten. So viel sei vorweggenommen: die Ganganalyse lässt sich auch auf einem Laufband durchführen. Für kleinere Therapieeinrichtungen kann ein Laufband daher in zweierlei Hinsicht eine lohnende Investition sein: als Trainingsgerät und als Analysetool. Weiterhin sollte das Behandlungsteam eruieren, welche Trainingsmöglichkeiten im privaten Umfeld möglich sind. Shumway-Cook et al. (2023) halten fest, dass der Effekt eines Trainings nach einem neurologischen Ereignis von sehr vielen Faktoren abhängig ist. Sie führen weiter aus, dass dabei ein hoher Umfang und eine starke Intensität nicht zwingend zum Erfolg und einer verbesserten Plastizität führen.

Neben der Kräftigung der Muskulatur und der Steigerung der kardiopulmonalen Leistungsfähigkeit nehmen die Elastizität der kontraktilen und nichtkontraktilen Strukturen, sowie die allgemeine Beweglichkeit einen hohen Stellenwert des Trainings ein. Zentrale Läsionen, insbesondere Schlaganfälle führen zu einem Verlust der ausreichenden Gehgeschwindigkeit, weshalb auch die Elastizität durch einen Nichtgebrauch verloren geht. Die Skelettmuskulatur muss mehr Energie aufwenden, weshalb Patienten schneller ermüden (Dietz & Ward, 2020). Ein Dehnprogramm, welches der Patient selbstständig durchführen kann, ist von Vorteil. Patienten mit neuromotorischen Erkrankungen und Verletzungen meiden häufig klassische Fitnessstudios. Einerseits spielt Scham dabei eine Rolle, andererseits sind die Studios selten an die Erfordernisse von Menschen mit Einschränkungen angepasst. Dem gegenüber stehen immer mehr Trainer und Therapeuten, die klassische Aktivitäten, wie beispielsweise Yoga auf die Bedürfnisse neuroorthopädischer Patienten adaptieren (Völker et al., 2023).

4.4   Behandlungskonzepte

Unterschiedliche Vorreiter bei der Behandlung neurologischer und orthopädischer Patienten entwickelten und prägten eigene Konzepte. Es sind gerade die manualtherapeutischen Behandlungsansätze von Kaltenborn, Maitland und McKenzie vielen Therapeuten ein Begriff. In der Behandlung neurologischer Patienten sind uns die Behandlungsansätze Bobaths, Vojtas und der propriozeptiven neuromuskulären Fazilitation (PNF) geläufig. Diese Konzepte sind lange vor der Erscheinung dieses Buches entstanden: MT nach Kaltenborn (1960er Jahre), MT nach Maitland (1980er Jahre), MT nach McKenzie (1980er Jahre), Bobath (1940er Jahre), PNF (Anfang der 1950er Jahre) und Vojta (1950–1970er Jahre). Aktuelle Erkenntnisse der Neurowissenschaften führten zu einer Veränderung und Anpassung der Konzepte, wodurch diese nicht auf dem Stand ihrer eigentlichen Entwicklung stehen geblieben sind.

Letztlich gibt es nicht das eine Konzept für den Patienten und es ist der Erfahrung nach auch nicht ein Konzept auf ein Krankheitsbild anpassbar. Vielmehr zeigt die Entwicklung, dass fachübergreifend Konzepte miteinander verknüpft werden. In der Einleitung des Buches wurde der Begriff der *Neuroorthopädie* bereits nach dem Verständnis der Autoren erläutert.

Interner und externer Fokus
Die folgenden Unterabschnitte stellen die gängigsten Behandlungskonzepte der Therapieberufe, insbesondere die der Physiotherapie vor. Die Konzepte unterscheiden sich in ihrer Entstehung und teilweise in ihren Herangehensweisen, nutzen dabei aber häufig die gleichen Grundprinzipien.

Unter internem Fokus versteht man das Durchführen von Einzelbewegungen (Horst, 2022). Der Patient denkt dabei bewusst über die Handlung nach. In Alltagssituationen nutzen wir den internen Fokus für Bewegungen eher untergeordnet. Wir denken nicht darüber nach, welche Einzelbewegungen notwendig sind, um ein Ziel zu erreichen. Gezielte Bewegungskommandos der Therapeuten verstärken den internen Fokus zusätzlich und haben einen negativen Einfluss auf das motorische Lernen (Horst, 2022). Während der Therapiesituation sollten Therapeuten daher eher das Ziel benennen, statt die Bewegung zu erklären.

Folglich bedeutet ein externer Fokus, dass ein Handlungsziel formuliert wird: „Steigen Sie die Treppe hinauf!" Als Feedback für den Patienten können Videos sehr hilfreich sein. Auf diese Weise entwickeln Patienten eigene Strategien das Ziel zu erreichen. Therapeuten können anhand der Videos analysieren und ableiten, welche Strukturen die Bewegungsausführung behindern und sich andere Handlungen des Alltags auswählen, um die Strukturen zu aktivieren. Daneben können sie mit Hands-On-Techniken versuchen die Strukturen positiv zu beeinflussen.

4.4.1 Die N.A.P. Therapie (neuroorthopädische aktivitätsabhängige Plastizität)

Die Brücke zwischen der Orthopädie und der Neurologie ist das Kernmerkmal der von Renata Horst entwickelten Therapie. Die gebürtige Hamburgerin, die in den vereinigten Staaten großgeworden ist, beschäftigt sich seit ihrem Studium in den USA mit dem motorischen Lernen. Sie ist Instruktorin für PNF und Manuelle

Therapie. Darüber hinaus absolvierte sie ein Masterstudium in der neurologischen Rehabilitation. Die manualtherapeutische Ausbildung hat sie bei Kaltenborn und Evjenth aus Norwegen absolviert.

Es verwundert daher nicht, dass sie ihren Teilnehmern bei der N.A.P.-Therapie vermittelt, wie man manualtherapeutische Techniken mit neurologischem Wissen verknüpft, um für Patienten motorische Strategien für den Alltag zu gestalten. Körperstrukturen werden für ihre Funktionen, die sie in den Aktivitäten der Alltagshandlungen erfüllen müssen, durch das Üben innerhalb von Alltagshandlungen spezifisch beeinflusst. Der Patient soll ermutigt und befähigt werden zu handeln, statt behandelt zu werden. Die Hände des Behandlers werden eingesetzt, um die bestmögliche biomechanische Situation herzustellen und dem Patienten damit eine Aktivität zu ermöglichen bzw. Erfahrungen in ihrer Handlungsorganisation zu sammeln (Horst, 2022) (s. Abb. 4.3).

Die Behandlungsmethoden orientieren sich an den Potenzialen und Bedürfnissen der Patienten. Sie ermöglichen es ihnen, durch die gezielte Gestaltung der Therapiesituation und die spezifische Anwendung der Inpusysteme, die Bewegungen, die erlernt werden sollen, in sinnvolle Handlungen zu integrieren (Jung & Hager, 2023).

Insbesondere bei der Betrachtung und Behandlung des Ganges sieht sie die Bedeutsamkeit des gesamten menschlichen Körpers und seiner Aufgabe sich gegen die Schwerkraft zu behaupten, um in Interaktion mit seiner Umwelt treten zu können.

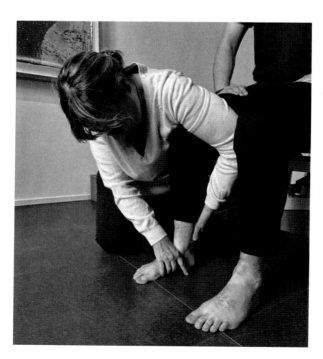

Abb. 4.3 Inversionsmobilisation des Talus innerhalb der Aktivität des Aufstehens durch Renata Horst

Sowohl in der Befundung als auch in der Therapie werden Körperstrukturen in den Funktionen beurteilt und trainiert. Dabei werden die oberen Extremitäten und die Kopfhaltung, sowie die Zahnstellung einbezogen. Vor allem sollten, ihrer Meinung nach, die Koordination der Systeme für Gleichgewicht und psycho-emotionale Aspekte der motorischen Kontrolle - neben den peripheren biomechanischen Voraussetzungen zur Erhaltung der posturalen Kontrolle - berücksichtigt werden. Durch Druck und Zug auf entsprechende Strukturen erhöht der Therapeut die Propriozeption des Patienten und fördert damit die unbewusste Wahrnehmung der Schwerkraftsituation.

Darüber hinaus hat sie den Gang nach Behandlungsschwerpunkten klassifiziert. So unterteilt Horst den Gang in 3 Standbein- und 2 Spielbeinphasen (Tab. 4.3):

4.4.2 Das Programm *Gehen Verstehen*

Eine adäquate Untersuchung ist in allen medizinischen Bereichen die Grundvoraussetzung für eine optimale Behandlung von Patienten. Diese Untersuchung darf jedoch nicht am Behandlungstisch enden, sondern muss insbesondere bei Gang- und Bewegungsstörungen während der Bewegung systematisch durchgeführt werden.

Im Programm *Gehen Verstehen* geht es darum, die Hauptursachen der biomechanischen Gangdysfunktionen zu erkennen und dabei nicht nur das Symptom, sondern gezielt die Ursache zu behandeln. Die Wiedererlangung der Alltagsfähigkeit und der Wunsch der Patienten werden durch die interprofessionelle, medizinische Bewegungsdiagnostik und darauf abgestimmte individuelle Interventionen im Programm *Gehen Verstehen* sichergestellt und stehen dabei im Vordergrund.

Kirsten Götz-Neumann, Physiotherapeutin und Präsidentin der Observational Gait Instructor Group (O.G.I.G.), hat mit über 38 Jahren Berufserfahrung im neuroorthopädischen und neuropädiatrischen Bereich sowie über klinische Forschungen in den USA und Japan, zusammen mit der O.G.I.G., einer internationalen Expertengruppe aus Medizinern, Biomechanikern und physiotherapeutischen Wissenschaftlern, ein auf Evidenz basierendes, exzellentes Gangrehabilitationsprogramm entwickelt, das auch international als *State of The Art* in der Gangrehabilitation gilt. Zusammen mit ihrer Mentorin, Frau Prof. Dr. Jacquelin Perry, welche unter anderem die Grundlagenforschung und Pionierarbeit der Ganganalyse lieferte, hat sie diese weitergeführt. Mit ihrer ganzheitlichen Betrachtung des Patienten entstand, zusammen mit der O.G.I.G., ein Diagnose-

Tab. 4.3 Die N.A.P.- Gangklassifikation

Standbeinphasen			Spielbeinphasen	
Digiti- Kontakt (DK)	Konzentrische Vertikalisierung (KV)	Exzentrische Stabilisierung (ES)	Digiti- Push (DP)	Vorwärts- beschleunigung (VB)

und darauf aufbauendes evidenzbasiertes Behandlungsprogramm. Die Grundlage bildet dabei das *Rancho los Amigos System* von Perry, welches Götz-Neumann weiterentwickelte und durch ihr bereits in mehreren Sprachen übersetztes Buch *Gehen Verstehen* sowie durch die gleichnamige Fortbildungsreihe national und international zugänglich macht.

Es geht Götz-Neumann vor allem auch um eine gesellschaftliche Akzeptanz von Menschen mit Herausforderungen und um deren Würde bei der Untersuchung und Behandlung (Götz-Neumann et al., 2020; Meyer, 2019). Aus diesem Grund basiert das Programm *Gehen Verstehen* auf dem Ethik-Kodex. Dieser übernimmt vollständig die Inhalte der Kodex des World Confederation of Physical Therapy (WCPT) und der European Confederation of Physical Therapy (ECPT) in Anlehnung an die American Physical Therapy Association und geht darüber hinaus auf die Notwendigkeit der Anwendungsmöglichkeiten des 21. Jahrhunderts ein. Es ist das einzige Programm, welches einen Ethik-Kodex veröffentlicht hat, um gehbehinderten Menschen effektive Hilfe zu bieten.

Ärzte, Therapeuten, Orthopädietechniker, Orthopädieschuhtechniker und Sportwissenschaftler, welche die Ausbildung bei Götz-Neumann absolvieren, werden nach erfolgreichem Abschluss *Practitioner* für Gangdiagnostik und Therapie und sind befähigt, das Programm in ihren Einrichtungen nach den Leitlinien von Götz-Neumann umzusetzen. Die Inhalte des Ethik-Kodex sind dabei Leitlinie für die Practitioner und schaffen Rahmenbedingungen für die Gang- und Bewegungsanalyse zur Bewegungsrehabilitation betroffener Menschen (Meyer, 2019).

Dabei werden im Programm klare Anwendungshandlungen im Rahmen des Ethik-Kodex beschrieben. Diese sind u.a.:

- Identität
- Evidenz
- Langfristigkeit
- Patientensicherheit
- Effektivität
- Patientenfokus
- Effizienz
- Rechtzeitigkeit
- Gleichberechtigung

4.4.3 Propriozeptive Neuromuskuläre Fazilitation (PNF)

Ende der 1940er und Anfang der 1950er Jahre entwickelten Herman Kabat, Magaret Knott und Dorothy Voss das dreidimensionale Behandlungskonzept PNF, welches sich heute an die 3 Therapieberufsgruppen richtet. Das Konzept stützte sich zu seiner Zeit auf die neurophysiologischen Grundlagen von Charles Sherrington.

Ziel der Behandlung nach PNF ist eine Aktivierung von Bewegungen durch den Stimulus des Therapeuten. Daraus resultiert eine positive Bewegungserfahrung, die den Patienten motiviert. Ein Kern der Behandlung nach PNF ist diese positive

Vorgehensweise (Horst, 2011). Dieses Konzept entwickelte sich stetig weiter. Therapeuten transformieren heute die erreichten Bewegungserfolge in die Alltagshandlungen der Patienten. Die Ausgangstellungen des Patienten sind dabei vielfältig. Die Therapeuten versuchen die Willkürmotorik in den Einklang mit der Reflexintegration zu bringen. Sie nutzen hierfür schnelle Bewegungsabläufe und eine Vielzahl von Wiederholungen.

Das Behandlungskonzept stützt sich auf mehrere Grundprinzipien (Buck et al., 2005):

- Optimaler Widerstand
- Irradiation und Verstärkung
- Taktiler Stimulus (manueller Kontakt)
- Körperstellung und Körpermechanik
- Verbaler Stimulus (Kommando)
- Visueller Stimulus
- Traktion und Approximation
- Stretch
- Timing
- PNF- Patterns

Die Fazilitation des Therapeuten soll dem Patienten eine Erleichterung der Bewegung ermöglichen und einen positiven Effekt auf die Bewältigung der sensomotorischen Aufgaben im Alltag haben (Horst, 2011).

4.4.4 Bobath

Die Ursprünge des von Karel und Berta Bobath entwickelten Konzeptes liegen in den 1940er Jahren und entstammen der Beobachtung und ersten Behandlungsversuchen eines Schlaganfallpatienten. In den 1950er Jahren gründete die Physiotherapeutin Berta Bobath Therapiezentren, die sich mit der Behandlung von cerebralgeschädigten Kindern und Erwachsenen beschäftigten. Die Einbeziehung des Alltags in die Behandlung und die Beobachtung der Potenziale, sowie der Fokus auf die Interdisziplinarität waren stets Grundstein und Antrieb der Eheleute und Begründer des Bobath-Konzeptes. Während sich Berta Bobath auf Beobachtung und Behandlung konzentrierte, forschte ihr Ehemann Karel, der Mediziner war, an den wissenschaftlichen Erklärungsmodellen für die gewonnenen Erkenntnisse seiner Frau (Gjelsvik, 2012).

Das Bobath- Konzept war in stetiger Anpassung und Weiterentwicklung und wurde noch zu Lebzeiten der Begründer als 24-h-Konzept verstanden und etabliert. Neben der klassischen Behandlung durch Therapeuten, finden auch die Pflege und Angehörige in der Gesamtplanung und Betreuung der Betroffenen Berücksichtigung. Die Qualität der Aus- und Weiterbildung wird von der International Bobath Instructors Training Association (IBITA) bewahrt.

Bei der Behandlung nach dem Bobath- Konzept gilt es aufgabenorientierte Aktivitäten zu finden, die das motorische Lernen fördern. Ähnlich anderen

Konzepten werden die Potenziale der Patienten und ihr Alltag miteinbezogen. Ebenfalls wird berücksichtigt, welche Limitierungen die neuromotorischen Erkrankungen verursachen. Während bis in die 1990er Jahre hinein Bobath-Therapeuten viel an rumpfnahen Schlüsselpunkten, wie dem Kreuz- oder dem Darmbein mit Hands-on-Techniken arbeiteten, entwickelte sich das Konzept weiter und der Therapeut wählt sehr bewusst die Momente aus, bei der seine Hände am Patienten von Nutzen sind (Bock et al., 2021).

Therapieberufe, insbesondere die Physiotherapeuten, benötigen für die Abrechnung der Heilmittelposition „KG-ZNS (Bobath)" für Erwachsene eine zertifizierte Bobath-Weiterbildung, die in der Regel rund 15 Fortbildungstage (140 Fortbildungspunkte) umfasst und von der IBITA anerkannt sein muss. Zur Behandlung von Kindern ist eine noch speziellere Weiterbildung notwendig. Deutlich kürzere Kurse und Seminare werden auch für andere Therapieberufe und die Pflege angeboten.

4.4.5   Vojta

Der Kinderneurologe Václav Vojta entwickelte in den 1960er das nach ihm benannte Konzept. In der Vojta-Therapie nutzt der Therapeut funktionierende Nervenbahnen, um mit bestimmten Druckpunkten Reflexe auslösen, um Reflexantworten in Form von Bewegungen zu erzielen. Weiterhin orientiert sich das Konzept an der idealmotorischen Entwicklung und bezieht diese Ausgangsstellungen in die Behandlung ein, wie beispielsweise die Bauchlage mit Stütz, das Kriechen und Bewegungsübergänge. Die Therapeuten fördern durch ihre Techniken die Reflexlokomotion (Vojta & Peters, 2018).

Im Gegensatz zu anderen Behandlungskonzepten steht beim Vojta-Konzept nicht das Erlernen und Trainieren von Bewegungen und Alltagshandlungen im Vordergrund, sondern es wird der Zugriff des Patienten auf das zentrale Nervensystem erarbeitet. Hierbei ist zu beachten, dass das Vojta- Konzept keinesfalls allein auf die Behandlung von Kindern und Säuglingen abzielt, sondern auch in der Erwachsenenbehandlung Anwendung findet. Positive Effekte der Methode sind gerade im Hinblick auf Haltungsasymmetrien und der Verbesserung der Atemleistung nachgewiesen (Jung et al., 2017; Nezhad et al., 2023).

Ähnlich, wie beim Bobath- Konzept und bei der Behandlung nach PNF benötigen (Physio-) Therapeuten eine Zusatzqualifikation, die sie durch eine mehrwöchige Weiterbildung erlangen können, um mit den gesetzlichen Krankenversicherungen im ambulanten Bereich abrechnen zu dürfen. Eine spezialisierte Vertiefung der Methode zur Behandlung von Kindern und Säuglingen ist ebenfalls möglich. Die Weiterbildungen richten sich gleichermaßen an Ärzte, welche die Methode auch zu diagnostischen Zwecken nutzen.

Fazit

Eine schmerzhafte Blase am Fuß, eingeschränktes Sehen, ein dicker Skistiefel am Bein oder müde Beine nach einem langen Lauf beeinflussen nichtbetroffene Menschen beim Gehen erheblich und waren Beispiele der letzten zwei Kapitel- und sind Inhalt der folgenden Abschnitte. Oft haben unsere Patienten mit all diesen Problemen gleichzeitig zu kämpfen, wenn Sie aufgrund einer neuroorthopädischen Grunderkrankung zu uns kommen.

4.5 Die Newtonschen Gesetze

Jeder von uns Menschen ist nüchtern betrachtet Masse. Durch die besonderen Gegebenheiten auf unserem Planeten wird diese zu Boden gezogen. Somit üben wir mit unserer Masse eine Kraft auf den Boden aus (Gewichtskraft). Am einfachsten zu erklären, ist es wohl mit einer klassischen Waage. Begebe ich mich mit meiner Masse auf eine Waage, wird die Gewichtskraft, mit der ich auf den Boden wirke, messbar. Jeder wird nun denken, dass es doch völlig logisch ist, dies gilt jedoch nur auf der Erde. Im Weltall mit abnehmender Schwerkraft haben wir zwar noch die gleiche Masse, jedoch wird die Kraft, die wir auf den Boden ausüben, geringer. Würden wir das Gleiche also auf dem Mond machen, würden wir mit der gleichen Masse weniger Kraft auf die Waage bringen (Biel, 2016). Hierbei ist zu beachten, dass die Waage ein Gewicht misst, die gemessene Kraft jedoch in Newton angegeben wird (1 kg $\triangleq$ 9,8 Newton).

Trägheit
Das Wort Trägheit in dem ersten der Newtonschen Gesetze besagt im Grunde, dass unsere Masse am liebsten in dem Zustand bleibt, in dem sie sich gerade befindet. Stellen wir uns einen Ball vor, der auf dem Rasen liegt. Ohne äußere Einflüsse wirkt selbst dieses Sportgerät träge, denn der Ball wird sich ohne eine äußere Kraft, die auf ihn einwirkt, nicht bewegen. Kommt der Ball jedoch durch einen Tritt ins Rollen, dann ist es schwer ihn wieder zu stoppen.

Beschleunigung
Dass sich der Ball überhaupt bewegen lässt, liegt daran, dass die einwirkende Kraft (Tritt gegen den Ball) so groß ist, dass sich die Masse des Balles in Bewegung setzt. Er nimmt Geschwindigkeit auf, dies beschreibt das zweite newtonsche Gesetz: die Beschleunigung. Hierbei ist es wichtig, dass die Kraft, die auf den Ball einwirkt, groß genug ist, die Masse des Balles in Bewegung zu setzen. Wenn wir uns an den Sportunterricht in der Schule erinnern und der Ball ein schwerer Medizinball ist, haben wir sofort eine Vorstellung davon, wie sich das Masse-Kraft-Verhältnis verändern würde.

Aktion gleich Reaktion

Aber zurück zu unserem Ball, der immer noch in Bewegung ist und auf eine Hauswand zurollt. Das dritte Gesetz von Newton besagt, dass die Aktion eines Objektes eine gleichgroße Reaktion des anderen Objektes in entgegengesetzter Richtung hervorruft. Diese Gesetzmäßigkeit zeigt sich, wenn der geschossene Ball auf die Hauswand trifft. Die Kraft des Balles wird entgegengesetzt zurück in den Ball gegeben, sodass dieser abprallt und zurückrollt. Die Wand würde hierbei nicht in Bewegung versetzt werden, weil sie eine deutlich höhere Masse besitzt.

4.6   Statik und Dynamik

Statik und *Dynamik* sind Begriffe, die den Zustand eines Körpers beschreiben. Statik steht hierbei für einen ruhigen oder nahezu ruhigen Zustand. Im Gegensatz dazu ist der Körper bei der Dynamik in Bewegung versetzt. Um bei dem Beispiel mit dem Ball zu bleiben: Der ruhende Ball ist in einem statischen Zustand. Durch den Schuss wurde er in einen dynamischen Zustand versetzt.

4.7   Kinematik und Kinetik

Bei einem bewegten, dynamischen Zustand eines Körpers können die Bewegungen dieses Körpers beschrieben werden. Der Ball, den wir durch einen Tritt in Bewegung versetzt haben, kann sich durch einen solchen Schuss leicht verformen. Er wird beginnen sich zu drehen und seine Position verändern. Unter *Kinematik* versteht man die Analyse all dieser Beobachtungen, während sich die *Kinetik* mit den wirkenden Kräften beschäftigt, die diese Veränderungen hervorruft (Biel, 2016).

Fazit

All die Grundlagen, die in diesem Kapitel bisher beschrieben wurden, schärfen unser biomechanisches Verständnis. Zusammen mit den anatomischen und physiologischen Grundlagen werden selbstverständliche Bewegungen zur Bewegungswissenschaft. Eine besondere Form der Bewegungswissenschaft ist die Ganganalyse (Kap. 6).

4.8   Bodenreaktionskraft und Masseschwerpunkt

Haben wir den Ball bisher als einfaches Objekt zur Erklärung der Masse genutzt, um uns einen Überblick über seine physikalischen Grundlagen zu verschaffen, sind die mechanischen Möglichkeiten im menschlichen Körper doch um einiges

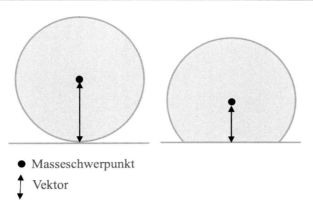

● Masseschwerpunkt

↕ Vektor

Abb. 4.4 Bodenreaktionskraft, dargestellt am Beispiel eines Balles

umfangreicher. Zur Erklärung der Bodenreaktionskraft und des Masseschwerpunktes können wir jedoch weiter auf dieses Beispiel zurückgreifen, bevor wir beginnen alles auf den menschlichen Körper zu projizieren.

Jeder Körper hat einen Masseschwerpunkt. Dieser muss nicht zwingend von seiner Form abhängig sein, sondern wird von der Verteilung seiner Masse beeinflusst. Ausgehend von unserem Ball ist der Schwerpunkt in der Mitte. Von hier aus drückt seine Masse auf den Fußboden und die gleiche Kraft wirkt sich entgegengesetzt auch auf den Ball aus (Aktion gleich Reaktion). Die in den Ball zurückfließende Kraft bezeichnet man als *Bodenreaktionskraft*. Diese wäre noch einfacher zu beobachten, wenn zu wenig Luft im Ball wäre. Dann würde sich die äußere Hülle, die mit dem Boden Kontakt hat, in Richtung Mitte verformen (s. Abb. 4.4). Auch wenn wir für die Veranschaulichung der auf den Boden wirkenden Gewichtskraft bisher das Beispiel einer Waage verwendet haben, würde die Bodenreaktionskraft hier mit einer entsprechenden Kraftmessplatte ermittelt werden. Solche Systeme zeigen die Richtung und Stärke der entgegengesetzten Kraft in Form einer Linie an (s. Abschn. 6.1). Hierbei spricht man von der *Bodenreaktionskraftline* (Vektor).

4.9 Drehmomente

Wie kommt es zu einem Drehmoment?
Versuchen wir zwei pralle Bälle aufeinander zu stapeln und von oben mit leichtem Druck zu stabilisieren, braucht es nicht viel Fantasie, sich vorstellen zu können, dass es ein sehr instabiles Konstrukt darstellt. Der Punkt, an dem sich beide Bälle treffen, ist die Position, durch den die Bodenreaktionskraftlinie verläuft. Die Mittelpunkte beider Bälle stellen die Drehpunkte dar, um den sich jeder der Bälle

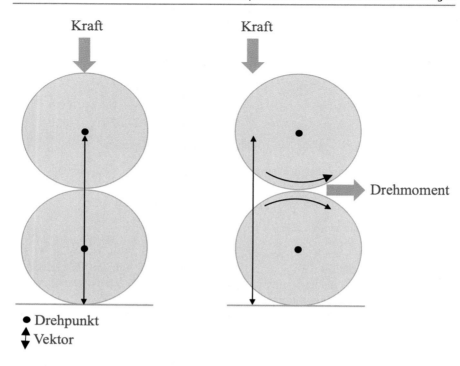

Abb. 4.5 Darstellung des Drehmomentes am Beispiel von zwei Bällen

dreht. Solange es uns gelingt, die Kraft genau über den Drehpunkten zu halten, wird es uns auch gelingen, die Bälle in Balance zu halten. Sobald sich jedoch der Masseschwerpunkt verändert, indem wir an einer anderen Stelle versuchen zu stabilisieren, verläuft die Bodenreaktionskraft außerhalb des Mittelpunktes der Bälle und ein Drehmoment wird erzeugt. Die Bälle rollen unter unserer Hand weg. Je nachdem wohin sich der Vektor in Bezug zu dem Drehpunkt bewegt, wird die Richtung des Drehmomentes bestimmt (s. Abb. 4.5).

4.9.1 Von zwei Bällen zum Gelenk

Beginnen wir nun die bisherigen Inhalte auf den menschlichen Körper zu übertragen. In der Abb. 4.5 wurde dargestellt, wie durch die Positionsveränderung des Masseschwerpunktes ein Drehmoment entsteht. Einem Gelenk, wie wir es bei uns im Bewegungsapparat finden, gleicht diese Darstellung bisher aber noch nicht. Lassen wir den oberen Ball (Kugel) bestehen und formen aus dem unteren eine Art Schale (Pfanne), kommt sie der einen oder anderen gelenkartigen Verbindung schon näher (s. Abb. 4.6). Durch diese Formveränderung gewinnt die Konstruktion

Abb. 4.6 Bewegliche
Verbindung aus Kugel und
Pfanne

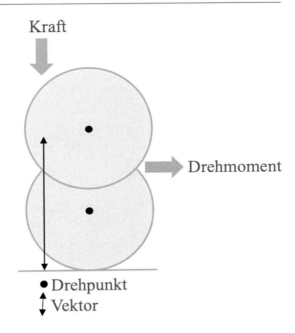

Abb. 4.6 Bewegliche Verbindung aus Kugel und Pfanne

schon deutlich an Stabilität. Während uns die zuvor noch aufeinander stehenden Bälle sofort weggerollt wären, haben wir mit der neuen Zusammenstellung mehr Führung als vorher. Durch die zusätzliche Stabilität und Führung kommt die Frage auf, wie sich die Gelenkpartner nun miteinander bewegen. Ein einfaches Rollen wie zuvor erscheint durch die schalenartige Form nicht mehr möglich zu sein. Stellen wir uns in Abb. 4.6 eine Bewegung der Körper vor, so wären Bewegungen um die eigenen Bewegungsachsen mechanisch nur noch eingeschränkt möglich. Während sich der oben liegende Ball noch um seinen eigenen Drehpunkt bewegen könnte, wäre die Rotation der Schale um ihren eigenen Drehpunkt nicht mehr möglich. Demnach erscheint eine gemeinsame Drehachse erforderlich, um ein funktionelles Gelenk zu erhalten (s. Abb. 4.7). Mit dem gemeinsamen Drehpunkt wächst auch die Komplexität dieser Verbindung. Sind die beiden aufeinander gestellten Bälle zusammen noch weggerollt, so wird aus diesen beiden, teilweise neu geformten, Einzelteilen eine Verbindung, die mehr und mehr miteinander interagiert. Um einer anatomischen Struktur optisch noch näher zu kommen, ergänzen wir das Modell mit einer Verlängerung an der oberen Kugel, die an einen fortlaufenden Knochen erinnert.

Im Abschn. 4.7 wurde bereits beschrieben, was unter *Kinematik* zu verstehen ist. Die Kinematik lässt sich jetzt noch weiter differenzieren. Man spricht von *Osteokinematik*, wenn Bewegungen von Objekten im Raum sichtbar werden. An den Stellen, an denen sich die Bälle berühren, finden Interaktionen zwischen den Flächen statt. Diese kleinen, nicht ersichtlichen Bewegungen zwischen den

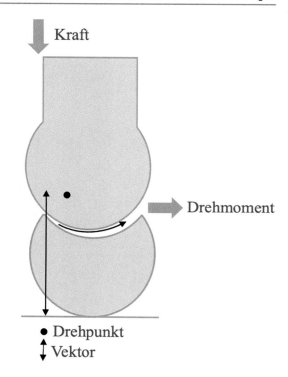

Flächen, werden unter dem Begriff *Arthrokinematik* zusammengefasst (Wappelhorst et al., 2020).

Für eine gezielte Mobilisation oder Unterstützungen durch Hilfsmittel am ske-
lettalen System ist ein grober Überblick in die intraartikulären Mechaniken sinnvoll. Beim Menschen bestehen diese in den meisten Fällen aus einem Rollgleiten
– einer Kombinationsbewegung aus Rollen und Gleiten.

In dem vereinfachten Beispiel aus Kugel und Pfanne (Abb. 4.7) lässt sich erkennen, dass die Kugel auf den linken Pfannenrand rollt, während sich der Spalt
auf der rechten Seite vergrößert. Wenn die Kugel immer weiter rollt, würde sie
irgendwann die Pfanne verlassen (s. Abb. 4.8, Bild A). Wenn die Kugel nur auf
der Stelle gleitet, würde die Bewegung schnell an ihr Limit gelangen. Ein Kontakt
am Rand der Pfanne ließe sich nicht vermeiden (s. Abb. 4.8, Bild B). Um sowohl
Variante A (Luxation) als auch Variante B (knöcherner Anschlag) zu verhindern,
sind weitere anatomische Strukturen wichtig. Wie weit die Kugel rollt oder wieviel
sie gleitet, könnte mit bandhaften Verbindungen kontrolliert werden. Sogar eine
Limitierung von nicht gewünschten Bewegungsrichtungen könnte erzielt werden,
um ein funktionelles Gelenk zu erhalten (Biel, 2016).

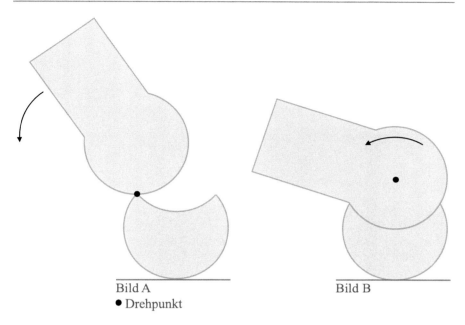

Bild A   Bild B
● Drehpunkt

Abb. 4.8 Arthrokinematische Bewegungen am Beispiel von Kugel und Pfanne A: Rollen, B: Gleiten

4.9.2 Die Drehmomente in unserem Bewegungsapparat

In der Betrachtung unseres gesamten Körpers hat Götz-Neumann (2011) die Bestandteile in zwei Funktionsabschnitte zusammengefasst. Becken und Beine bezeichnet sie als *Lokomotor*. Das Becken als zentrale Steuereinheit bildet mit dem Oberkörper, also mit dem Rumpf, den Armen und dem Kopf gleichzeitig, den sogenannten *Passagier*. Weiterhin beschreibt Götz-Neumann den Schwerpunkt des Oberkörpers vor der Wirbelsäule im unteren Drittel der Brustwirbelsäule. Dabei macht der Passagier mehr als zwei Drittel unserer gesamten Masse aus. Alle Bestandteile unseres Körpers folgen der Erdanziehung und haben den Drang zu Boden zu fallen. Die dadurch entstehende Kraft wirkt auf jeden unter ihm liegenden Körperabschnitt und wird durch den Körpervektor angezeigt. Dieser Körpervektor positioniert sich, je nachdem wie der Schwerpunkt unseres Passagiers über dem Lokomotor ausgerichtet ist.

Das bedeutet, dass wir einiges an Masse ausbalancieren müssen, um zunächst so wenig Drehmomente wie möglich auszulösen. Erinnern wir uns an die beiden aufeinander gestellten Bälle. Gleiches muss unser Körper jeden Tag leisten, wenn wir aufrecht stehen. Nur sind es eben nicht nur die beiden Bälle aus unserem bisherigen Beispiel. Wir können uns somit ungefähr vorstellen, welch einem Balanceakt unser Körper täglich ausgesetzt ist. Immerhin haben wir weitaus mehr

Abb. 4.9 Aufrechtes
Skelett mit Körpervektor und
Detailaufnahme Kniegelenk
(K = Kraft, D = Drehmoment)

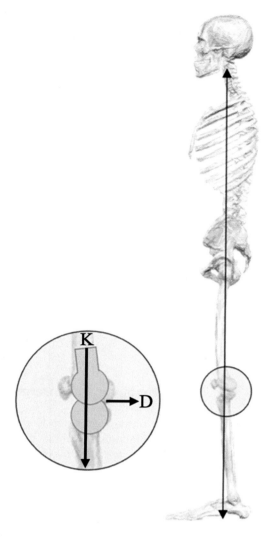

als nur ein Gelenk unter Kontrolle zu bringen. Es sollte dabei auch klar werden, welche Rolle die Positionierung des Oberkörpers spielt, ist sie doch maßgeblich für die Drehmomente des Lokomotors verantwortlich.

Beim aufrechtstehenden Menschen verläuft der Vektor ungefähr vom Ohr ausgehend senkrecht nach unten, kurz vor dem vierten Lendenwirbel vorbei, weiter knapp hinter dem Hüftgelenk vor das Knie, und von dort bis vor das Sprunggelenk (Götz-Neumann, 2011). Wenn wir die Abb. 4.9 betrachten und für jedes Gelenk überlegen, welche Bewegungen initiiert werden, dann können wir die Drehmomente jedes Gelenkes ableiten. Als Hilfe dient uns weiterhin die schematische Darstellung der beiden Bälle aus den Abb. 4.6 und 4.7.

Im Knie- und Hüftgelenk wird ein Extensionsdrehmoment erzeugt. Im Fuß entsteht ein Drehmoment in Dorsalextension.

Abhängig von der Gangphase und der dabei vorherrschenden Position des Oberkörpers entstehen die entsprechenden Drehmomente in den Gelenken. Um diese einwirkenden Kräfte bändigen zu können, bedient sich der menschliche Körper Kräften, die den Drehmomenten entgegenwirken. Muskeln und Bänder sorgen für die benötigte Kontrolle und Stabilität.

Die Grundlagen der Drehmomente, die in Abb. 4.6 dargestellt werden, zeigen die Anforderungen, die in der Sagittalebene wirken. Die Bewegungen finden somit um die Transversalachse statt und sind entsprechend Flexion und Extension. Drehmomente beschränken sich natürlich nicht nur auf diese Ebene und die dazugehörige Achse. In der Transversalebene und in der Frontalebene wirken diese Kräfte ebenso. In der Transversalebene und somit auf der Longitudinalachse sind es Innen- und Außenrotation und in der Frontalebene auf der Sagittalachse sind es Abduktion und Adduktion.

▶ Eine Hilfestellung für das Verständnis der Drehmomente kann folgende Vorstellung bieten: Der Vektor ist ein Seil, dass am Fuß angebracht ist. Wenn wir in den Darstellungen der Gangphasen (Abb. 6.18) an dem Seil ziehen würden, in welche Richtung würden sich die Gelenke bewegen? Unser Körper „wird bewegt" (externe Drehmomente) und kann dazu eine Gegenkraft bieten (interne Drehmomente). Zu diesen internen Drehmomenten zählen alle Strukturen (z. B. Muskeln, Sehnen, Kapsel- und Bandapparat), die den externen Kräften Widerstand leisten können. Stellen wir uns auf die Zehenspitzen und können diese Position nach einer bestimmten Zeit nicht mehr halten, verändern sich die Kraftverhältnisse der externen und internen Drehmomente und unsere Fersen gehen zu Boden.

Literatur

Biel, A. (2016). *Trail Guide – Bewegung und Biomechanik* (1. Aufl.). Dr. Kölster Verlags-GmbH, 12107.

Bock, F., Foerster-Tschöpe, I., Aarts, P. (2021). *Therapie und Hilfsmittelversorgung bei Hauptproblem Stützen und Greifen*. In: Strobl, W.M., Abel, C., Pitz, E., Schikora, N. (eds) Therapeutisches Arbeiten in der Neuroorthopädie. Springer.

Buck, M., Beckers, D., & Adler, S. S. (2005). *PNF in der Praxis – Eine Anleitung in Bildern* (5. Aufl.). Springer. ISBN: 10: 3-540-23545-0.

Dietz, V., & Ward, N. S. (2020). *The Oxford textbook of neurorehabilitation* (2. Aufl.). Oxford Press.

Ehlenz, H., Grosser, M., & Zimmermann, E. (1991). *Krafttraining: Grundlagen, Methoden, Übungen, Leistungssteuerung, Trainingsprogramme.*

Gjelsvik, B. B. (2012). Die Bobaththerapie in der Erwachsenenneurologie. Georg Thieme Verlag KG. ISBN: 978-3-13-144782-1.

Götz-Neumann, K. (2011). *Gehen verstehen: Ganganalyse in der Physiotherapie* (3. Aufl.). Georg Thieme Verlag.

Götz-Neumann, K., Klein, P., & Kilk, D. (2020). Differentialdiagnostische Ganganalyse als Basis einer transdisziplinären Therapie bei einer Patientin mit Chikungunya-Virus – Eine Einzelfallstudie. *Orthopädie Technik,* 50–59.

Hollenweger, J., & Kraus de Carmago, O. (2017). *Internationale Klassifikation der Funktionsfähigkeit, Behinderung und Gesundheit bei Kindern und Jugendlichen* (S. 35). Hans Huber Verlag. https://doi.org/10.1024/85812-000.

Horst, R. (2005). *Motorisches Strategietraining und PNF.* Georg Thieme Verlag, ISBN: 3-13-129291-1.

Horst, R. (2011). *N.A.P. – Neuroorthopädische Therapie* (1. Aufl.). Georg Thieme Verlag KG. ISBN: 978-3-13-146881-9.

Horst, R. (2022). *N.A.P. – Neuroorthopädische Therapie* (2. Aufl.). Georg Thieme Verlag.

Jung, M. W., Landenberger, M., Jung, T., Lindenthal, T., & Philippi, H. (2017). Vojta therapy and neurodevelopmental treatment in children with infantile postural asymmetry: A randomised controlled trial. *Journal of Physical Therapy Science, 29*(2), 301–306.

Jung, M., & Hager, M. (2023). *Fallbuch Physiotherapie: Pädiatrie.* Elsevier Verlag.

Knoche, T. (2022). *Grundlagen SGB IX: Rehabilitation und Teilhaben von Menschen mit Behinderungen.* Walhalla Fachverlag.

Leahy, A. A., Mavilidi, M. F., Smith, J. J., Hillman, C. H., Eather, N., Barker, D., & Lubans, D. R. (2020). Review of high-intensity interval training for cognitive and mental health in youth. *Medicine & Science in Sports & Exercise, 52*(10), 2224–2234.

Meyer, M. (2019). *Grundlagen der Neuroorthopädie bei Cerebralparese: Sensomotorik, Therapie, Psychodynamik, Indikationen.* Universitätsverlag Winter GmbH, Heidelberg.

Nezhad, F. F., Daryabor, A., Abedi, M., & Smith, J. H. (2023). Effect of dynamic neuromuscular stabilization and Vojta therapy on respiratory complications in neuromuscular diseases: A literature review. *Journal of Chiropractic Medicine, 22*(3), 212–221. ISSN 1556-3707.

Nindorera, F., Nduwimana, I., Thonnard, J. L., & Kossi, O. (2021). Effectiveness of walking training on balance, motor functions, activity, participation and quality of life in people with chronic stroke: A systematic review with meta-analysis and meta-regression of recent randomized controlled trials. *Disability and Rehabilitation, 44*(15), 3760–3771. https://doi.org/10.1080/09638288.2021.1894247

Radder, D. L. M., De Lima, A. L. S., Domingos, J., Keus, S., Van Nimwegen, M., Bloem, B. R., & De Vries, N. M. (2020). Physiotherapy in Parkinson's disease: A meta-analysis of present treatment modalities. *Neurorehabilitation and Neural Repair, 34*(10), 871–880. https://doi.org/10.1177/1545968320952799

Rogan, S., & Taeymans, J. (2019). Sport hilft bei chronischen muskuloskelettalen Schmerzen. *Der Schmerzpatient, 2*(03), 120–125. https://doi.org/10.1055/a-0888-1940

Show, T., & Jacobsen, D. (2010). Der F.O.T.T.-Algorhythmus: Sich im und mit dem Konzept bewegen. In R. Nusser-Müller-Busch (Hrsg.), *Die Therapie des Facio- Oralen Trakts* (3. Aufl.). Springer.

Shumway-Cook, A., Woollacott, M., Rachwani, J., & Santamaria, V. (2023). *Motor control: Translating research into clinical practice* (6. Aufl.). Wolters Kluwer.

Strobl, W., Abel, C., Pitz, E., & Schikora, N. (Hrsg.). (2021b). *Therapeutisches Arbeiten in der Neuroorthopädie – Multiprofessionelle Teamarbeit und transdisziplinäres Denken.* Springer.

Tomasits, J., & Haber, P. (2008). *Leistungsphysiologie – Grundlagen für Trainer, Physiotherapeuten und Masseure* (3. Aufl.). Springer.

Vojta, V., & Peters, A. (2018). *Das Vojta-Prinzip Muskelspiele in Reflexfortbewegung und motorischer Ontogenese.* Springer. ISBN: 978-3-662-56119-5.

Völker, D., Horst, R., & Braun, L. (2023). *Yoga mit neurologischen Patienten. PT Zeitschrift für Physiotherapeuten. 75. Jahrgang.* Pflaum Verlag.

Wappelhorst, U., Kittelmann, A., & Röbbelen, C. (2020). *Funktionelle Anatomie des Bewegungsapparats für die Physiotherapie* (1. Aufl.). Elsevier GmbH.

Funktionelle Anatomie und Biomechanik der Gelenke

Nachdem Kap. 4 unser Wissen über die biomechanischen Grundlagen aufgefrischt hat, widmen wir uns nun den Grundlagen der unteren Extremitäten. Bei der Vorstellung, dass Bewegungen durch die Drehmomente initiiert werden, spielen die anatomischen Gegebenheiten eine wichtige Rolle. Der Körper hat sich stets den funktionellen Anforderungen angepasst und das Ergebnis dieses Millionen Jahre andauernden Prozesses nutzen wir jeden Tag für unsere Fortbewegung. Besonders bei der Arbeit mit Menschen, die durch eine neurologische Grunderkrankung einen Verlust dieser Bewegungsfreiheit erleben müssen, wird die Bedeutung noch einmal verdeutlicht.

5.1 Das Becken

Wie in Abschn. 4.9.2 erwähnt, trägt der Oberkörper über die Hälfte zur Gesamtmasse des Körpers bei. Dabei liegt es nahe, dass weiter oben liegende Wirbelkörper weniger Gewicht tragen müssen als die darunter liegenden. Je weiter caudal wir uns in der Wirbelsäule befinden, desto mehr Masse lastet auf den einzelnen Wirbelkörpern. Folgerichtig sind die Wirbel, ihrer Belastung entsprechend, in Richtung des Sacrums immer breiter und stabiler gebaut. Bei der Übertragung der einwirkenden Kräfte auf die einzelnen Segmente, bilden Bänder, Muskeln und Gelenke eine Funktionseinheit. Die iliolumbalen Bänder sind dabei von großer Bedeutung. Sie sorgen für eine sichere Verbindung bei der Übertragung der Kraft auf das Becken. Somit stabilisieren sie den untersten Teil der Lendenwirbelsäule, was zu einer notwendigen Verminderung der Gesamtbeweglichkeit in diesem Bereich führt. Die Flexion und Extension werden dabei mehr zugelassen als die Lateralflexion. Die besondere Anordnung der Facettengelenke in diesem Abschnitt der Lendenwirbelsäule sorgt für zusätzliche Stabilität gegen ein Abrutschen

der einzelnen Wirbelkörper nach vorne und vermindert gleichzeitig die Rotations-
fähigkeit in diesem Bereich.

Als Bestandteil des Beckens erfolgt vom Sacrum ausgehend die Kraftweiter-
leitung in die Hüftbeine (Os coxae). Stellen wir uns die beiden Beckenhälften vor,
wirkt das Sacrum wie ein auf die Spitze gestelltes Dreieck, welches zwischen den
beiden Hüftbeinen eingekeilt ist (s. Abb. 5.1). Dieser anatomische Aufbau dient als
erstes Element zur Stabilisation der Verbindung.

Ein weiteres, wichtiges Element sind die Gelenkflächen. Sie sind zwar, wie bei
Gelenken üblich, mit Knorpel überzogen, aus funktioneller Sicht trägt ihre Form
allerdings zu keiner hohen Gelenkbeweglichkeit bei. Kapandji (2015) vergleicht
die Form der Gelenkflächen des Kreuz-Darmbeingelenkes (Iliosacralgelenk) mit
einem Croissant. Von dieser Vorstellung ausgehend, würde das Croissant auf der
Seite seines letzten Drittels aufliegen und der Bauch des Gebäcks würde nach
vorne unten zeigen. Die Darstellung entspricht dem sagittalen Blick auf die Gelenkfläche des linken Sacrums und beschreibt die Lage im Raum während des
aufrechten Standes (s. Abb. 5.3). Die Oberflächen der Gelenke sind zwar eher un-
regelmäßig, haben aber eine gute Formschlüssigkeit, wodurch sie minimale Bewegungen zulassen können. Zur Lage der Achse im Iliosacralgelenk (ISG) und der
damit verbundenen Bewegung gibt es mehrere Theorien, die diese beschreiben. Es
wird jedoch überwiegend von einem Vor- und Rückneigen (Nutation und Gegennutation) des Sacrums gesprochen. Betrachten wir das Becken von oben, erkennen
wir den Beckenring und die Trennung der Beckenhälften durch die Schambeinfuge (Symphyse). Die knöchernen Anteile der Os coxae sind mit Knorpel überzogen und durch eine Faserknorpelscheibe (Discus interpubicus) miteinander verbunden. Die Symphyse lässt sich gut als Orientierung zur Bewegungsbeschreibung
der Nutation und Gegennutation des Sacrums nutzen. Bei der Nutation neigt
sich der obere Teil des Kreuzbeins dem Schambein entgegen, während sich das

Abb. 5.1 Becken mit
Sacrum

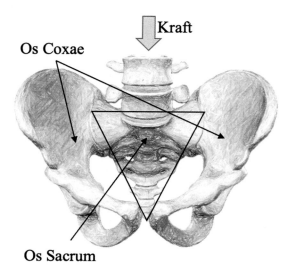

Abb. 5.2 Becken von
oben mit Symphyse und
Bewegungen des Sacrums

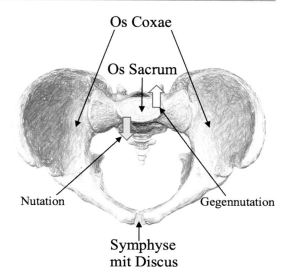

Abb. 5.2 Becken von
oben mit Symphyse und
Bewegungen des Sacrums

Abb. 5.3 Becken von
der Seite, mit abgetrennter
Darmbeinschaufel links,
Blick auf die Gelenkfläche
des Sacrums links und Blick
in die Hüftgelenkpfanne

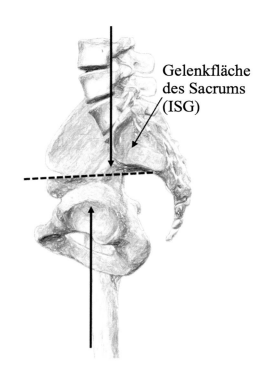

Steißbein von diesem entfernt. Bei der Gegennutation verhält es sich genau entgegengesetzt: Der obere Teil des Kreuzbeins entfernt sich vom Schambein, während sich der untere Teil diesem nähert (s. Abb. 5.2).

Funktionell gesehen, ist es für die Adaption der Beckenhälften bei Belastung wichtig, dass weder im Darm-Kreuzbein-Gelenk noch in der Symphyse eine knöcherne Verbindung besteht. Jedoch sind die Bewegungen der bestehenden gelenkigen Verbindungen durch die vorhandenen Bänder stark limitiert. Ebenfalls aus dem Abschn. 4.9.2 zu entnehmen, ordnet Götz-Neumann (2011) das Becken dem Passagier und dem Lokomotor zu. Das Becken fungiert also als Zentrale für beide Körperabschnitte. Hier kommt es zur Begegnung der Gewichtskraft des Oberkörpers, die auf die Bodenreaktionskraft trifft.

Betrachten wir die Abb. 5.3, ist zu erkennen, dass die beiden wirkenden Kräfte nicht genau senkrecht zueinander ausgerichtet sind. Zudem ist auch ersichtlich, dass sich das Sacrum in einer nach vorne geneigten Position befindet. Wird das Sacrum nun entsprechend der Kraftlinie belastet, kommt es zu einem Drehmoment in Nutation. Verstärkt wird diese Bewegung zusätzlich durch die Bodenreaktionskraft, die über das Femur in das Becken geleitet wird und zu einer entgegengesetzten Beckenbewegung führt. Somit pendelt das Gleichgewicht des Beckens um die Hüftgelenke. Die hohe mechanische Belastung durch den Neigungswillen des Sacrums wird durch massive bandhafte Verbindungen gehalten (Ligamentum sacroiliacale). Auf der Rückseite erfolgt die Fixation des unteren Teils des Sacrums durch Bänder in Richtung der Sitzbeinhöcker (Ligamentum sacrotuberale) und Sitzbeinstachel (Ligamentum sacrospinale). Die gesamte Funktion und Stabilisation sind nur durch ein Zusammenspiel aller umliegenden Strukturen möglich. Da der Beckenring in seiner Gesamtheit dieser starken Belastung ausgesetzt ist, muss auch die Symphyse gesichert sein. Hier befindet sich eine Vielzahl an Bändern, die es gegen die einströmende Kraft sichern. Die Anordnung der Ligamente ist nicht nur lokal auf die Schambeinfuge begrenzt. Einige Faserverläufe sind schräg ausgerichtet und gehen über in die Bauch- oder Beinmuskulatur. Diese Tatsache verdeutlicht noch einmal die Funktion und Anbindung des Beckens als Verbindung und gleichzeitig als Teil des Lokomotors und des Passagiers.

5.2 Das Hüftgelenk

Die Hüfte ist ein Kugelgelenk, dass die Möglichkeit besitzt, sich in alle Richtungen des Raumes zu bewegen. Dabei verlaufen die Bewegungsachsen durch den Hüftkopf (Caput femoris). Obwohl das Hüftgelenk so viel Bewegungsfreiheit hat, muss es zusätzlich eine stabilisierende Funktion für die Fortbewegung bieten.

Die Abb. 5.4 zeigt ein neutral, in Funktionsstellung ausgerichtetes Becken. Erreicht ist diese Position, wenn der vordere, obere Knochenvorsprung der Darmbeinschaufel (Spina iliaca anterior superior) ungefähr in einer Ebene mit der Symphyse steht (Kapandji, 2015). So eingestellt, ist die Hüftpfanne (Acetabulum) nach lateral ausgerichtet und die Gelenkhöhle zeigt nach vorne unten.

Eine solche Ausrichtung dieser halbkugeligen Aushöhlung bedingt einen stärker ausgebildeten, knöchernen oberen Rand des Pfannendaches. Dieser Zustand

Abb. 5.4 Becken mit
Acetabulum

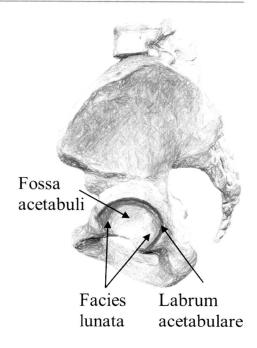

sorgt für ausreichend Stabilität, um der eingehenden Belastungen bei der Kraft-übertragung standzuhalten. Hier sind auch die knorpeligen Anteile am stärksten ausgeprägt. Im Zentrum der Pfanne befindet sich eine Vertiefung (Fossa acetabuli), die mit dem Hüftkopf nicht in Kontakt tritt. An dieser Stelle und an der Unterseite der Hüftpfanne ist der Knorpel unterbrochen, was ihm die Form eines Halbmondes (Facies lunata) verleiht. Um den Rand des Acetabulums verläuft die Gelenklippe (Labrum acetabulare).

Der Hüftkopf ist eine unvollständige, mit Knorpel überzogene Kugel. Dort, wo die Kugel nicht ganz ausgeformt ist, beginnt der Oberschenkelhals (Collum femoris), der im weiteren Verlauf in den Körper des Oberschenkelknochens (Corpus femoris) übergeht. Der Winkel zwischen Oberschenkelknochen und -hals beträgt beim Erwachsenen circa 126° (Platzer, 1999, s. Abb. 5.5).

Legt man jeweils eine Linie an die Rückseite der Oberschenkelrollen (Femurcondylen) und in die Mitte des Schenkelhalses, verlaufen diese nicht parallel zueinander, sondern in einem Winkel von circa 15°-20° (Lobenhoffer et al., 2014). Dieser Winkel wird Antetorsionswinkel genannt (s. Abb. 5.6).

Die Zentrierung und Stabilisation des Gelenkes sind von mehreren Faktoren abhängig. Das Labrum vergrößert die Gelenkfläche zwischen dem Hüftkopf und der Pfanne, da die beiden Gelenkpartner keinen ausreichenden Kontakt miteinander bilden. Die Bodenreaktionskraft erzeugt den nötigen Druck des Femurs in die Gelenkhöhle hinein. Ungeachtet der Muskulatur ist der Kapsel-Bandapparat als Nächstes zu nennen. Dieser erstreckt sich vom Labrum bis zum distalen Ende

Abb. 5.5 Femur von vorn
mit eingezeichnetem Winkel
zwischen Collum und Corpus
des Femurs

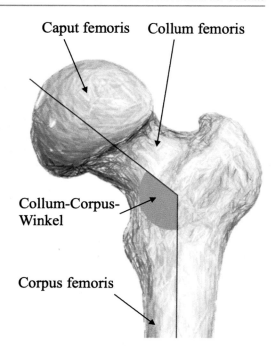

Caput femoris   Collum femoris

Collum-Corpus-
Winkel

Corpus femoris

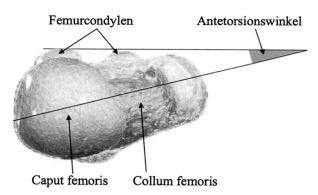

Femurcondylen   Antetorsionswinkel

Caput femoris   Collum femoris

Abb. 5.6 Femur von oben mit eingezeichnetem Antetorsionswinkel

des Oberschenkelhalses. Die Kapsel wird bei der Stabilisierung des Hüftgelenkes insgesamt durch drei Bänder unterstützt. Das Ligamentum pubofemorale und das Ligamentum iliofemorale befinden sich im vorderen Bereich. Das Ligamentum ischiofemorale liegt dorsal. Die Bänder sind so angeordnet, dass sie sich bei Hüftextension um den Femurhals verdrehen – vergleichbar mit einem Flaschenverschluss. Je weiter der Deckel in eine Richtung gedreht wird, desto mehr Druck übt er auf die Flaschenöffnung aus. Die Flasche ist fest verschlossen und dicht. Somit erklärt sich auch die eingeschränkte Beweglichkeit in die Hüftextension. Bei der Hüftflexion hingegen sind die Bänder eher locker und die muskuläre Sicherung steht im Vordergrund. Ein weiterer faszinierender Faktor ist die Entstehung eines Unterdruckes im Gelenk, welcher den Kopf bei beiden Gelenkbewegungen in der Pfanne hält (Prietzel et al., 2008).

Fazit

Die Hüfte und das Becken bilden im wahrsten Sinne den Dreh- und Angelpunkt zwischen Rumpf und Beinen. Mit dem Hüftgelenk als Drehzentrum muss an dieser Stelle die eingeleitete Energie von cranial und caudal organisiert werden. In diesem Zusammenhang wird die Bedeutung der beckenumgreifenden Muskeln noch deutlicher. Die Einstellung des Beckens beeinflusst die Statik des Passagiers und somit auch die Drehmomente im Lokomotor.

Muskeln und ihre Funktionen – eine kurze Übersicht
Rund um das Hüftgelenk befinden sich zahlreiche Muskeln. Ausgehend vom Zentrum des Hüftkopfes, der gleichzeitig den Drehpunkt darstellt, haben sie je nach muskulärer Ausrichtung unterschiedliche Funktionen. Diejenigen Muskeln oder Muskelfaseranteile, die eher horizontal verlaufen, tragen bei Kontraktion zu einer Fixierung des Kopfes in der Pfanne bei. Muskeln, deren Verlauf vertikal ist, erzeugen Kräfte, die den Kopf nach proximal ziehen, was weniger zur Zentrierung der Hüfte beiträgt (Kapandji, 2015). Aus dem Anatomieunterricht erinnern wir uns an die klassische Darstellung der Muskelverläufe. In Bezug auf den Drehpunkt ergeben diese die Gelenkfunktion. Unabhängig vom Hüftgelenk sollte grundlegend immer bedacht werden, wie facettenreich Muskelaktivitäten sind (s. Abschn. 2.3.2).

Je nachdem in welchem Verlauf die einzelnen Faseranteile zum Drehpunkt liegen, ergeben sich unterschiedliche Funktionen. Ein bekanntes Beispiel solcher Muskeln sind die Mm. glutei medius und minimus. Bei ihnen verlaufen die vorderen Faseranteile vor dem Drehpunkt des Hüftgelenkes, wodurch sie eine Flexion im Hüftgelenk ausführen, während die hinteren Anteile hinter dem Drehpunkt liegen und entsprechend als Hüftstrecker fungieren.

Muskulärer Einfluss auf das Hüftgelenk
Die Abb. 5.7 zeigt eine Darstellung des Beckens von oben mit einer eingezeichneten Frontalebene (Abb. 5.7, A), die durch beide Hüftgelenke führt. Die ventral der Ebene verlaufenden Muskeln sind dementsprechend Flexoren im Hüftgelenk und die dorsal verlaufenden sind Extensoren. Für die Einteilung der Muskeln in Abduktoren und Adduktoren dient die Sagittalebene (s. Abb. 5.7, B). Medial verlaufende Muskeln sind der Funktion der Adduktion zuzuschreiben, wohingegen lateral liegende Muskeln eine Abduktion ausführen. Die Abduktoren liegen oberhalb des Gelenkdrehpunktes, während sich die Adduktoren unterhalb befinden. Dies ist allerdings nur aus der Betrachtung der Frontalen ersichtlich.

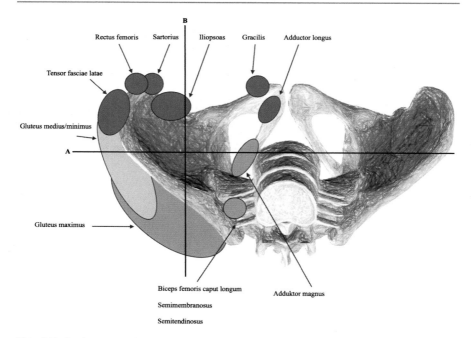

Abb. 5.7 Becken aus der Ansicht von oben mit Achseneinteilung durch das Hüftgelenk

Aus der Einteilung in Quadranten wird in der Abb. 5.7 ersichtlich, warum den Muskeln mehrere Funktionen zugeschrieben werden. Je nach Lage wirken sie an anderen Bewegungskomponenten mit. Somit sind einige der aufgeführten Muskeln auch für die Rotationsbewegungen mitverantwortlich. Dabei liegen die Außenrotatoren hinter dem Drehpunkt, also hinter der Achse A. Die Innenrotatoren befinden sich ventral der Achse A und lateral der Achse B. Die pelvitrochantären Muskeln sind zugunsten der Übersichtlichkeit zwar nicht in der Abb. 5.7 aufgeführt, müssen an dieser Stelle dennoch als funktionell wichtige außenrotatorische Muskelgruppe erwähnt werden.

▶ **Tipp** Bei der täglichen Arbeit mit neuroorthopädischen Patienten sollte Folgendes Bedacht werden: Muskelaktivitäten und ihre Wirkungsgrade sind von der Ausrichtung und Gelenkstellung abhängig. Um im Alltag Verbesserungen zu erzielen oder bestimmte Muskeln für die Therapie in ihrem Wirkungsgrad zu optimieren, bedarf es häufig einer Veränderung der biomechanischen Ausrichtung. Dies kann zu einer besseren Kraftübertragung durch eine bessere Ausrichtung der Hebel führen.

Bei Gelenken mit Freiheitsgraden, wie es das Hüftgelenk aufweist, muss der Begriff der *Funktionsumkehr* der Muskeln erwähnt werden. Bei bestimmten Gelenkstellungen verändern sich die Muskelverläufe so zum Drehpunkt des Gelenkes, dass sich die Funktion der Muskeln umkehrt (Kapandji, 2015). Vor allem im neurologischen Bereich sieht man häufig Bewegungsabweichungen, bei denen eine Funktionsumkehr hinterfragt werden und gegebenenfalls eine biomechanische Neuausrichtung angestrebt werden sollte. Bei Patienten, die z. B. über eine lange Zeit mit einer Hüftbeugekontraktur gehen oder mit einer Fehlstellung, wie einem funktionellen X-Bein, laufen müssen, muss die muskuläre Plastizität bei der Analyse und Behandlung Berücksichtigung finden.

5.3 Das Kniegelenk

Als wichtige Verbindung zwischen Fuß und Hüftgelenk-Becken-Komplex erweitert das Knie die funktionellen Möglichkeiten der unteren Extremitäten. Um diesen hohen Ansprüchen gerecht zu werden, verfügt es über drei Bewegungsachsen.

Die hauptsächliche Bewegungsrichtung der Extension und Flexion erfolgt um die Transversalachse, die ihren Verlauf von medial nach lateral hat. Die Rotation, die bei gebeugtem Knie möglich ist, erfolgt über die Longitudinalachse, die ungefähr in Verlängerung der Tibia von caudal nach cranial verläuft. Zudem sind leichte Abduktions- und Adduktionsbewegungen des Unterschenkels um eine anterior-posteriore Achse möglich (Sagittalachse). Diese Bewegungsrichtung ist jedoch weitestgehend durch die Kollataralbänder gesichert.

Form von Femur und Tibia
Im Abschn. 4.6 wurden die Gelenkbewegungen anhand einer einfachen Kugel und einer dazugehörigen Pfanne erläutert. Auf den ersten Blick ist dies mit einer einfachen Darstellung des Kniegelenkes vergleichbar. Der Spagat zwischen Beweglichkeit und hoher Funktionalität, bei maximaler Sicherheit und Stabilität, stellt eine immense Anforderung dar und ist nicht so einfach zu erreichen. Entsprechend ist die Form des Kniegelenkes an die Funktionen und Anforderungen angepasst.

Um die wichtigsten Bewegungen (Extension, Flexion) ausführen zu können, ist es erforderlich, dass die Femurcondylen des Kniegelenkes aus der Seitenansicht konvex sind. Jedoch erinnert die Form nun weniger an eine Kugel, sondern eher an ein auf der Seite liegendes Ei (s. Abb. 5.8). Die beiden tibialen Gegenstücke, die mit dem Femur das Kniegelenk bilden, sind im sagittalen Profil nicht kongruent. Während die mediale Fläche in ihrem Verlauf konkav ist, zeigt sich die laterale Fläche leicht konvex. Die kongruente Einbettung des medialen Condylus führt zu einer stabilen Verbindung, während der laterale Condylus etwas instabil auf der Erhebung der Tibia liegt. Einen optimalen Formschluss der Gelenkstrukturen wird durch die Menisceen (Abb. 5.9) erreicht. Der mediale Meniscus zeigt die typische Halbmondform, während der laterale Meniskus etwas runder geformt ist, um das Femur besser an die Erhebung der Tibia anpassen zu können (Kapandji, 2015).

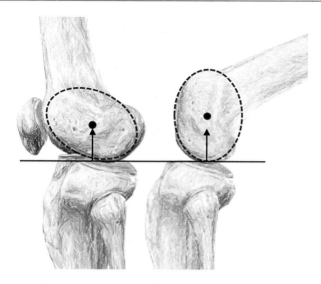

Abb. 5.8 Laterales Kniegelenk links, bei gestrecktem und gebeugtem Knie mit Konturierung der Femurcondylen

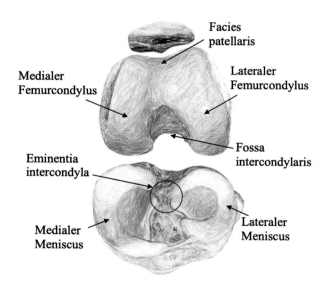

Abb. 5.9 Linkes Knie geöffnet mit Blick auf die Femurcondylen (oben) und auf die Tibia (unten)

Die beiden Gelenkrollen des Femurs verlaufen nicht parallel zueinander, sondern treffen entsprechend ihres Verlaufes ventral zusammen. An dieser Stelle bilden sie eine Einziehung, die der Patella als Gelenkfläche dient (Facies patellaris).

Durch die spezifische Form lässt sich die Facies patellaris in eine mediale und eine laterale Gelenkfläche unterscheiden. Die laterale Fläche ragt dabei etwas weiter hervor als die mediale. Ein weiterer Größenunterschied lässt sich zudem an den Condylen erkennen. Auch hier ist der laterale Anteil stärker in seiner Ausprägung als der mediale. Dorsal sind die Condylen nicht miteinander verbunden und bilden dort eine Furche (Fossa intercondylaris).

Bei der Ansicht von ventral erscheinen die beiden Rollhügel des Femurs konvex. Die tibialen Gelenkflächen sind konkav, fügen sich kongruent an das Femur an und sind durch eine Erhöhung (Eminentia intercondylaris) voneinander getrennt. Letztere findet ihren Platz in der Fossa intercondylaris des Femurs.

Bewegung der Gelenkflächen

Das Beispiel in der Abb. 4.5 (Bild A) hat gezeigt, dass das separierte Rollen der Femurcondylen zu einer Dislokation führen würde. Eine reine Gleitbewegung hingegen würde frühzeitigen Kontakt von Femur und Tibia bedeuten. Dies geht mit Bewegungseinschränkungen im Kniegelenk einher (s. Abb. 4.5, Bild B). Der Körper hat die knöchernen Strukturen an diese Herausforderungen angepasst. Die Femurcondylen ragen nach hinten heraus und sorgen für einen entsprechenden Abstand während der Beugung. Somit gelingt es, das Bewegungsausmaß der Flexion zu erweitern. Dadurch werden die Femurcondylen jedoch länger, was bei einer Rollbewegung noch schneller zur Dislokation führen würde. Demnach ist eine Kombination aus beiden Bewegungen die Lösung für eine optimale Gelenkfunktionalität.

Für den Gang erscheint es interessant, dass bei der Flexion zunächst eine reine Rollbewegung stattfindet, die dann mit zunehmender Beugung des Gelenkes in vermehrte Gleitbewegungen übergeht. Kapandji (2015) spricht von 20° Kniebeugung, die rollend stattfinden. Dies entspricht in etwa der Kniebewegung während der Stoßdämpfungsphase.

Während der einzelnen Gelenkbewegungen kommt es zu diffizilen Vorgängen. Bei ihnen gibt es eine Vielzahl von Faktoren, die bei der Umsetzung der Bewegungen benötigt werden und von großer Bedeutung sind, wie z. B. Lage, Verlauf und Verankerungen des Bandapparates mit dem Skelettsystem. Ein Beispiel hierfür ist die Bewegung der Menisken.

Die Menisken folgen während der Flexion und Extension den Femurcondylen, um eine permanente Adaption der Gelenkflächen und somit eine optimale Druckverteilung sicherzustellen. Hierbei werden sie zum Teil von den Condylen des Femurs geschoben. Entsprechend ihrer Fixationen werden sie durch die Belastung verformt. Zusätzlich gibt es aktive Komponenten (Muskeln), die für die Positionierung der Menisken ausschlaggebend sind.

An dieser Stelle greifen wir die Roll- und Gleitbewegung während der Flexion und Extension wieder auf. Bisher haben wir zwar die vorherrschenden arthrokinematischen Vorgänge erwähnt, jedoch nicht wodurch sie zustande kommen. Wird eine Beugung im Kniegelenk ausgeführt, würde es wahrscheinlich nur bei einer Rollbewegung bleiben. Das Femur rollt so lange, bis das Ende des Tibiaplateaus erreicht wäre. Es wird an dieser Stelle eine Struktur (Kreuzbänder) benötigt, die das Femur auf dem Plateau hält und die Gleitbewegung einleitet. Die schon erwähnte Form der Femurcondylen (Abb. 5.8) spielt bei diesen Vorgängen eine bedeutende Rolle. Sie sorgt für die Variabilität des Kniedrehpunktes, wodurch sich die Lage der Bänder zu ihren knöchernen Ansatzpunkten stetig verändert.

Nach der anfänglichen Rollbewegung des Femurs verändert sich die Lage einzelner Fasern des hinteren Kreuzbandes, was zu einer Spannungszunahme führt und das Femur zunehmend an Ort und Stelle hält. Kommt es zur Kniestreckung nimmt die Spannung in diesen Faseranteilen wieder ab. Zeitgleich verändert sich die Lage der Faseranteile des vorderen Kreuzbandes, wodurch mit zunehmender Streckung eine Spannungszunahme zu vermerken ist. Insgesamt kommt es einer Symphonie aus Anspannung und Entspannung der einzelnen Faseranteile gleich, die für die Funktion und Stabilität des Kniegelenkes unabdingbar sind. Ergänzend sei noch erwähnt, dass die Kreuzbänder und die Gelenkkapsel eine bedeutende Verbindung miteinander haben. Auch wenn die Kreuzbänder häufig als lineare Bänder dargestellt werden, sind diese jedoch deutlich komplexer als vermutet. Der genaue Faserverlauf, die Faserdicke und die Länge der einzelnen Fasern spielen für die Funktion eine wichtige Rolle (Kapandji, 2015).

Beispiel

Die Veränderung der Position von Knochenpunkten lässt sich mit einem kleinen Versuch zu Hause darstellen. Nehmen wir ein Ei, legen es auf die Seite und kennzeichnen die Mitte mit einem Punkt. Jetzt kann der Abstand des Punktes zur Unterlage gemessen werden. Stellen wir das Ei nun auf, hat der Punkt einen anderen Abstand zur Unterlage als zuvor. Im gesamten Bewegungsverlauf variiert der Abstand des Punktes vom liegenden bis hin zum aufrechtstehenden Ei (s. Abb. 5.8). ◄

Um sich den groben Verlauf der Kreuzbänder vorstellen zu können, können wir an beiden Händen den Mittelfinger über den Zeigefinger kreuzen und die jeweils so überkreuzten Finger auf unsere Knie legen. Nehmen wir die Finger einer der beiden Hände an den Endgliedern und drehen sie nach außen (Handrücken bleibt oben), richten sich die Finger wieder parallel zueinander aus und die Spannung des Überkreuzens löst sich. Drehen wir die Finger hingegen weiter nach innen, verwringen sie sich weiter miteinander und wickeln sich fester umeinander.

Die Stabilisation durch die seitlich liegenden Bänder erfolgt, ähnlich wie bei den Kreuzbändern, durch ein Verdrehen der Bänder gegeneinander. Anders als bei den Kreuzbändern berühren sich diese Bänder zwar nicht direkt, ihre Verlaufsrichtung erzeugt jedoch den gleichen Effekt, nur für die andere Bewegungsrichtung. Dies kommt zustande, weil sich Kreuz- und Seitenbänder bei sagittaler Ansicht überkreuzen. Somit wird das Gelenk in Streckstellung bei der Innenrotation durch die Kreuzbänder stabilisiert, während die Außenrotation durch die Seitenbänder stabilisiert wird (Kapandji, 2015).

Die Rotation im Knie ist nur in Flexion möglich, da die Eminentia intercondylaris nicht durchgehend von vorne nach hinten auf der Tibia verläuft. Kapandji

(2015) beschreibt die Eminentia als einen Zapfen, um den sich das Femur bei Beugung dreht. Diese ist so geformt, dass die Rotationsachse nicht ganz im Verlauf
der Tibia liegt, sondern leicht medial der Eminentia intercondylaris.

Darüber hinaus sind die Seitenbänder im Verbund mit der Kapsel für die Stabilisation des Kniegelenkes von enormer Wichtigkeit. Die Sicherung des Gelenkes
gegen eine übermäßige Varus- oder Valgusstellung wäre ohne die Collateralbänder
nicht denkbar. Diese sind bei voll extendiertem Knie angespannt und sichern somit
das Knie.

Nachfolgend greifen wir die Extension und Flexion noch einmal im Hinblick
auf die Stabilisation durch den Kapsel- und Bandapparat auf. Dieser ist zum größten Teil an der Limitierung der Extension beteiligt. Muskelaktivitäten haben daran
einen kleineren Anteil.

Die Stabilisation der Flexion ist ohne die Beteiligung des M. quadriceps femoris hingegen nicht denkbar. Der Wirkungsgrad des Muskels wird durch die Um-
lenkung über die Patella optimiert, während diese in ihre Gelenkfläche gepresst
wird. Mit zunehmender Beugung verlagert sich die Kontaktfläche der Femurcondylen, wie zuvor beschrieben, auf die hinteren Anteile, wodurch im anterioren
Bereich des Femurs immer mehr Gelenkfläche für die Patella preisgegeben wird.
Zeitgleich wird auch der Druck auf die Patella durch die Aktivität des Quadriceps
immer höher. Die Patella selbst wird nicht ausschließlich durch das Ligamentum
patellae gehalten. Zusätzlich sorgen bandhafte Strukturen für Stabilität und sichern
so die Funktionalität des Patellofemoralgelenkes.

Muskulärer Einfluss auf das Kniegelenk
Die Ansicht auf das Knie mit eingezeichneten Achsen lässt eine Einteilung der
Muskeln in Flexoren und Extensoren erkennen (s. Abb. 5.10). Vor der Achse A
liegen die Extensoren des Kniegelenkes. Der Quadriceps femoris erscheint hier
als einziger Muskel. Er ist deutlich kräftiger als die Beugemuskulatur. Diese befindet sich hinter der Achse A, wozu auch der M. gastrocnemius zählt, der bei
der Beugung des Kniegelenkes eine eher untergeordnete Rolle spielt. Durch die
Achse B werden die Muskeln in Innen- oder Außenrotatoren eingeteilt. Medial befinden sich die Außenrotatoren und lateral die Innenrotatoren. Dies trifft für die
knieübergreifende Wadenmuskulatur nicht zu. Der M. popliteus ist als wichtiger
Innenrotator zwar nicht mit aufgeführt, sollte allerdings nicht vergessen werden.
Dies gilt auch für den Tensor fasciae latae, der bei der Kniebeugung als Außen-
rotator fungieren kann. Für das funktionelle Verständnis ist zu erwähnen, dass die
zweigelenkige Muskulatur in ihrer Aktivität abhängig von der Stellung des Hüftgelenkes ist und andersherum. So ist die Streckwirkung der Ischiocruralen Muskulatur in der Hüfte verbessert, wenn das Knie gestreckt ist. Eine Hüftbeugung
hingegen sorgt für eine vorgedehnte Ischiocrurale Muskulatur. Dies führt zu einer
besseren Kraftentwicklung für die Kniebeugung. Die Effektivität des Rectus femoris als Hüftbeuger ist erhöht, wenn das Knie gebeugt ist. Wenn sich die Hüfte
in maximaler Streckstellung befindet, hat der Rectus sein höchstes Potential für
die Streckung im Knie. Befindet sich die Hüfte in Beugung, ist die Möglichkeit
der Verkürzung am geringsten. In diesem Zusammenhang wird es noch deutlicher,

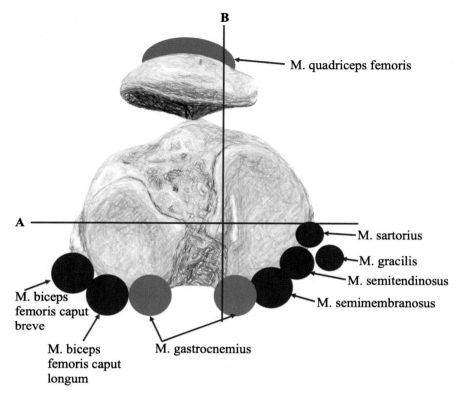

Abb. 5.10 Linkes Knie von oben

warum die Gelenkfunktionen zusätzlich durch eingelenkige Muskeln gesichert sind.

Der laterale Condylus ist, wie bereits beschrieben, etwas größer als der mediale. Demnach rollt er auch länger auf dem lateralen Tibiaplateau, was zu einer Schlussrotation bei Kniestreckung führt. Andersherum führt die initiale Kniebeugung zu einer leichten Innenrotation der Tibia. Ein weiterer Faktor, der diesen Prozess begünstigt, ist die leichte Erhabenheit der lateralen, tibialen Gelenkfläche.

5.4   Der Fuß

Betrachten wir die langen Röhrenknochen des Menschen und die damit verbundenen langen Hebel, gleicht es einem Wunder, dass er sich aufrecht bewegen kann. Während er geht, ist er gleichzeitig in der Lage von seinen Armen Gebrauch zu machen. In Kap. 6 widmen wir uns noch der Rolle des Fußes, die dieser beim Gehen einnimmt. So viel kann jedoch vorweggenommen werden: Die umfangreichen Adaptionsmöglichkeiten des Fußes, tragen einen großen Teil zu unserer Mobilität bei.

Der Fuß wird im Allgemeinen in Tarsus (Rückfuß), Metatarsus (Mittelfuß) und Antetarsus (Vorfuß) eingeteilt (s. Abb. 5.11). Der Tarsus besteht aus Talus und Calcaneus, sowie Os naviculare, Ossa cuneifomia I-III und Os Cuboideum. Abgegrenzt durch die Lisfranc-Gelenklinie folgt der Metatarsus. Dieser setzt sich aus den fünf Ossa Metatarsalia zusammen. Den Antetarsus bilden die Phalangen aller Zehen. Des Weiteren kann der Fuß in eine mediale Säule, bestehend aus Talus, Os naviculare, Ossa cuneiformia I-III und den Zehen I-III, unterteilt werden. Die laterale Säule setzt sich aus dem Calcaneus, dem Os Cuboideum und den Zehen IV und V zusammen.

5.4.1 Der Tarsus

Durch den Tarsus verlaufen die drei Bewegungsachsen des Fußes. Hier finden die Bewegungsrichtungen der Flexion, Extension, Ab- und Adduktion sowie der Supination und Pronation statt. All diese Bewegungen sorgen für die Adaptionsfähigkeit des Fußes. Beim aufrechten Gang stellt der Fuß die einzige Verbindung zum Untergrund dar. Er ist dafür zuständig eine sichere Kontaktfläche zu schaffen und dabei eine optimale Kraftübertragung zu gewährleisten. Dazu zählen die Aufnahme der Bodenreaktionskraft, als eingeleitete Kraft, sowie die ausgehenden Kräfte, die durch die Muskeln erzeugt werden und für den benötigten Vortrieb während des Gehens sorgen. Das obere und untere Sprunggelenk spielen hierbei eine elementare Rolle (Kapandji, 2015).

Abb. 5.11 Einteilung des Fußes

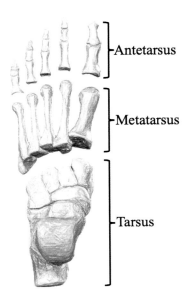

Antetarsus

Metatarsus

Tarsus

Oberes Sprunggelenk

Das obere Sprunggelenk setzt sich aus dem Sprungbein (Talus), der Tibia und der Fibula zusammen. Das Sprungbein lässt sich in drei Teile gliedern: Sprungbeinkörper (Corpus tali), Sprungbeinhals (Collum tali) und Sprungbeinkopf (Caput tali). Der obenliegende Abschnitt des Corpus tali, die Trochlea tali, hat insgesamt drei mit Knorpel überzogene Gelenkflächen. Sie ist von der Seite aus betrachtet konvex, wodurch die Bezeichnung als *Talusrolle* passend erscheint (s. Abb. 5.12). Bei der Ansicht von oben ist diese nach vorne hin breiter angelegt als nach hinten (s. Abb. 5.13). Die gelenkigen Partner für das obere Sprunggelenk werden durch das distale Ende der Tibia und Fibula gebildet (Malleolengabel). Die konvexe Knochenform der Talusrolle findet ihr kongruentes Gegenstück in der unteren Gelenkfläche der Tibia. Diese umschließt den Talus zudem medial und bildet dort den Malleolus. Die syndesmotisch mit der Tibia verbundene Fibula bildet zusammen mit der lateral angelegten Gelenkfläche des Talus den lateralen Malleolus. Der Talus ist aufgrund seiner Form und des entsprechenden Gegenstückes des Unterschenkels, gegen ein Verschieben nach anterior und posterior gut gesichert. Die Stabilität nach medial und lateral wird durch die knöcherne Fassung der Malleolen gewährleistet. Die knöcherne Stabilisierung wird durch den Kapsel-Bandapparat vervollständigt und sorgt für die Funktionalität des oberen Sprunggelenkes (Kapandji, 2015).

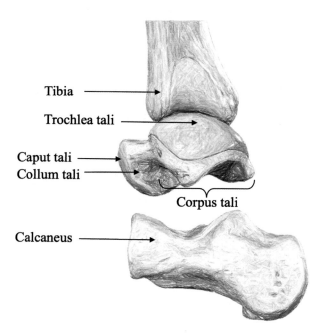

Abb. 5.12 Tibia auf Talus von lateral mit abgelösten Calcaneus (Fibula entfernt)

Abb. 5.13 Talus und
Calcaneus von oben

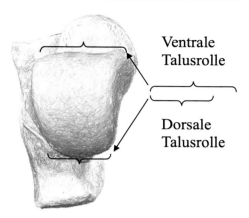

Ventrale
Talusrolle

Dorsale
Talusrolle

Schauen wir im Sitzen senkrecht auf unseren Knöchel, sind die Malleolen sichtbar. Auffällig ist, dass der laterale Knöchel bei einem gerade ausgerichteten Fuß etwas weiter nach hinten steht. Dies führt dazu, dass die Achse des oberen Sprunggelenkes lateral weiter hinten positioniert ist. Bei der Ausführung der Dorsalextension kommt es zu einer Kombination von Bewegungen im Gelenkkomplex des oberen Sprunggelenkes. Talus und Unterschenkel bewegen sich aufeinander. Durch die Formverbreiterung der Trochlea tali nach vorne, kommt es mechanisch zu einer leichten Verbreiterung der Malleolengabel. Diese Bewegungen werden durch die bandhaften Strukturen aber auch durch exzentrische Muskelaktivitäten (M. tibialis posterior) dosiert zugelassen (Kapandji, 2015). Im Moment der Dorsalextension wird so der größtmögliche gelenkige Kontakt hergestellt. Gleichzeitig entsteht durch die erhöhte Spannung eine hohe Stabilität im Gelenk, was für die Standphasen von großer Bedeutung ist.Bei der Plantarflexion geschieht das Gegenteil. Um weiterhin einen optimalen Kontakt zur Talusrolle aufrechterhalten zu können, muss die Malleolengabel mechanisch wieder zusammengeführt werden. Dies geschieht durch die passiven Strukturen, die Tibia und Fibula miteinander verbinden – wiederum aber auch durch den M. tibialis posterior. Bei der Adaption des Unterschenkels an die talaren Gelenkflächen bewegen sich Tibia und Fibula während der Extension und Flexion nicht einfach nur voneinander weg beziehungsweise aufeinander zu. Bedingt durch ihre Fixierung und die Form der Gelenkflächen des Talus entsteht dabei eine Rotationsbewegung der Fibula. Zudem lassen sich auch Bewegungen des Wadenbeines nach oben und unten feststellen. Ein Gehen auf Zehenspitzen bedarf demnach einer höheren muskulären Führung als das Gehen in Dorsalextension (Hochschild, 2024).

Unteres Sprunggelenk
Das untere Sprunggelenk lässt sich anatomisch in zwei voneinander getrennte Gelenke unterscheiden – das hintere untere Sprunggelenk und das vordere untere Sprunggelenk (s. Abb. 5.14). Bewegungen des unteren Sprunggelenkes sind Kombinationsbewegungen im gesamten Gelenkkomplex.

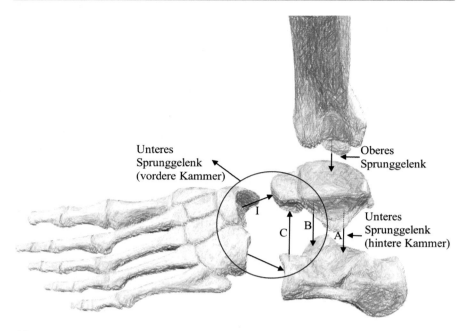

Abb. 5.14 Bestandteile des oberen und unteren Sprunggelenkes

In der Abb. 5.15 ist der Talus des linken Fußes nach medial vom Calcaneus gekippt. So dargestellt schauen wir also auf die Oberseite des linken Calcaneus (links) und auf die Unterseite des linken Talus (rechts). Im hinteren, unteren Sprunggelenk kommt es zur gelenkigen Interaktion der großen, oben liegenden Gelenkfläche des Calcaneus (A, Facies articularis talaris posterior) mit der großen Gelenkfläche an der Unterseite des Talus (A, Facies articularis calcanea posterior).

Die Form der Gelenkfläche am Calcaneus ist oval und leicht nach lateral gedreht. Schauen wir von hinten außen auf diese Fläche, ist sie leicht konvex. Die Gelenkfläche des Talus bildet hierzu das passende konkave Gegenstück (Zapfen).

Der vordere Teil des unteren Sprunggelenkes ist etwas komplexer, da er aus mehreren Gelenkflächen des Talus und Calcaneus gebildet wird, sowie aus dem Kahnbein (Os naviculare) und dem plantaren Pfannenband (Ligamentum calcaneonaviculare plantare). Das Os naviculare bildet mit dem Ligamentum calcaneonaviculare plantare die Pfanne zur Aufnahme des Taluskopfes. Seine abgerundete Form bildet mit der kongruenten Fläche des Os naviculare ein Kugelgelenk (s. Abb. 5.14, I).

Die am Talushals liegende Gelenkfläche (Facies articularis calcanea media) geht eine gelenkige Verbindung mit der auf der Talusstütze (Sustentaculum tali) liegenden Gelenkfläche des Calcaneus (Facies articularis talaris media) ein (s. Abb. 5.14 und 5.15, B).

Lateral am Rand des Taluskopfes zum Talushals befinden sich drei Facetten (Abb. 5.15, schraffierter Kreis, C). Sie finden ihren Gelenkpartner in der vorderen

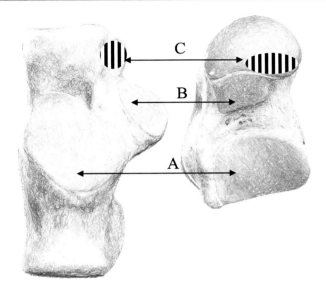

Abb. 5.15 Linker Calcaneus von oben und linker Talus von unten

Gelenkfläche des Calcaneus, die wiederum zwei Facetten aufweist (s. Abb. 5.15, schraffierter Kreis, C).

Eine Neutralstellung des Fußes wird von Kapandji (2015) so beschrieben, dass alle Gelenke kongruent zueinander sind, was zu einer knöchernen Stabilisierung des Fußes führt. Diese Stellung ist erreicht, wenn die Gelenke des hinteren unteren Sprunggelenkes (A) und die beiden mittleren Gelenkflächen von Talus und Calcaneus (B) voneinander gedeckt sind, während sich die mittlere der Facetten am Rand des Taluskopfes (Facies arcticulares calcanea anterior, C) auf der lateralen Facette des anterior liegenden Gelenkes (Facies articularis talaris anterior, C) des Calcaneus abstützt. Das untere Sprunggelenk ist ein Zapfen-Kugel-Gelenk.

Bei der subtalaren Bewegung in Eversion bleiben die beiden mittleren Gelenkflächen von Talus und Calcaneus in Kontakt. Vereinfacht dargestellt, verdrehen sich die beiden Gelenkpartner um diese Fläche (B) gegeneinander. Die Gelenkflächen der hinteren Kammer bewegen sich ebenfalls gegeneinander. Der Talus schiebt sich nach vorn, während sich der vordere Teil des Calcaneus nach lateral bewegt und sich auf seine mediale Seite ablegt. Die vordere Talusfacette (schraffierter Kreis) verändert währenddessen ihre Position auf der Calcaneusfacette, was den Taluskopf medialisiert. Bei der Inversion kommt es zu gegensätzlichen Bewegungen. Der vordere Teil des Calcaneus bewegt sich nach medial, die mittleren Gelenkflächen behalten weiterhin ihren Kontakt. Die Facetten des Taluskopfes bewegen sich auf dem Calcaneus nach lateral, welcher sich auf seinen äußeren Rand legt. Da die Facies articularis talaris posterior konvex ist und nicht alle ihre Abschnitte auf einer Ebene liegen, befindet sich der hintere Teil in einer höheren Position als der vordere. Dies führt bei der Eversion dazu, dass der Talus nach vorn gleitet und dabei etwas in das Tal der vorderen calcanearen Gelenkfläche absinkt. Bei seinem Rückweg in eine Inversionsstellung erklimmt der Talus die hintere Gelenkfläche des Calcaneus (Kapandji, 2015).

Zwischen Chopart und Lisfranc
Zu Beginn des Abschn. 5.4 wurde bereits erwähnt, dass der Tarsus anatomisch durch die Lisfranc-Gelenklinie vom Metatarsus getrennt ist. Eine zweite Linie, die Chopart-Gelenklinie, verläuft zwischen Talus und Os naviculare sowie zwischen Calcaneus und dem Os cuboideum. Die Gelenkverbindung des Caput tali mit dem Os naviculare wurde zuvor in Bezug auf das untere Sprunggelenk beschrieben. Ein weiteres Gelenk auf der Chopart-Line ist die Verbindung des Cuboids mit dem Calcaneus. Die sattelförmige Gelenkfläche am Calcaneus nimmt dabei die dazu kongruente Fläche des Cuboids auf. Das Os cuboideum stützt mit seiner medialen Gelenkfläche das Os naviculare.

Eversion und Inversion führen zu Folgebewegungen der umliegenden Gelenke im Verlauf der Chopart-Gelenklinie. Betrachten wir den Fuß von oben, beschreibt Kapandji (2015) folgendes: Bei der Bewegung aus der Eversion in eine Inversion mit feststehendem Talus legt sich der Calcaneus auf seinen Außenrand und rotiert dabei unter den Talus. Das Os naviculare bewegt sich nach medial, gefolgt vom Os cuboideum. Aufgrund der spezifischen Gelenkflächen des Taluskopfes und der mit dem Cuboid artikulierenden Gelenkfläche des Calcaneus (Facies articularis cuboidea), kommt es bei der Bewegung nach medial zusätzlich zu einer leichten Rotation beider Knochen nach medial, was einer Adduktion gleicht.

Bei der Beobachtung des Fußes von anterior nach posterior rotiert der Calcaneus so, dass die Ferse vermehrt nach innen zeigt. Zeitgleich rotieren Cuboid und Naviculare deutlich in Richtung des Fußaußenrandes, so dass sich das Naviculare anhebt. Diese mediale Anhebung der Fußstruktur entspricht der Supination des Fußes.

Um die Bewegungen der Knochen, entlang der Chopart-Gelenklinie, in allen Ebenen zu komplettieren, fehlt noch die Beobachtung des Fußes von lateral. Der Calcaneus dreht sich nicht nur leicht nach vorne, sondern bewegt sich im Verhältnis zum Talus auch leicht dorthin. Das Naviculare bewegt sich unter den Taluskopf. Die dabei entstehende Rotation führt dazu, dass sich die Gelenkfläche, die mit den Ossa cuneiforme artikuliert, weiter nach plantar ausrichtet. Auch das Cuboid bewegt sich nach plantar und rotiert dabei in die gleiche Richtung, wie es bereits beim Naviculare zu beobachten war. Insgesamt sind in dieser Position alle Gelenkflächen weiter nach plantar ausgerichtet.

Von ventral betrachtet, besitzt das Os naviculare drei kleine Gelenkbereiche, die mit den Ossa cuneiformia I-III artikulieren. Medial hat es Kontakt mit dem Os cuboideum. Dieses besitzt auf seiner medialen Seite die Gelenkfläche für das Os cuneiforme III. Hier wird die Basis für die Gewölbestruktur aller Ossa cuneiforme gebildet. Ventral weist das Cuboid Gelenkflächen für die Metatarsalen IV und V auf.

Der Talus gilt im Bereich des Rückfußes als Überträger der gesamten Körperlast. Zunächst wird die aufkommende Energie über den Unterschenkel, im oberen Sprunggelenk, auf den Talus übertragen. Von hier aus erfolgt die Weitergabe an die angrenzenden Strukturen des unteren Sprunggelenkes. Im hinteren Sprunggelenk erfolgt die Fortleitung auf das Fersenbein (s. Abb. 5.14, A). Die Weiterleitung auf die mediale und laterale Säule des Fußes erfolgt über das Talonaviculagelenk (Abb. 5.14, I) und das vordere Talocalcaneargelenk (s. Abb. 5.14, C). Die damit verbundenen biomechanischen Prozesse sind ohne den Kapsel-Bandapparat sowie muskulärer Unterstützung nicht denkbar.

Um bei einer gemeinsamen Patientenversorgung gleiche Bewegungsbezeichnungen zu nutzen, folgt eine kurze Erklärung der Begrifflichkeiten. Innerhalb vieler medizinischer Ausbildungsberufe werden die *Supination* und *Pronation* häufig als die Bewegungen des unteren Sprunggelenkes in allen Ebenen beschrieben. Götz-Neumann (2011) schließt sich dieser Begriffsdefinition an und beschreibt außerdem, dass die Inversion und Eversion der Bewegungskomponente des Fersenbeines entsprechen, jedoch unweigerlich zu einer Komplexbewegung führen. Marquardt (2012) beschreibt die *Pronation* und *Supination* als Komplexbewegung des oberen und unteren Sprunggelenkes. Kapandji (2015) stellt die Inversion und die Eversion als komplexe Bewegung aller Komponenten dar. Zur Differenzierung nutzt er zusätzlich die Varus- und Valgusstellung der Ferse.

Es erscheint sinnvoll, sowohl die Inversion als auch die Eversion als Komplexbewegungen des unteren und oberen Sprunggelenkes zu nutzen. Im Bedarfsfall können die einzelnen Bewegungen differenziert betrachtet werden, sodass die Fersenstellung auch unabhängig vom Vorfuß als varisch oder valgisch beschrieben werden kann.

5.4.2   Metatarsus

Entlang der Lisfranc-Gelenklinie schießen sich an den Tarsus die Metatarsalen an. Die Position der Ossa cuneiformia ist so angelegt, dass die Basis der Metatarsale II zwischen den Ossa Cuneifomia I und III verkeilt wird, da sich das Os cuneiforme II weiter zurückversetzt befindet. Diese Verkeilung führt zu einer erhöhten Unbeweglichkeit in diesem Segment und stellt zudem den höchsten Punkt des Fußgewölbes dar.

Da die Gelenkflächen der Metatarsalen I und V schräg verlaufen, ist ihre jeweilige Bewegungsrichtung nicht geradlinig zueinander. Somit entsteht bei einer Flexionstendenz in der Metatarsalen I zusätzlich eine Abduktion. Bei der Metatarsale V sieht es ähnlich aus. Hier kommt es bei einer Flexionstendenz zur Adduktion. Bei Belastung des Vorfußes nähern sich die beiden Metatarsalen entsprechend an und forcieren so die Querwölbung des Fußes (Kapandji, 2015).

5.4.3   Antetarsus

Der Antetarsus schließt sich direkt am distalen Ende des Metatarsus an. Insgesamt umfasst er 14 Knochen, wobei die Phalangen II-V jeweils drei Knochen und der erste Strahl hingegen nur zwei Segmente aufweist. In diesen Kugelgelenken sind die Extension und Flexion von großer Bedeutung. Andere mögliche Bewegungsrichtungen sind durch Bänder weitestgehend eingeschränkt (Hochschild, 2024).

Diese Übersicht lässt erahnen, warum es ganze Bücher zur Funktion des Fußes gibt. Es ist ein hochkomplexes Zusammenspiel all seiner Strukturen. Für die therapeutische Behandlung und die mechanische Einflussnahme durch orthopädietechnische Interventionen soll dieser Abschnitt eine Grundlage darstellen.

Die Stellung des Calcaneus beeinflusst die Position des Talus. Dieser, geführt durch Bänder und umschlossen von Sehnen umliegender Muskeln, nimmt eine zentrale Rolle ein. Beide Knochen haben gelenkigen Kontakt mit dem funktionellen Verbund von Naviculare und Cuboid, der für die Einstellung des Fußes von großer Bedeutung ist. Hier lässt sich ein weiterer wichtiger Aspekt anschneiden, der bisher noch keine Erwähnung gefunden hat. Die Mechanismen der Gelenke werden auch direkt muskulär beeinflusst. So werden die medialen und lateralen Bewegungen während der Inversion und Eversion durch Muskeln forciert (M. tibialis posterior, M. perroneus brevis). Diese Vorgänge stehen exemplarisch für alle Aktivitäten von Muskeln, die ihren Ansatz am Fuß haben. Bei interdisziplinären Versorgungen sollten alle Einflussfaktoren beachtet werden. Wer sich detailliert mit der anatomischen Biomechanik befassen möchte, kann mit entsprechender Fachliteratur tieferreichende Kenntnisse erlangen.

Muskulärer Einfluss auf den Fuß
In Abb. 5.16 ist der Fuß von oben dargestellt. Die Flexions-Extensionsachse (A) führt durch das obere Sprunggelenk – von medial nach lateral durch die Malleolen. Zur vereinfachten Bestimmung der muskulären Initiatoren für die Eversions- und Inversionsbewegung dient die Henke-Achse (B). Das Grundprinzip dieses Schemas folgt der gleichen Logik wie schon zuvor in den Abschnitten zum Knie- und Hüftgelenk. Die aufgezeigten Achsen teilen den Fuß in vier Quadranten ein. Alle Muskelsehnen, die in den vorderen beiden Quadranten dargestellt sind, erzeugen im oberen Sprunggelenk eine Extensionsbewegung und alle, die in den hinteren Abschnitten liegen, sorgen für eine Plantarflexion. Je nachdem ob sich die Sehnen medial oder lateral der Henke-Achse (B) befinden, führen sie eine Inversions- oder Eversionsbewegung im Sprunggelenk aus. Dabei erscheint die Lage und Funktion des M. tibialis anterior und des M. extensor hallucis longus etwas unklar. Dies liegt an der hohen Varianz des Verlaufes der Achse. Zu diesem Ergebnis kommt Wirth (2002), der sich auf Untersuchungen von Inman (1976) bezieht.

Alle in Abb. 5.16 eingezeichneten Sehnenverläufe gehören zu Muskeln, die ihre Funktionen über Sehnen auf den Fuß übertragen. Der Ursprung dieser Muskeln liegt nicht direkt am Fuß (extrinsische Fußmuskeln). Muskeln, die direkt dem Fuß

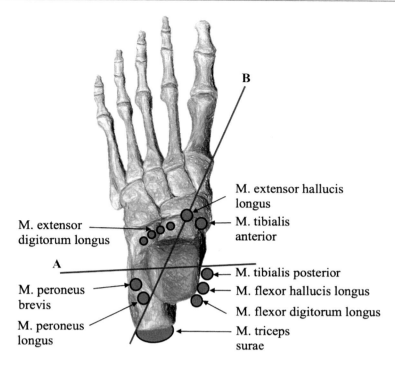

M. extensor hallucis longus

M. tibialis anterior

M. extensor digitorum longus

A

M. tibialis posterior

M. peroneus brevis

M. flexor hallucis longus

M. flexor digitorum longus

M. peroneus longus

M. triceps surae

B

Abb. 5.16 Fuß mit Sehnenverläufen und Einteilung in Bewegungsquadranten

entspringen (intrinsische Fußmuskeln), sind hier nicht weiter aufgeführt. Dies soll die Bedeutung dieser Muskelgruppen allerdings nicht schmälern.

Abschließend betrachten wir das Bein in seiner gesamten knöchernen Ausrichtung. Wie bereits erwähnt, liegen der Femurhals und die Condylen in einem bestimmten Winkel zueinander (Antetorsionswinkel). Um das Knie für die Fortbewegung auszurichten, muss die Hüfte in einem entsprechenden Winkel positioniert sein. Bei Abweichungen können die Condylen in vermehrter Rotation im Raum stehen. Distal an das Femur schließt sich die Tibia an. Im Unterschenkel existiert eine anatomisch gegebene Rotation von circa 23,5° (Lobenhoffer et al., 2014). Beim Gehen ist die Außenrotation des Fußes das Resultat aus den beschriebenen Winkeln und beträgt circa 7° (Wippert & Fischer, 2023). Die Endrotation des Kniegelenkes und die Rotation des Beckens haben ebenfalls Einfluss auf die Ausrichtung des Fußes.

Bei der Betrachtung von Patienten in der Bewegungsdiagnostik müssen eventuelle anatomische Gegebenheiten von funktionellen Abweichungen differenziert werden. So ist beispielsweise die leichte Valgusstellung im Bein physiologisch. Sie entsteht durch den ausladenden Femurhals und kann je nach Beckenform variieren (Kapandji, 2015).

Das Hüftgelenk, die Mitte des Kniegelenkes und die Mitte des Talus' liegen im Normalfall auf einer geraden Achse (Traglinie). Verläuft die Traglinie hingegen durch den medialen Femurcondylus oder medial davon, spricht man von einem O-Bein (Genu varum). Im gegenteiligen Fall liegt ein X-Bein (Genu valgum) vor. Diese Abweichungen der Beinachse sind anatomisch bedingt.

Literatur

Döderlein, L. (2015). Infantile zerebralparese: Diagnostik, konservative und operative Therapie. In *Springer eBooks* (2. Aufl.). Springer. https://doi.org/10.1007/978-3-642-35319-2.

Götz-Neumann, K. (2011). Gehen verstehen: Ganganalyse in der Physiotherapie (3. Auflage). Georg Thieme Verlag, Stuttgart- New York.

Hochschild, J. (2024). *Strukturen und Funktionen begreifen – Funktionelle Anatomie: 2: LWS, Becken, Hüftgelenk, Untere Extremität* (4. Aufl.). Georg Thieme Verlag.

Inman, V. T. (1976). The Joints of the Ankle (1. Ausgabe). Williams & Wilkens.

Kapandji, A. I. (2015). *Funktionelle Anatomie der Gelenke: Schematisierte und kommentierte Zeichnungen zur menschlichen Biomechanik: Bd. Band 2: Untere Extremität* (6. Aufl.). Georg Thieme Verlag.

Lobenhoffer, P., Van Heerwaarden, R., & Agneskirchner, J. D. (2014). Rotationsosteotomien von Femur und tibia. In *Georg Thieme Verlag eBooks*. https://doi.org/10.1055/b-0034-94170.

Marquardt, M. (2012). *Laufen und Laufanalyse: Medizinische Betreuung von Läufern.* Georg Thieme Verlag.

Platzer, W. (1999). *Taschenatlas der Anatomie: Band 1 Bewegungsapparat* (7. Aufl.). Georg Thieme Verlag-Stuttgart.

Prietzel, T., Drummer, N., Pilz, D., Richter, K., & Von Salis-Soglio, G. (2008). Die Weber'schen Versuche zur hüftstabilisierenden Wirkung des atmosphärischen Druckes – ein historischer und experimenteller Rückblick. *Zeitschrift Fur Orthopadie und Unfallchirurgie, 146*(05), 644–650. https://doi.org/10.1055/s-2008-1038614

Wippert, J., & Fischer, F. (2023). *Füsse: Anatomisch und therapeutisch begreifen.* C. Maurer Verlag GmbH & Co. KG.

Wirth, C. J. (2002). 1.4 Unteres Sprunggelenk und queres Tarsalgelenk. In *Georg Thieme Verlag eBooks*. https://doi.org/10.1055/b-0034-17937.

Ganganalyse

6

Das folgende Kapitel befasst sich mit den Grundlagen der Ganganalyse, die dazu beitragen, den Gang der Patienten zu bewerten. Bei der Versorgung der unteren Extremitäten von neuroorthopädischen Patienten sollte das Tool der Ganganalyse in der Befunderhebung therapeutischer Berufe und als unabdingbare Grundlage der orthopädietechnischen Versorgungen eingesetzt werden. Sensomotorische Defizite verändern Bewegungsabläufe – und diese veränderten Abläufe disharmonieren wiederum die biomechanischen Voraussetzungen. Es entstehen Kompensationen, in Folge derer die Energieeffizienz des Gehens sinkt. Die Ganganalyse dient der Aufklärung solcher Abweichungen, um Ressourcen und Defizite aufzuzeigen.

Mobilität auf zwei Beinen erzeugt die unabhängigste Form der Fortbewegung (Kopf & Nikolakis, 2001). Auch wenn die Barrieren für Rollstühle oder andere Mobilitätshilfen in den letzten Jahren weniger geworden sind, gibt es noch häufig Hürden, die den Alltag erschweren. Deshalb liegt der Fokus der Patientenversorgung vermehrt auf Erhalt oder Verbesserung der eigenständigen Mobilität. Dieses Ziel wird nicht allein durch medizinische Berufsgruppen festgelegt, sondern ist auch einer der am häufigsten genannten Wünsche der Betroffenen selbst (Strobl et al., 2021). Demnach erscheint es unumgänglich sich näher mit dem Gang zu befassen. Im Schnitt legt der Mensch täglich 4900 Schritte zurück. In Deutschland liegt die Schrittzahl mit 5200 Schritten sogar über dem internationalen Durchschnitt (Althoff et al., 2017). Nichtsdestotrotz hat sich in den letzten Jahrzehnten einiges verändert. Laut Hofmeister (2006) haben wir unsere tägliche Gehstrecke von 20 km im Jahr 1910 deutlich reduziert und kamen an einem typischen Wochentag im Jahr 2005 auf gerade einmal 800 Meter. Jeder hat bestimmt schon von der *10.000-Schritte-pro-Tag-Regel* gehört. Diese scheinbar magische Zahl entstammt einer Werbekampagne aus den sechziger Jahren. Wer sich zum Thema *Optimale Gehstrecke* auf die Suche begibt, wird zahlreiche Studien und Artikel finden. Übereinstimmend scheint dabei folgendes: Die Steigerung der täglich zurückgelegten Strecke, in einem gewissen Maße, trägt in vielerlei Hinsicht zur Gesundheit bei. In Abschn. 3.2.2 wird die Fähigkeit und Vielschichtigkeit der Plastizität der Körperstrukturen beschrieben. Ihre Eigenschaften eröffnen große Potentiale in der Behandlung neuroorthopädischer Patienten. Allerdings bergen sie auch Gefahren: Was sich durch Training und Bewegung positiv beeinflussen lässt, kann durch Untätigkeit auch negative Effekte mit sich bringen. *Use it, or lose it* oder *Form follows function* sind bekannte Redewendungen, die es auf den Punkt bringen. Wie bereits im Abschn. 2.3.2 beschrieben, gilt: Nutzen wir unsere muskulären Strukturen nicht oder sehr spezifisch, so können sich Muskelfasern bis zu einem gewissen Grad verändern (Gjelsvik, 2012). Ein Wandel der Strukturen bedeutet auch veränderte Funktionen und Möglichkeiten des Nutzens. Rigidität oder Schwäche der Muskeln können zu einer Störung des physiologischen Gangbildes führen (s. Abschn. 3.3.1).

Beispiel

Der Stab eines Stabhochspringers veranschaulicht die Bedeutung des Gleichgewichtes aus Flexibilität und Rückgewinnung von Kraft. Wenn der Stab zu steif ist und sich nicht biegen lässt, wird die Energie, die durch den Anlauf erzeugt wird, nicht aufgenommen. Wahrscheinlich verpufft diese, weil der Stab dem Springer womöglich durch die Hände rutscht. Ist das Sportgerät hingegen zu flexibel, wird es sich leicht biegen lassen. Falls es nicht bricht, wird die Stabilität und Energie nicht ausreichen, um den Athleten in die Luft zu katapultieren. ◄

6.1   Formen und Möglichkeiten der Ganganalyse

Ganganalyse klingt einfach – und doch ist sie komplex. Die Umsetzung im Alltag erscheint oft unpraktisch und kostenintensiv – das muss sie allerdings nicht sein. *Ganganalyse* klingt wie der Sportladen an der Ecke und doch kann diese Form der Untersuchung weitaus mehr sein als die Frage nach der richtigen Schuhwahl. Diese Aussage ist nicht despektierlich gemeint. Jeder sollte die Form der Ganganalyse in dem Umfang nutzen, wie sie im entsprechenden Bereich benötigt wird. Bei der neuroorthopädischen Intervention sollte sie so ganzheitlich wie möglich angewendet werden und einer entsprechenden Expertise unterliegen. Die Durchführung kann von reiner Beobachtung bis hin zum dreidimensionalen Ganglabor stark variieren.

Beobachtende Ganganalyse
Die einfachste Art und Weise eine Ganganalyse durchzuführen, ist die Beobachtung des Gangbildes (s. Abb. 6.1). Der größte Vorteil liegt hier bei den Kosten. Eine Beobachtung ist, abgesehen von möglichen Fortbildungskosten, mit keinen weiteren Investitionen verbunden, wodurch die Umsetzung sofort realisierbar ist. Ein weiterer Vorteil ist der schnelle Erhalt der Ergebnisse, da es keiner

Abb. 6.1 Beobachtung des
Gangbildes ohne technische
Unterstützung

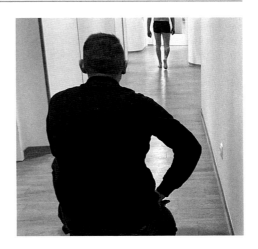

zeitintensiven Einstellungen von technischem Equipment oder anderen zeitauf-
wendigen Vorbereitungen bedarf.

Allerdings gibt es auch Aspekte, die gegen eine Analyse durch reine Beobachtung sprechen. Die Ergebnisse sind ausschließlich subjektiv, da sie nicht
durch Daten objektiviert werden können. Besonders im Rahmen einer interdisziplinären Besprechung sind Auffälligkeiten nur schwer gemeinsam zu beurteilen,
da die Geschehnisse lediglich Momentaufnahmen sind. Erschwerend kommt
hinzu, dass der Fokus meistens nicht nur auf einem Gelenk oder auf einer Struktur
liegt. Beobachtende Ganganalyse hat seine Schwächen demnach in wichtigen Aspekten, wie der Messgenauigkeit und der Reproduzierbarkeit (DeLisa, 1998).

Aus der Praxis lässt sich folgendes zusammenfassen: Die schnellen Abläufe
während des Gangzyklus sind schwer zu beobachten. Der Einstieg in die Ganganalyse ausschließlich durch Beobachtung kann schnell zu Frustration führen,
weil einzelne Abweichungen nur schwer zu erfassen sind. Mit viel Erfahrung und
Expertise sind die Ergebnisse gegebenenfalls umfangreicher, aber dennoch nicht
empfehlenswert. Eine erste Beobachtung empfiehlt sich dann, wenn sich der Patient noch nicht beobachtet fühlt, z.B. in den ersten Metern aus dem Wartebereich
bis hin zum Raum, in dem die Analyse stattfindet. Bei der eigentlichen Analyse
kann nun eingeschätzt werden, ob dieser Gang, dem im zuvor unbeobachteten
Moment gleichkommt.

Instrumentalisierte Ganganalyse
Wie der Name es vermuten lässt, wird der Untersucher bei der Analyse durch technische Geräte unterstützt. Die Vielfalt der einsetzbaren Instrumente ist sehr umfangreich. Welches Equipment gebraucht wird, hängt davon ab, welche Informationen benötigt werden. Die Einschätzung des Kosten-Nutzen-Faktors kann in die
Investitionsentscheidung miteinfließen.

Videogestützte zweidimensionale Ganganalyse

Die Ganganalyse anhand von Videos ist in erster Linie auch eine beobachtende, jedoch mit wesentlichen Unterschieden in der Praktikabilität. Selbst mit der einfachsten Hardware lassen sich die aufgezeichneten Videos stoppen, wiederholen und auch verlangsamt abspielen.

In vielen Fällen bedarf es nicht einmal einer gesonderten Investition. Die meisten besitzen ein Smartphone mit ausreichend hoher Auflösung und Bildwiederholungsrate, um nutzbare Aufnahmen zu erzeugen. Wer einen Schritt weiter gehen möchte, kann auf diverse Video-Apps aus den jeweiligen App-Stores zurückgreifen. Mit diesen Applikationen lassen sich Slow Motion Funktionen und gegebenenfalls auch Hilfen, wie das Einzeichnen von Linien oder Winkeln, einfach anwenden (s. Abb. 6.2). Einen zusätzlichen Mehrwert bietet auch das nebeneinander legen von Videos. Dies ermöglicht den Vergleich zweier Videosequenzen miteinander oder die parallele Analyse eines Videos aus der frontalen mit einem aus der sagittalen Ansicht. Die Aufnahmen vom Handy oder Tablet können auch auf einen größeren Bildschirm übertragen werden. So haben alle Beteiligten einen guten Blick auf das Geschehen. Bei der Videoaufnahme wird die Person am Handy oder Tablet ihre Aufnahmeposition teilweise, je nach Ansicht des Patienten (frontal, sagittal), verändern müssen. Bei der Analyse aus der Frontalen und Sagittalen können die jeweiligen Videos nicht direkt miteinander in Bezug gesetzt werden, da sie nicht aus demselben Gangzyklus entspringen.

Eine Steigerung der videogestützten Analyse entsteht durch die Verwendung eines festen Terminals mit zwei oder mehr angeschlossenen Kameras. In einem solchen Fall sind weniger Gangwiederholungen des Patienten notwendig, da die Kameras denselben Gangzyklus zeitgleich aus unterschiedlichen Blickwinkeln aufnehmen. Videos, die aus derselben Gangsequenz aufgenommen wurden, können somit aufeinander bezogen werden. Für solche Setups gibt es eine Vielzahl an Herstellern, die sowohl Hardware- als auch Softwarelösungen anbieten. Von Vorteil ist vor allem die feste Position der Kamerasysteme. Somit werden

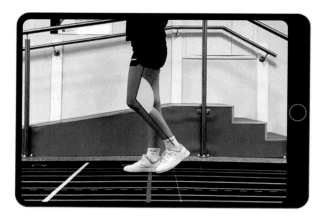

Abb. 6.2 Ganganalyse auf einem Tablet mit darstellbarem Winkel

Fehlerquellen durch wechselnde Kameraperspektiven minimiert und die Reproduzierbarkeit erhöht. Gelenkwinkel oder Raum-Zeit-Parameter müssen manuell erhoben werden. Die Positionierung der Winkel wird vereinfacht, indem der Patient mit Markerpunkten gekennzeichnet wird (s. Abschn. 6.3).

Systeme zur vereinfachten Erhebung kinematischer Daten
In den vergangenen Jahren ist eine Vielzahl neuer Möglichkeiten zur Erfassung kinematischer Daten auf den Markt gekommen. Die einfachste Datenerhebung versprechen markerlose Messsysteme. Nach der Aufnahme des Probanden berechnet eine entsprechende Software anhand der aufgenommenen Körperproportionen die Gelenkdrehpunkte und liefert im Anschluss Ergebnisse. Andere Hersteller arbeiten mit Messsensoren, die an die zu analysierende Person angebracht werden. Diese liefern die Messdaten der durchgeführten Analyse. Bei Interesse an solchen Systemen sollte überprüft werden, ob die Genauigkeit der Messergebnisse den gestellten Anforderungen entspricht. Die Präzision hat in den letzten Jahren deutlich zugenommen, womit sie als Alternativen zu teuren Ganglaboren in Betracht gezogen werden können (Salisu et al., 2023).

Dreidimensionale Ganganalyse
Der Zugang zur dreidimensionalen Ganganalyse wird immer einfacher. Sogar markerlose Systeme sind heutzutage (Stand, 2024) dazu imstande, Modelle des menschlichen Körpers zu errechnen und darzustellen. In den Ganglaboren wird derzeit zum größten Teil mit optoelektronischen Systemen mit passiven Markern gearbeitet (Strobl et al., 2021). Hierfür werden zahlreiche Kameras im Raum positioniert. Das System erkennt die Marker und errechnet ein dreidimensionales Körpermodell. Für solche über Jahre etablierten Messsysteme gibt es zahlreiche Studien zur Messgenauigkeit. Die Qualität der Messergebnisse zwischen markerlosen und markerbasierten Systemen nähert sich immer weiter an (Ripic et al., 2023). Eine weitere Möglichkeit der Analyse stellt die Rasterstereographie dar. Bei dieser Form der statischen oder dynamischen Begutachtung steht die Wirbelsäule im Vordergrund. Sie wird anhand anatomischer Fixpunkte durch einen Computer berechnet, was eine strahlungsfreie Messung und Darstellung ermöglicht.

Systeme der dreidimensionalen Ganganalyse erzeugen zahlreiche Messergebnisse. Die entstehenden Daten sind objektiv und eignen sich sehr gut, um Veränderungen des Gangbildes wahrzunehmen und zu dokumentieren. Bei allen Systemen gilt auch hier das Kosten-Nutzen-Prinzip: Für den Arbeitsalltag sollte die Vorbereitungszeit bis zur eigentlichen Messung bedacht werden.

Kinetik
Bewegungen der einzelnen Körperabschnitte können auf viele Arten detektiert werden. Wie sie beeinflusst und initiiert werden, wurde bereits im Abschn. 4.8 angedeutet. Die Bodenreaktionskraft, gemessen anhand von Kraftmessplatten, beeinflusst die Kinematik des Körpers. Mit Hilfe dieser Messplatten lässt sich die Stärke und Ausrichtung der Bodenreaktionskraft sichtbar machen. In Kombination

mit den kinematischen Daten lassen sich die Drehmomente, die auf die Gelenke wirken, berechnen. Ohne den Einsatz von Messtechnik für die Bodenreaktionskraft kann das Drehmoment nur anhand der Körperposition abgeleitet werden.

Oberflächenelektromyographie (OEMG)
Die Messung der elektrischen Potenziale der Muskeln ermöglicht die Darstellung der Muskelaktivitäten. Dabei wird die Messung mittels Nadelelektroden oder die Nutzung von Oberflächenelektroden unterschieden. Zur Unterstützung der Ganganalyse erweist sich letztere als praktikabel. Die Ergebnisse sollten auf mögliche Fehlerquellen überprüft werden (Rau et al., 2004). Zu den wichtigen ablesbaren Daten gehören beispielsweise das Timing und die Intensität der Kontraktionen (Döderlein, 2015). Eine solche Einsicht in die Aktivität verschiedener Muskeln während dieses dynamischen Prozesses erhöht die Aussagekraft der Ganganalyse. Neben der Einsatzmöglichkeit als diagnostisches Mittel kann die Darstellung der Muskelaktivitäten auch in der Therapie hilfreich eingesetzt werden. Dem Patienten kann so ein direktes optisches Feedback gegeben werden: Wann und mit welcher Bewegung wird welche Muskulatur aktiviert. Für den Therapeuten ergibt sich daraus der Vorteil, Übungsumgebungen oder Ausgangsstellungen optimal, den muskulären Adressaten entsprechend, anzupassen.

Pedobarographie
Die Druckmessung der Füße (Pedobarographie) erfährt vor allem in Sanitätshäusern eine häufige Anwendung, z. B. im Rahmen der Einlagenversorgung von Patienten mit Diabetes. Gemessen wird der auf den Boden gegebene Druck der einzelnen Fußregionen. Möglich ist diese Messung über Messplatten auf dem Boden oder über Messsysteme im Schuh. Bei Messplatten sollten die Ergebnisse daraufhin überprüft werden, ob der Patient bei dem Versuch die Platte zu treffen, von seinem eigentlichen Gangbild abgewichen ist. Bei Messsystemen im Schuh bleibt diese Fehlerquelle aus. Sie geben Aufschluss, wie Einlagen oder Schuhe den Druck auf den Fuß verteilen (Strobl et al., 2021).
Einigen Messsysteme ist es möglich deutlich mehr Daten zu liefern. Ihre Ergebnisse können Aufschluss über die Belastungslinien, die Symmetrie der Gangphasen, Bodenreaktionskräfte, das Abrollverhalten des Fußes und vieles mehr bieten. Die Abb. 6.3 zeigt zwei Variationen, wie die Ergebnisse aus einer Pedobarographie optisch dargestellt werden können.

6.2   Unser Vorschlag für ein Ganglabor

Der vorangegangene Abschnitt zeigt die umfangreichen Möglichkeiten einer Ganganalyse. Da dieses Buch den Start in die Versorgung neuroorthopädischer Patienten darstellen soll, folgt ein Vorschlag für die Einrichtung eines *Ganglabors*. Dieser Vorschlag ist keine Wertung der verschiedenen Systeme, sondern dient der Idee, wie ein solches Labor mit wenig Aufwand umgesetzt werden kann.

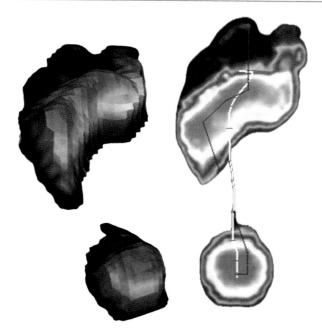

Abb. 6.3   Ergebnisse aus einer Pedobarographie (links: dreidimensionale Darstellung, rechts: farbig dargestellte Druckunterschiede mit Abrolllinie)

Der Raum und die Gehstrecke
Die ersten Überlegungen bei der Umsetzung eines Ganglabors sollten die Gehstrecke betreffen. Unter Berücksichtigung einer kurzen Distanz, in der die Patienten ihre Gehgeschwindigkeit aufnehmen, sollte eine Strecke von mindestens acht Metern gewährleistet werden (Strobl et al., 2021). So erhalten wir in der Mitte der Gehstrecke ein bis zwei Schrittfolgen, die der Analyse unterzogen werden können. Wer eine Strecke von über zehn Meter zur Verfügung hat, erhält die Möglichkeit den 10-Meter-Gehtest durchzuführen. Damit etwas kleinere Räume optimal genutzt werden können, sollte die Gehstrecke hier diagonal verlaufen. Steht kein Raum in der entsprechenden Größe zur Verfügung, kann ein langer Flur die Lösung darstellen. Um eine diskrete Atmosphäre zu schaffen, ist es möglich, den Flur entweder mit einem Sichtschutz auszustatten oder Zeiträume zu nutzen bzw. zu schaffen, in denen keine anderen Patienten vor Ort sind. Neben einer geeigneten Streckenlänge sollte jedoch auch ein gewisser Abstand zur Seite gewährleistet sein, um Videoaufnahmen durchführen zu können. Sollten die Raum- oder Flurbreite nicht genügen, können Nischen oder abgehende Räume genutzt werden, um eine ausreichende Distanz der Kamera zum Patienten zu gewährleisten.

Falls sich auch nach allen Überlegungen keine Strecke finden lässt, besteht die Möglichkeit ein Laufband zu benutzen. Neben der Kostenfrage ist zu bedenken, welche Patienten hauptsächlich analysiert werden sollen und ob diese gut auf

einem Laufband gehen können. Im Bereich der neuroorthopädischen Physiotherapie können durch den Einsatz von Laufbändern die Therapiemöglichkeiten
erweitert werden, was zusätzlich positive Effekte bei der Behandlung von Gangstörungen mit sich bringt (Polese et al., 2013). Bei der Nutzung müssen ebenfalls
gewisse räumliche Abstände eingehalten werden. Sie dienen zum einen der Sicherheit und zum anderen der Distanzwahrung der Kameras. Bei der Analyse von
neuroorthopädischen Patienten auf einem Laufband sind der fehlende Weggewinn,
sowie die veränderten vestibulären und visuellen Stimuli mit einzubeziehen.

Nach Abschluss der Streckenplanung ergibt sich die Frage nach der räumlichen
Umgebung der Gehstrecke oder des Laufbandes. Bei letzterem geht es darum,
welcher Laufbandtyp der geeignetste ist. Bei der Gehstrecke hingegen kommt es
besonders auf die Fußbodenbeschaffenheit an. Hier sollte der Untergrund eben
und rutschfest sein. Die Areale in denen gefilmt wird, benötigen eine gute Aus-
leuchtung, sodass keine Schatten bei den Aufnahmen entstehen. Die Patienten
sollten von der Beleuchtung jedoch nicht geblendet werden. Sowohl Unebenheiten
im Fußboden als auch eine weniger geeignete Beleuchtung können Auswirkungen
auf das Gangbild haben (Richardson et al., 2005). Die Gestaltung der Wände kann
die Ergebnisse der Aufnahmen ebenfalls positiv beeinflussen. Grundlegend sollten
glänzende und reflektierende Oberflächen vermieden werden (Marquardt, 2012).
Ist eine farbliche Gestaltung gewünscht, sollte die Farbe einen guten Kontrast zum
Patienten erzeugen. Kalibrierungstafeln können die Farbe an der Wand ersetzen
und zudem mit ihren Skalierungen hilfreich bei der Analyse sein. Die Abb. 6.4
zeigt ein Beispiel eines Raumes zur Ganganalyse.

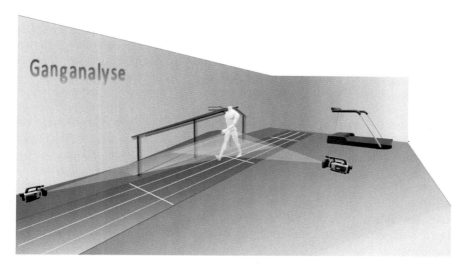

Abb. 6.4 Raum für die Ganganalyse mit freier Gehstrecke, Laufband, zwei Kameras und einer
schrägen Ebene mit Treppe

Aufnahmegeräte

Die technische Umsetzung gestaltet sich relativ einfach. Es werden lediglich zwei Kameras und ein Computer mit der entsprechenden Software benötigt. Die Kameras sollten mithilfe von Halterungen fest installiert sein. Eine dient der frontalen Aufnahme und die zweite erfasst den Patienten von der Seite. Es empfiehlt sich einen zusätzlichen Bildschirm im Raum anzubringen, damit die Aufnahmen gemeinsam mit dem Patienten besprochen werden können. Diese Variante der Ganganalyse kann ab einem Einsatz von 2000–3000 € realisiert werden. Wer diese finanziellen Mittel nicht aufbringen möchte, kann auf die Aufnahmevariante mit Handy oder Tablet ausweichen. In jedem Fall ist es besser eine Aufzeichung des Ganges mit einfachen Mitteln durchzuführen, als von der Analyse abzusehen, weil das entsprechende Equipment fehlt (Finkbiner et al., 2017).

Worauf sollte ich am Anfang achten?

Sobald mit der Analyse begonnen werden soll, können grundlegende Tipps hilfreich sein. Die Kameras sollten in einem möglichst optimalen Abstand zum Patienten installiert werden. Ist dies nicht möglich, kann mit Weitwinkelobjektiven gearbeitet werden. Beim Einsatz solcher optischen Unterstützungen muss bedacht werden, dass diese zu einer erhöhten Verzerrung führen und dadurch eine mögliche Fehlerquelle entstehen kann. Auch für den Einsatz von Handys oder Tablets gibt es solche Objektive. Unabhängig davon, welche Kameras genutzt werden, sollten diese bei der Aufnahme in einer bestimmten Höhe positioniert werden. Es sollte versucht werden die Mitte des Kamerabildes in einem rechten Winkel zum Patienten auszurichten (Marquardt, 2012). Auch wenn die Analyse einen ganzheitlichen Charakter hat, nimmt die Beobachtung von Fuß-, Knie- und Hüftgelenken einen großen Teil ein. Bei einer Einstellung der Kamera auf Kniehöhe kommt es zu einer zentralen Ausrichtung zum Lokomotor. Mit einer verstellbaren Haltevorrichtung besteht jederzeit die Möglichkeit in der Höhe zu variieren, besonders wenn ein Gelenk oder eine bestimmte Struktur detaillierter betrachtet werden soll. Empfehlenswert ist eine Grundeinstellung, die für die meisten Ganganalysen genutzt werden kann. Eine solche Grundkonfiguration der Kamerapositionierungen hilft bei dem Vergleich von Videos und minimiert Fehler, die durch unterschiedlich eingestellte Aufnahmegeräte entstehen können. Wer Videos auf einer freien Gehstrecke generiert, muss bei der Auswertung der Bilder und der Erhebung kinematischer Daten darauf achten, dass sich der Patient nicht in jeder Gangphase zentral zur Kamera befinden kann. Diese Tatsache kann bei der Auswertung zu abweichenden Messergebnissen führen. Es sollte darauf verzichtet werden den Patienten dazu aufzufordern, einen bestimmten Bereich der Gehstrecke zu treffen. Dadurch kommt es zur Einflussnahme des Gangbildes, was zu fehlerhaften Ergebnissen führen kann (Strobl et al., 2021). Wird die Aufnahmen mit einem Handy oder Tablet gemacht, kann zur Stabilisierung und gleichbleibenden Ausrichtung der Kamera ein Stativ verwendet werden.

▶   Beim freihändigen Erstellen von Videos sollte unbedingt darauf ver-
    zichtet werden, die Kamera zu schwenken. Die meistens Apps bie-
    ten Hilfslinien und Raster an, sodass das Aufnahmegerät besser aus-
    gerichtet werden kann. Hilfreich ist es, die Kamera anzulehnen oder
    abzustellen, damit das Video wackelfrei bleibt. Aus der frontalen An-
    sicht lassen wir den Patienten auf uns zu und wieder weg gehen. Die
    anschließende Auswertung wird erleichtert, wenn jeweils ein Video von
    vorne und von hinten gemacht wird. Gleiches gilt für die sagittale Be-
    obachtungsposition. Der Patient geht einmal von links und einmal von
    rechts durch das Bild der Kamera. Es ist von Vorteil, jeweils ein einzel-
    nes Video zu jeder Sequenz zu filmen. Am Ende sollten vier Videos für
    die Auswertung zur Verfügung stehen. Wer über ein System mit zwei
    Kameras verfügt, bekommt dementsprechend zwei. Das Drehen der Vi-
    deos auf diese Weise erleichtert das Handling bei der Auswertung. Bei
    der Aufnahme langer Abschnitte, ist das Auffinden einzelner Sequen-
    zen erschwert.

6.3   Grundlagen der Ganganalyse

Eine interprofessionelle Versorgung von Patienten ist in Kliniken oder medizinischen Zentren einfach umsetzbar, da alle Berufsgruppen vor Ort sind. In der Ver-
sorgungslandschaft außerhalb solcher Einrichtungen, ist das Organisieren von
gemeinsamen Terminen schwieriger. Wenn die organisatorischen Grundlagen für
eine gemeinsame Patientenbegutachtung geglückt sind, ist es wichtig, eine einheitliche Sprache zu verwenden. Bei anatomischen Strukturen, Krankheitsbildern
oder Symptomen kommen wir schnell auf einen gemeinsamen Nenner. Auch bei
der Ganganalyse ist eine solche gemeinsame und präzise Sprache von Vorteil.
Im nachfolgenden Abschnitt greifen wir auf die Gangphasen nach Dr. Jacqueline
Perry zurück, die von Kirsten Götz-Neumann in ihrem Buch *Gehen Verstehen*
übernommen- und mit ihrer langjährigen, praktischen Erfahrung erweitert und für
die medizinischen Berufe in Deutschland zugänglicher gemacht wurden. Unter
dem Motto *Was ist schon normal?* beschreibt Kirsten Götz-Neumann (2011) wie
die Normbereiche, die wir in den Gangphasen abzugleichen versuchen, entstanden
sind.   Diese Normbereiche des menschlichen Ganges wurden aus der Untersuchung einer Vielzahl von gesunden Probanden unterschiedlichen Alters und Ge-
schlechts erzeugt. Die Daten basieren auf Messungen von Dr. Jacquelin Perry und
ihrem Team des Rancho Los Amigo National Rehabilitation Center Los Angeles.

Vorbereitungen
Die Ganganalyse beginnt mit der Anamnese des Patienten. Je nach durchführender
Berufsgruppe kann die Abfrage nach Informationen variieren (s. Abschn. 4.1.1).
Bevor es zur Aufnahme des Gangbildes kommt, ist zu empfehlen, an bedeutenden
Knochenpunkten Markierungen zu setzen (s. Abb. 6.5). Dem Umfang der Analyse
entsprechend, kann auch der Umfang der Marker angepasst werden. Dabei bieten

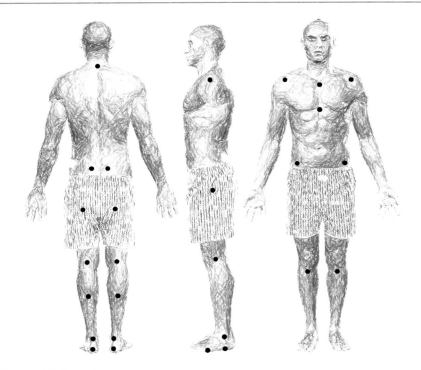

Abb. 6.5 Markerpunkte

sich selbstklebende Punkte oder Stifte (Whiteboard Marker, Kajalstift), die sich im Nachhinein gut entfernen lassen, an.

Mögliche Marker dorsal:

- Mitte der Ferse
- Mitte des Ansatzes der Achillessehne
- Mitte der beiden Gastrocnemiusköpfe (Patienten ggf. auf die Zehenspitzen stellen lassen)
- Mitte der Kniekehle
- Mitte der Glutealfalte
- Spina iliaca posterior superier (SIPS) bds. (optional weitere Punkte links und rechts im Verlauf der SIPS-Punkte)
- Dornfortsätze der Wirbel (nach Bedarf, aber mindestens C7-Vertebrae prominens)

Mögliche Marker sagittal:

- Malleolus lateralis (höchste Erhebung)
- Fersenbein, senkrecht unter der Markierung des Malleolus

- Grundgelenk der Metatarsale V
- Mitte des Collateralbandes des Kniegelenkes
- Trochanter major
- Schulter (Acromion)

Mögliche Marker ventral:

- Tuberositas tibiae
- Spina iliaca anterior superior (SIAS)
- Sternum
- Fossa jugularis
- Acromioclaviculargelenk (ACG)

Sofern die Patienten im Alltag Gehhilfen benutzen, können diese ebenfalls bei der Analyse eingesetzt werden. Ist die Aufnahme des Ganges auch ohne Hilfsmittel möglich, sollten beide Varianten gefilmt werden. Abweichungen beim Vergleich dieser Aufnahmen können Hinweise auf mögliche Ursachen liefern. In manchen Fällen berichten Patienten von einer merklichen Ermüdung nach einer bestimmter Gehstrecke oder Gehzeit. Falls die Möglichkeit besteht, können Patienten nach der ersten Aufnahme versuchen die Ermüdung hervorzurufen, z. B. durch längeres Gehen. Im Anschluss kann ein zweites Video aufgenommen werden, um aus den möglichen Veränderungen Rückschlüsse ziehen zu können.

6.3.1 Raum-Zeit-Parameter

Vor der Auswertung des Gangbildes anhand der Gelenkwinkel und einer anschließenden Hypothesenbildung, bieten die Raum-Zeit-Parameter erste Messmöglichkeiten, die im Anschluss an eine Intervention sehr gut miteinander vergleichbar sind.

Gehgeschwindigkeit
Um die Gehgeschwindigkeit zu errechnen, benötigen wir eine Stoppuhr sowie eine abgemessene Strecke. Die Zeit wird gestartet, sobald der Patient die Startlinie der Messstrecke überschreitet und wieder gestoppt, sobald er die Markierung des Endpunktes erreicht. Das Ergebnis kann notiert werden und später sehr gut mit anderen Messungen verglichen werden (Peters et al., 2013). Zur Berechnung der Gehgeschwindigkeit findet folgende Formel Anwendung:

$$\text{Formel: Gehstrecke in m} \div \text{Zeit in s} \times 3{,}6 = \text{Geschwindigkeit in } \frac{\text{km}}{\text{h}}.$$

$$\text{Patientenbeispiel: } 8\text{ m} \div 10\text{ s} \times 3{,}6 = 2{,}88\ \frac{\text{km}}{\text{h}}$$

Die Multiplikation mit 3,6 dient der Berechnung von Meter pro Sekunde (m/s) in Kilometer pro Stunde (km/h). Im Beispiel wurde das Ergebnis in km/h berechnet, weil diese Einheit alltagsgebräuchlich und somit besser vorstellbar ist. Die Gehgeschwindigkeit ist abhängig von Konstitution, Alter und Geschlecht (Bohannon, 1997). Die durchschnittliche Gehgeschwindigkeit beträgt 4,3 km/h. Dabei variiert der Wert zwischen 5,2 km/h bei Männern im mittleren Alter (40–49 Jahre) und 3,3 km/h bei Frauen zwischen dem 80. und 99. Lebensjahr (Bohannon, 2011). Kyrdalen et al. (2018) beschreibt ein erhöhtes Sturzrisiko bereits ab einer Geschwindigkeit von unter 3,6 km/h. Langsamere Patienten erfahren im Alltag häufig Einschränkungen, da sich beispielsweise Ampelphasen oder auch die geöffneten Türen eines Fahrstuhls an der durchschnittlichen Gehgeschwindigkeit orientieren.

Stride length
Mit Hilfe von Kameratechnik und entsprechender Software können einzelne Schritte einfach ausgemessen werden. Dabei kann die Distanz zwischen dem Fersenkontakt des linken und rechten Beines gemessen werden. Die Ergebnisse geben Aufschluss über Asymmetrien beim Gehen. Um die Länge eines Gangzyklus zu ermitteln, kann entweder die Messfunktion der Software genutzt werden oder die Einzelschritte werden gezählt und die daraus resultierende Länge wird rechnerisch ermittelt. Das Ergebnis ist die *Stride length* – also die Länge eines Doppelschrittes (Gangzyklus). Dabei durchläuft ein Fuß ein Ereignis im Gangzyklus zweimal: z. B. der linke Fuß von Fersenkontakt zu Fersenkontakt (s. Abb. 6.6). Bei der rechnerischen Methode erhält man einen Durchschnittswert

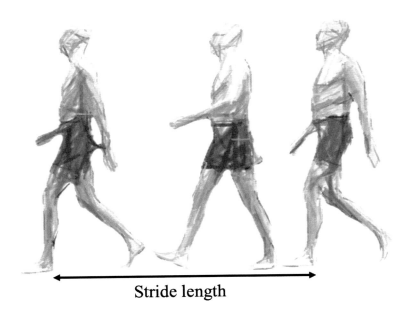

Stride length

Abb. 6.6 Stride length des linken Beines

aller Gangzyklen. Wird die Stride length aus dem Video heraus gemessen, erhalten wir auch nur Auskunft über diese eine Doppelschrittlänge. Es wird empfohlen mehrere Schritte zu messen. Eine normale durchschnittliche Stride length wird mit ca. 1,4 m angegeben (Götz-Neumann, 2011).

Beispiel für die rechnerische Methode:

Formel: Gehstrecke in m × 2 ÷ Schritte = Stride length in m

Patientenbeispiel: 8 m × 2 ÷ 10 = 1,6 m

Kadenz

Bei der Kadenz (Menge der Schritte pro Minute) handelt es sich um einen einfach zu messenden Wert. Falls es möglich ist, kann der Patient eine Minute gehen, während die Schritte gezählt werden. Für Patienten, die Probleme mit längeren Strecken haben, können die Schritte, ähnlich wie beim Messen des Pulses, innerhalb von 10, 15 oder 30 s gezählt werden. Hier bieten sich folgende Rechnungswege an:

für 10 s:

Formel: *Schritte* × 6 = Schritte pro Minute
Patientenbeispiel: 8 × 6 = 48 Schritte pro Minute
Für 15 s:
Formel: *Schritte* × 4 = Schritte pro Minute
Patientenbeispiel: 10 × 4 = 40 Schritte pro Minute
Für 30 s:
Formel: *Schritte* × 2 = Schritte pro Minute
Patientenbeispiel: 22 × 2 = 44 Schritte pro Minute 22
für andere Gehzeiten (mindestens 10 s):

Formel: Schritte × 60 ÷ gestoppte Zeit

Patientenbeispiel: 8 × 60 ÷ 10 s = 48 Schritte

Insgesamt sind die Raum-Zeit-Parameter abhängig von körperlichen Faktoren. So verhält es sich auch bei der Frequenz der Schritte. Götz-Neumann (2011) gibt den Normbereich zwischen 100 und 130 Schritten pro Minute an. Regelmäßiges Erfassen der Raum-Zeit-Parameter ermöglicht den Berufsgruppen, langfristige Rückschlüsse auf die Wirkung ihrer Maßnahmen zu ziehen.

6.3.2   Einteilung des Ganges

Beim Gehen lassen sich die Beine in Stand- und Schwungbein differenzieren. Die Standphase macht dabei 60 % und die Schwungphase 40 % des gesamten Gangzyklus aus. Während der Standphasen steht das Bein auf dem Boden. Innerhalb dieser Phasen gibt es Momente, zu denen auch das kontralaterale Bein am Boden ist. Dadurch lassen sich die Standphasen in einfach- oder doppelt unterstützte

Phasen unterteilen (Götz-Neumann, 2011). Die Gesamtheit aller Gangphasen ergeben 100 % des Gangzyklus. Die Zuordnung der einzelnen Gangphasen entsprechend ihrer prozentualen Dauer und Reihenfolge, ist zum Lesen von kinematischen Diagrammen notwendig (s. Abb. 6.7). So lassen sich die Winkelmessungen den Gangphasen zuordnen:

Beispiel

In der Abb. 6.7 ist ein senkrechter Pfeil dargestellt, der bei etwa 75 % steht (x-Achse). Zu diesem Zeitpunkt liegt die Bewegungskurve des Kniegelenkes (dunkelgrau) bei circa 60° (y-Achse, horizontaler Pfeil). Das Ende der ersten Schwungphase (Initial swing) liegt bei 75 % des Gangzyklus und das Knie ist in diesem Moment 60° gebeugt. ◀

6.3.3   Beginn des Ganges

Wer macht sich schon bewusst Gedanken über seinen eigenen Gang? Wir gehen einfach los und jeder wählt dabei eine für sich bequeme Geschwindigkeit, die zudem den geringsten Energieaufwand bedeutet (Inman et al., 1994).

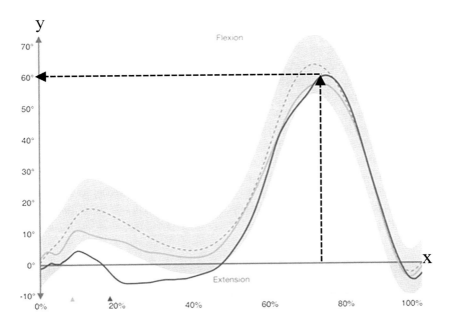

Abb. 6.7 Kinematisches Diagramm des Kniegelenkes mit x-Achse (0 %–100 % des Gangzyklus) und y-Achse (-10°–70° Bewegungsumfang für das Kniegelenk)

Unser Körper befindet sich im Stand in einer stabilen Position. Wie bereits beschrieben, liegt der Körpervektor dabei nah an den Gelenkdrehpunkten. Im Knie- und Hüftgelenk wird ein Streckdrehmoment erzeugt, welches weitestgehend durch den Kapsel-Bandapparat stabilisiert wird. Im Sprunggelenk herrscht eine leichte Dorsalextension die muskulär stabilisiert werden muss (Götz-Neumann, 2011). Betrachten wir noch einmal die Gelenkformen der unteren Extremitäten, sind alle Strukturen abgerundet und für das Abrollen konstruiert. Der stehende, stabile Körper ist vergleichbar mit einer Achterbahn, die gerade auf den höchsten Punkt gezogen wurde und nun auf die Talfahrt wartet. Um die Achterbahn in Fahrt zu setzen, benötigt es einen Knopfdruck. Übertragen auf den Menschen initiiert er den Gang mit einer Gewichtsverlagerung des Körpers nach vorne und begibt sich so auf die „Achterbahnfahrt des Gehens". Jeder der einmal gestolpert ist, mag sich daran erinnern, dass ein Sturz kaum zu verhindern war, wenn ein Bein hängengeblieben ist. Sofern die Verlagerung des Körpergewichtes nicht unterbrochen wird, fällt der Körperschwerpunkt zu Boden. Wenn jedoch ein Bein nach vorne schwingt und das drohende Fallen verhindert, ist der Grundstein für den Gangzyklus gelegt, der schon nach 1,03 s wieder beendet ist (Murray et al., 1964).

Dieser kurze Moment hat es in sich. Wie bereits in Abschn. 4.9.2 erwähnt, spielt die Positionierung des Oberkörpers eine wichtige Rolle. Zur Erinnerung: Die Position des Passagiers hat Einfluss auf die Ausrichtung des Vektors. Die gute Nachricht: Die Abläufe und Mechanismen des Lokomotors sind in hohem Maße effektiv. Die muskulären Anforderungen an den Passagier können beim normalen Gang auf ein Minimum reduziert werden und dienen hauptsächlich seiner Ausrichtung (Perry, 2003). Vergleichbar ist dies mit dem Balancieren eines aufrechtstehenden Stabes auf der flachen Hand. Wer den Arm und die Hand geschickt hält oder austariert, wird den Stab aufrechthalten können. Bei wem diese Fähigkeit eingeschränkt ist, dem wird der Stab runterfallen. Bei Störungen des Lokomotors ist es ähnlich: Der Oberkörper muss mehr Energie aufwenden, um seinen Schwerpunkt zu zentrieren.

6.4   Die Gangphasen

Zu Beginn des Abschn. 6.3 wurde bereits darauf hingewiesen, dass im Rahmen der interprofessionellen Arbeit eine präzise und einheitliche Sprache notwendig ist. Im Folgenden werden die acht Gangphasen nach Perry genauer beschrieben.

6.4.1   Bestimmung der Gangphasen

Eine Grundvoraussetzung für die Ganganalyse ist das Erkennen der Gangphasen. Beide Beine werden in die Betrachtung miteinbezogen. Es muss allerdings zunächst bestimmt werden, bei welchem Bein es sich um das sogenannte *Referenzbein* handelt und welches demnach als *kontralaterales Bein* betitelt wird.

Die Abb. 6.8 stellt dieses Vorgehen anhand einer Uhr vereinfacht dar. Von einer Uhr, die lediglich einen Stundenzeiger besitzt, lässt sich nur eine ungefähre Zeit ablesen (s. Abb. 6.8, Uhr A). Erst wenn der Minutenzeiger hinzukommt, kann die Zeit wirklich präzise bestimmt werden (s. Abb. 6.8, Uhr B). Ähnlich verhält es sich auch bei den Gangphasen. Allein am Referenzbein kann die Gangphase zunächst nur ungefähr bestimmt werden. Erst unter Einbeziehung des kontralateralen Beins ist eine genaue Detektion möglich.

Durch welche Ereignisse sich die Gangphasen bestimmen lassen, folgt in den Abschn. 6.4.2 bis 6.4.9. Abweichungen vom physiologischen Gangbild zeigen sich beim Vergleich der in der Analyse gemessenen Gelenkwinkel mit den Referenzwinkeln von Perry.

6.4.2 Initial Contact (IC)

Die erste Gangphase, *Initial Contact* (IC), ist nur die Momentaufnahme des ersten Fußkontaktes des Referenzbeines. Aus diesem Grund nimmt sie keine Zeit des Gangzyklus in Anspruch (0 %, Götz-Neumann, 2011). Obwohl der IC zeitlich gesehen kaum der Rede wert ist, können aus dieser Gangphase interessante Schlüsse gezogen werden. Anhand dieses Momentes lässt sich ableiten, warum eine Gangphase in der Analyse nicht für sich alleinsteht. Bei der Interpretation jeder Gangphase kann es zu Abweichungen kommen, deren ursächlichen Ereignisse jedoch an anderer Stelle zu finden sind. Demnach kann der IC zum einen Andeutungen auf Störungen der vorangegangenen Phasen geben und zum anderen Hinweise liefern, welche Ereignisse in den kommenden Gangphasen gestört sein könnten. Diese Vorgehensweise gilt für alle Gangphasen und wird im Moment des ersten Kontaktes deutlich.

Der Beginn des Gangzyklus im IC ist mit der Landung des Beines verbunden. Da wir normalerweise nicht mit den Füßen über den Boden schlurfen, muss das vorher noch schwingende Bein irgendwann Kontakt mit ihm aufnehmen. Am Ende

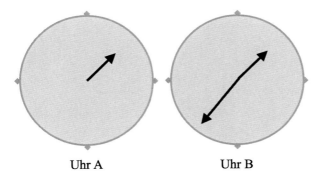

Uhr A   Uhr B

Abb. 6.8 Uhr als Beispiel zur präzisen Bestimmung der Gangphasen

der Schwungphase hat die Ferse noch einen Abstand von einem Zentimeter zum Untergrund (Perry, 1992). Der Fall aus dieser Höhe erzeugt bei der Landung starke Bodenreaktionskräfte, die durch den Vektor in Abb. 6.9 dargestellt sind.

Welche Gelenkpositionen erwarten wir in Initial Contact?
Ein Merkmal des IC stellt der Fersenkontakt dar (s. Abb. 6.9). Dieser entsteht durch die Stellung des Beines im Raum. Demnach ist der Fersenkontakt nicht nur von der Stellung des Fußes abhängig, sondern auch von der Position der anderen Gelenke. Das Hüftgelenk sorgt mit einer Flexion von circa 20° für eine leichte Diagonalstellung des Beines. Diese wird durch eine nahezu vollständige Streckung des Kniegelenkes (5°) fortgeführt. Die Neutral-Null-Stellung des Sprunggelenkes bestimmt als letzter Baustein, wie sich die Positionierung des Fersenbeines zum Boden verhält.

Welche Drehmomente werden erzeugt?
Die Bodenreaktionskraft ist senkrecht nach oben ausgerichtet. Sie verläuft hinter dem Sprunggelenk, da hier der erste Kontaktpunkt des Fersenbeines liegt. Das Resultat ist ein Plantarflexionsdrehmoment im Fuß. Der weitere Verlauf des Vektors erzeugt ein Streckdrehmoment im Knie (Verlauf vor dem Knie) und ein Beugedrehmoment in der Hüfte (Verlauf vor der Hüfte).

Abb. 6.9 Initial Contact (Pre Swing am kontralateralen Bein)

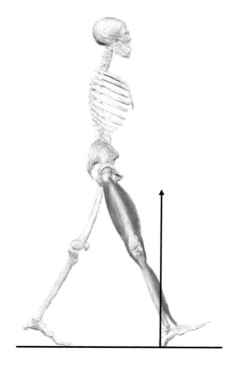

Welche Muskeln sind gefordert?
Bei der Einwirkung externer Drehmomente werden interne Gegenkräfte in Form von Muskelaktivitäten benötigt. Demnach wirkt die praetibiale Muskulatur (Fußheber) der Plantarflexion entgegen. Dazu gehören auch die langen Zehenheber, wodurch die Zehen in leichter Extension nach oben stehen können. Die Oberschenkelmuskulatur hält das Knie in Position und die Extensoren der Hüfte verhindern ein fortschreitendes Einsinken in Hüftbeugung (Götz-Neumann, 2011). Durch die Ausgangsstellung aus leichter Hüftbeugung und gestrecktem Knie, erhalten die ischiocruralen Muskeln einen guten Wirkungsgrad zur Stabilisation der Hüfte (Kapandji, 2015). Zeitgleich sind sie distal an der Verhinderung der Hyperextension des Kniegelenkes beteiligt.

6.4.3 Loading Response (LR)

Durch den IC eingeleitet, ist der Körper in der Loading Response (LR) in einer doppelt unterstützten Gangphase. Dies zeichnet sich durch den gleichzeitigen Bodenkontakt beider Beine aus. Perry (1992) fasst beide Gangphasen passend zusammen und nennt sie *Gewichtakzeptierende Phasen*. Der Bezeichnung entsprechend muss das Körpergewicht aufgenommen werden. In der LR entscheidet sich, auf welchem Weg dieses Ereignis stattfindet. Die freie Übersetzung des Namens der Gangphase spricht in diesem Fall für sich – *Belastungsantwort*.

Beispiel

Stellen wir uns auf die Zehenspitzen und lassen uns dann wieder auf die Fersen fallen, ohne dies aktiv zu verhindern, schlagen die Fersen laut auf den Boden auf und die Erschütterung spüren wir bis in den Kopf hinein. Das, was wir hier spüren, ist die ungebremste Bodenreaktionskraft. Der gleiche Versuch mit langsamem Absinken auf die Ferse ist die gedämpfte Variante dieser Demonstration. Wer diesen Versuch ausprobiert, erkennt welche Belastungsantwort der menschliche Körper anstreben sollte, damit unsere anatomischen Strukturen möglichst lange unversehrt zur Verfügung stehen. ◄

Die LR entspricht mit einem Anteil von 12 % des Gesamtzyklus (0–12 %, Götz-Neumann, 2011) eher einer Phase als nur einem Moment, wie es zuvor beim IC der Fall war. Spätestens jetzt zeigen sich die Vorteile der abgerundeten Strukturen der unteren Extremitäten. Sie sorgen für eine Weiterleitung der eintreffenden Energie in Fortbewegung. Dabei begibt sich der Körper jedoch in eine instabile Ausgangslage. Das Ende der LR ist durch den letzten Bodenkontakt des kontralateralen Beines zu erkennen.

Welche Gelenkpositionen erwarten wir in Loading Response?
Die Stellung des Sprunggelenkes beträgt circa 5° Plantarflexion, das Knie hat eine Flexionsstellung von 15° erreicht und die Hüfte ist um 20° flektiert (s. Abb. 6.10).

Abb. 6.10 Loading
Response (Pre Swing am
kontralateralen Bein)

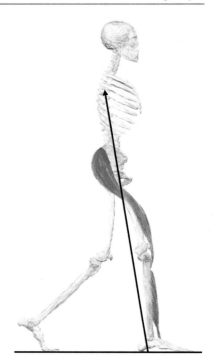

Werden diese kinematischen Beobachtungen mit denen aus des IC verglichen, sind
deutliche Veränderungen erkennbar. Noch wichtiger als diese Veränderungen, sind
die Prozesse, durch die die Differenzen der Gelenkwinkel zustande kommen.

Welche Drehmomente werden am Fuß erzeugt?
Die Weiterleitung der eintreffenden Energie erfolgt zunächst über die Form des
Calcaneus. Die abgerundete Ferse vereinfacht ein Abrollen des Fußes in Plantarflexion (Heel-Rocker-Funktion). Dieser Effekt wird zusätzlich durch die einwirkenden Scherkräfte verstärkt (Wappelhorst et al., 2020).

Beispiel

Erkennbar wird dieser Effekt bei normaler Geschwindigkeit auf glattem Untergrund. Der Fuß kommt ins Rutschen und bewegt sich nach vorn. Dies veranschaulicht, dass die Kraft, die in LR zu Boden geht, nicht senkrecht verläuft.
In solchen Fällen reagieren wir automatisch und reduzieren unsere Schrittlänge,
um die einwirkenden Scherkräfte zu minimieren. ◄

Die Stärke des Drehmomentes, mit dem der Fuß zu Boden fällt, wird durch seinen
Auftritt und die Länge des Fersenhebels bestimmt. Der Fersenhebel ist die Strecke

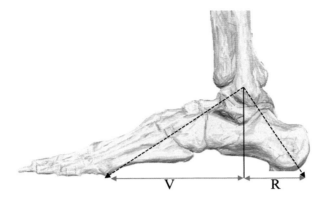

Abb. 6.11 Fuß mit Vor- und Rückfußhebel (V und R) angelehnt an Baehler & Bieringer (2007)

vom Auftrittspunkt am Calcaneus bis zum Drehpunkt des oberen Sprunggelenkes (s. Abb. 6.11).

Durch eine leichte Inversionsstellung des Fußes in IC, liegt der Kontaktpunkt am Calcaneus lateral. Dies führt infolge zu einer Eversion von circa 5° (Götz-Neumann, 2011). Wie schon im Abschn. 5.4.1 zum unteren Sprunggelenk beschrieben, dient die Eversion der Einleitung von Folgebewegungen, die für die Funktion des Fußes in LR wesentlich sind. Der Fuß löst sich aus seiner mechanisch stabilen Position und es kommt zu einer subtalaren Pronation, wodurch er an Flexibilität und Anpassungsfähigkeit an den Untergrund gewinnt. Mit dem mechanischen Stabilisationsverlust gibt der Körper die Stabilität des Fußes jedoch keinesfalls auf. Diese wird zunehmend der muskulären und bandhaften Verantwortung übertragen. Bis zum Ende der LR hat zuerst das Metatarsalköpfchen V Kontakt zum Boden und daraufhin dann der Großzehenballen, bis sich der ganze Fuß, einschließlich der Zehen, abgelegt hat. Die Bewegung des Talus überträgt sich in den Unterschenkel und führt hier eine Innenrotation herbei. Dieser Mechanismus ist für die Entriegelung des Kniegelenkes notwendig (Götz-Neumann, 2011).

Welche Muskeln sind am Fuß gefordert?
In der LR gibt der Fuß der Plantarflexionsneigung nach und bewegt sich circa 5° Richtung Untergrund. Eine übermäßige Bewegung in diese Richtung wird durch Exzentrik der praetibialen Muskulatur verhindert.

Bevor der Fuß vollständigen Bodenkontakt hat, wird die Eversion und die Lastübernahme der Gewölbestruktur durch den M. tibialis anterior begleitet (Götz-Neumann, 2011). Der M. tibialis posterior stabilisiert die Ferse und zieht das Os naviculare aktiv unter den Taluskopf. Zusätzlich spannt er die den Talus stabilisierenden Bandstrukturen. M. flexor hallucis longus und M. flexor digitorum longus verspannen das Gewölbe zusätzlich (Kapandji, 2015).

Horst (2022), beschreibt die peroneale Muskulatur während des gesamten Vorganges als aktive Begleiter. Dies spricht für das Gesuch des Körpers den Fuß nach dem Bodenkontakt schnell zu Boden zu bringen und zu stabilisieren. Auch Wippert und Fischer (2023) erwähnen die Bedeutung des muskulären und mechanischen Zusammenspiels und der Gewichtung des M. peroneus longus. Die schnelle Belastung des Großzehenballens ist für die Stabilität des Fußes und für die Lastübernahme von besonderer Wichtigkeit.

Welche Drehmomente werden am Knie erzeugt?
Während des IC konnte der Körpervektor vor dem Kniegelenk geortet werden, was zu einem deutlichen Streckdrehmoment des Kniegelenkes führt. Doch erscheint die Verarbeitung der aufkommenden Bodenreaktionskräfte und eine Übernahme der Energie, mit einem extendierten Knie wenig verheißungsvoll. Wie kommt es also zu einem Beugedrehmoment im Kniegelenk? Die Funktionsweise des Abrollens über die Ferse (Heel-Rocker-Funktion) mit exzentrischer Aktivität der praetibialen Muskulatur ist unumgänglich für diesen Vorgang. Der beschleunigte Fuß bewegt sich zu Boden und die Muskeln, die am Unterschenkel entspringen und den Fuß ausbremsen, ziehen die Tibia während dieses Vorganges nach vorne. Der Kniedrehpunkt verändert seine Lage zum Vektor und es entsteht ein Kniebeugedrehmoment. Die Kniebeugung beträgt zum Ende der LR ungefähr 15°-20° Flexion (Perry, 1992). Mit diesem Hintergrund sollte die Wichtigkeit der fußhebenden Muskulatur klar werden. Perry (1992) beschreibt die einwirkende Bodenreaktionskraft am Ende der LR mit einer Spitze von 110 % des Körpergewichts. Die hohe Ausprägung dieses Impacts entsteht durch den schon erwähnten freien Fall. Der anschließende Anstieg der Bodenreaktionskraft kann durch die Mechanismen am Fuß in kürzester Zeit unterbrochen werden, bevor sie weiter ansteigt.

Die zur Knieentriegelung benötigte tibiale Innenrotation und das an der Hüfte anliegende Adduktionsdrehmoment sorgen für eine physiologische Valgusstellung im Knie (Götz-Neumann, 2011).

Welche Muskeln sind am Knie gefordert?
Die Beschleunigung des Kniegelenkes muss zwingend stabilisiert werden. Die Bewegungsamplitude der Flexion wird durch exzentrische Aktivitäten des M. quadriceps femoris begleitet (Perry, 1992). Diskussionen über die Muskeln, die an der Entschleunigung beteiligt sind, gibt es zahlreich. Nene et al. (2004) wies kein Aktivierungsmuster des M. rectus femoris nach. Auch Götz-Neumann (2011) geht davon aus, dass der M. rectus femoris in der LR nicht aktiviert wird, da die Stabilisation der Hüfte, durch diesen zweigelenkigen Muskel (Hüftbeuger) irritiert werden könnte. Einigkeit herrscht darüber, dass ein kniestreckender Muskel zwingend notwendig ist, um einen Sturz durch ungebremste Knieflexion zu vermeiden. Die Knierotation und die Adduktionstendenz werden zum Teil durch den M. biceps femoris caput longum und durch den Tractus iliotibialis stabilisiert (Götz-Neumann, 2011).

Welche Drehmomente werden an der Hüfte erzeugt?
Auch die Drehmomente der Hüfte stehen unter dem Einfluss der Heel-Rocker-Funktion. Die schnelle Kniebeugung und die Aktivität des M. quadriceps femoris ziehen das Femur nach vorne. Dieser Effekt sorgt für eine Folgebewegung des Beckens nach ventral. Dadurch nähert sich das Hüftgelenk dem Vektor an. Es besteht

ein starkes Hüftbeugedrehmoment, das zum Ende der LR durch Annäherung des Vektors abnimmt. Von distal und proximal wirkt ein Innenrotationsdrehmoment auf die Hüfte – distal durch die rotierende Tibia und proximal durch die Rotation des Beckens (Götz-Neumann, 2011).

Bei der Betrachtung aus der Frontalen liegt der Vektor sehr deutlich medial vom Hüftgelenk. Das Resultat dieser Position ist ein deutliches Adduktionsdrehmoment. Wie schon in Abschn. 5.2 erwähnt, hat die Hüfte mit ihren Bewegungsmöglichkeiten einen funktionellen Mehrwert. Jedoch muss das Hüftgelenk für die bipedale Fortbewegung auch einer guten Stabilisation unterliegen.

Welche Muskeln sind an der Hüfte gefordert?
Mit zunehmender Kniebeugung nimmt der Effekt der hüftübergreifenden dorsalen Oberschenkelmuskulatur ab. Das massive Beugedrehmoment muss exzentrisch gebremst werden. Daran beteiligt sind alle Extensoren, Abduktoren und Außenrotatoren der Hüfte. Ein großer Teil dieser Muskulatur arbeitet aufgrund der schnell auftretenden Drehmomente mit Muskelspitzenwerten (Götz-Neumann, 2011). Durch das Zusammenspiel des M. gluteus maximus und des M. tensor fasciae latae spannt sich der Tractus iliotibialis an. So wird eine zusätzliche Stabilität gegen das Drehmoment in Hüftaddukion erzeugt. Der Tractus sorgt für eine mechanische Kraftübertragung über das Knie hinaus und stabilisiert es zeitgleich gegen das Adduktions- und Rotationdrehmoment (Kapandji, 2015). Die Adduktionsneigung der Hüfte und die exzentrische Antwort der Abduktoren lassen ein kontrolliertes Absinken des Beckens auf der kontralateralen Seite zu. Laut Götz-Neumann (2011) beträgt diese Absenkung 4–7°.

6.4.4   Mid Stance (MSt)

Die Mid Stance (MSt) nimmt insgesamt 19 % der Gesamtdauer des Gangzyklus ein. Der Beginn der MSt ist durch den Verlust des Bodenkontaktes des kontralateralen Beines zu erkennen (s. Abb. 6.12, linkes Skelett). Diese Tatsache ist gleichbedeutend mit der vollen Übernahme der Körperlast. Zunächst erscheint es für die MSt wichtig, dass die Fortleitung des Körperschwerpunktes nach vorne gewährleistet wird. An dieser Aufgabe ist neben dem Referenzbein auch die kontralaterale Seite beteiligt, die sich im Schwung befindet. Während der in MSt stattfindenden Veränderung der Drehmomente und der Dauer der Gangphase bietet sich eine Unterteilung an. So kann im Rahmen interprofessioneller Fallbesprechungen von einer frühen, mittleren und späten MSt gesprochen werden. Befinden sich während des Verlaufs der MSt beide Knöchel auf einer Höhe, ist die Mitte dieser Gangphase erreicht. Die späte MSt zeichnet sich durch den senkrecht stehenden Unterschenkel der kontralateralen Seite aus (s. Abb. 6.12, rechtes Skelett).

Welche Gelenkpositionen erwarten wir in Mid Stance?
In der Spanne von 12–31 % des gesamten Gangzyklus beträgt die Range of Motion im Fuß 10°. Diese ergeben sich aus den 5° Plantarflexion zum Ende der LR und addieren sich mit 5° Dorsalextension, die zum Ende der MSt zu erwarten sind. Die

Abb. 6.12 Mid Stance
(Initial Swing und Mid Swing
am kontralateralen Bein)

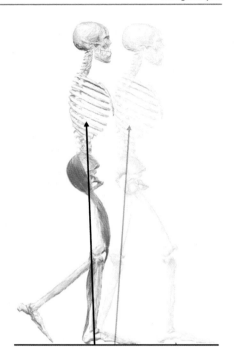

Gelenkstellung des Kniegelenkes in 5° Flexion wird der Beobachter wahrscheinlich
wie ein gestrecktes Gelenk wahrnehmen (Götz-Neumann, 2011). In der mittleren
MSt befinden sich alle Gelenkdrehpunkte für einen kurzen Moment neutral zum
Vektor ausgerichtet. Mit dem Fortschreiten der Gangphase nimmt die Hüfte eine
neutrale Position ein.

Welche Drehmomente werden am Fuß erzeugt?
In der MSt verändern sich die Drehmomentanforderungen auf allen Ebenen. Der
zu Beginn noch auf Höhe der Malleolen verlaufende Körpervektor erzeugt nahezu
kein Drehmoment im Fuß. Durch die Weiterleitung des Schwunges und der damit
verbundenen Oberkörpervorneige, wird der Vektor zunehmend vor das Sprunggelenk verschoben, wodurch ein Dorsalextensionsdrehmoment erzeugt wird. Eine
effiziente Bewegung des Körperschwerpunktes über den fest auf dem Boden stehenden Fuß ist nur möglich, wenn das obere Sprunggelenk ein Rollen der Tibia
zulässt (Ankle-Rocker-Funktion).

Welche Muskeln sind am Fuß gefordert?
Im Verlauf der MSt steigen die Anforderungen an den Fuß. Zwar verringert sich
der Vektor im Vergleich zur LR, jedoch verlagert sich auch der Körperschwerpunkt nach ventral. Die Stabilität wird durch die intrinsische Muskulatur und
durch die plantaren Bandstrukturen gewährleistet (Wippert & Fischer, 2023). Die
medial liegenden Supinatoren verhindern eine weitere Eversionsbewegung des

Fußes (Götz-Neumann, 2011). Das Einwirken des M. peroneus longus bewirkt die optimale Kraftübertragung auf den Großzehenballen (Horst, 2022).

Das aufkommende Drehmoment in Dorsalextension und die damit einhergehende Progression der Tibia müssen kontrolliert werden. Die Plantarflexoren sind exzentrisch aktiv und übernehmen diese Aufgabe. Die Bedeutung der dynamischen Stabilität des Sprunggelenkes, geführt durch die Plantarflexoren, spielt eine entscheidende Rolle für die Stabilität des Kniegelenkes.

Welche Drehmomente werden am Knie erzeugt?
Zu Beginn der MSt liegt der Vektor noch hinter dem Drehpunkt des Kniegelenkes. Der Schwung aus der LR sowie des kontralateralen Beines sorgen trotzdem für ein Extensionsdrehmoment, was zum Ende dieser Gangphase durch die Verlagerung des Vektors weiter zunimmt. Es besteht über die ganze MSt hinweg ein Adduktionsmoment im Knie (Götz-Neumann, 2011).

Welche Muskeln sind am Knie gefordert?
Anfänglich wird die Aktivität des M. quadriceps femoris benötigt. Mit steigendem Extensionsdrehmoment verringert sich diese, bis sie zum Ende der MSt ganz zum Erliegen kommt. In diesem Moment gibt es einen bestimmten Grund, warum der Vektor vor dem Kniegelenk verbleibt: Die Tibia wird durch die Plantarflexoren zurückgehalten und kann somit nicht vor den Vektor gelangen. Das Adduktionsdrehmoment wird über die Spannung des Tractus iliotibialis kontrolliert, welche durch die Hüftabduktoren erzeugt wird (Götz-Neumann, 2011).

Welche Drehmomente werden an der Hüfte erzeugt?
Ähnlich wie bei den anderen Gelenken profitiert auch die Hüfte von dem in LR gewonnenen Schwung und von der aufkommenden Energie des nach vorne schwingenden Beines. Der Vektor verlagert sich und die Hüfte erfährt zunehmenden Bewegungsdrang in Extension. Die Hüfte hatte beim Übergang von LR zu MSt noch eine Flexion von rund 20° und kommt nun zum Ende der MSt in eine neutrale Position (Perry, 2003).

Welche Muskeln sind an der Hüfte gefordert?
Das Adduktionsdrehmoment wird am Anfang der Gangphase durch die Abduktoren exzentrisch reguliert. Diese Aktivitäten führen zu dem erwähnten Zug auf den Tractus, der das Knie stabilisiert. Der Schwung und der zum Ende der Gangphase nach vorne wandernde Körpervektor sorgen für ausreichend Drehmoment. Ein zusätzlicher Einsatz von Hüftextensoren wird nicht benötigt (Götz-Neumann, 2011).

6.4.5 Terminal Stance (TSt)

Die Bewegung, die in der MSt bereits begonnen hat, wird in der Terminal Stance (TSt) weiter fortgeführt und verstärkt. Der Körperschwerpunkt ist weit nach vorne verlagert, nicht zu verwechseln mit einer Vorneigung des Oberkörpers. Mit Abschluss der Gangphase (50 % des gesamten Gangzyklus) hat der Körper eine Position erreicht, in der er sich im freien Fall befindet. Dies ist gleichbedeutend mit dem Ende der Schwungphasen auf der kontralateralen Seite. Der Beginn der TSt ist am senkrecht stehenden Unterschenkel des kontralateralen Beines erkennbar und sollte mit einer Fersenabhebung des Referenzbeines einhergehen. Ähnlich wie schon in der MSt ist der Körper in seiner Bewegung nach vorne weiterhin beschleunigt, was zunehmend durch das Ende der Schwungphase auf der Gegenseite begünstigt wird.

Welche Gelenkpositionen erwarten wir in Terminal Stance?
In der TSt werden die Bewegungsausmaße der MSt weiter erhöht. Dabei steht das Femur in einer Stellung von 20° (Hyperextension), gemessen an einer Senkrechten, ausgehend vom Trochanter major. Das Knie verbleibt in seiner vermeintlichen Streckung (5° Flexion). Die Körperfortbewegung fordert der Ankle-Rocker-Funktion weitere 5° Dorsalextension ab, die somit insgesamt 10° beträgt (s. Abb. 6.13).

Welche Drehmomente werden am Fuß erzeugt?
Der Vektor befindet sich im Vergleich zur MSt noch weiter vorne im Bereich des Vorfußes. Das Dorsalextensionsdrehmoment ist gestiegen und hat seinen Höchstwert erreicht (Götz-Neumann, 2011). Durch die Abhebung der Ferse steht das komplette Körpergewicht zu diesem Zeitpunkt auf dem Vorfuß. Dies wird durch das Abrollen über die Metatarsalgelenke (Forefoot-Rocker-Funktion) ermöglicht.

In folgendem Selbsttest zeigt sich, welche Bedeutung das Abrollen über die Zehengrundgelenke hat: Versuchen wir uns auf die Zehenspitzen zu stellen, wird deutlich, dass ein Abheben der Ferse ohne Extension der Zehen nicht möglich wäre. Aus der frontalen Ansicht unterliegt der Fuß weiterhin einem Drehmoment in Eversion.

Welche Muskeln sind am Fuß gefordert?
Die Dorsalextension wird dynamisch durch die Aktivität der Plantarflexoren gebremst. Die vorliegende Form der Muskelaktivität bezeichnet Götz-Neumann (2011) zum Teil als exzentrisch. Horst (2022) spricht von schneller konzentrischer Aktivität. Unabhängig von der Form der Muskelaktivität nimmt die Dorsalextension während der TSt bis zu den erwähnten 10° zu. Das Spannen der Plantaraponeurose über die Beugung der Zehen (Windlass-Mechanismus) und die Aktivität der intrinsischen Fußmuskeln bewirkt eine zusätzliche Stabilisation des Fußes (Wipper & Fischer, 2023). Die drei in diesem Abschnitt genannten Autoren beschreiben folgende Funktion: Der M. soleus, M. tibialis posterior, M. flexor hallucis longus und M. flexor digitorum longus sorgen für eine mediale Stabilisation des Fußes und richten die Ferse zunehmend auf. Zeitgleich sorgen die peronealen Muskeln für die laterale Führung des Fußes und forcieren ein Abrollen über den Großzehenballen. Die gegenläufige Bewegung der Ferse in Bezug auf den Vorfuß sorgt für eine dreidimensionale Verschraubung des Fußes, was den Fuß gleichzeitig seiner mechanisch stabilen Position näherbringt (s. Abschn. 5.4.1).

Abb. 6.13 Terminal
Stance (Terminal Swing am
kontralateralen Bein)

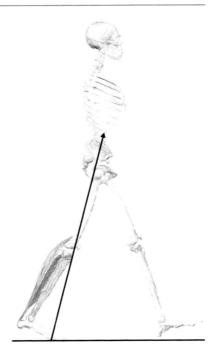

Welche Drehmomente werden am Knie erzeugt?
Vom normalen Gangbild ausgehend liegt der Körpervektor vor dem Kniegelenk
und fordert demnach eine Kniestreckung (Perry, 2003). Schon in der MSt wurde
darauf hingewiesen, dass diese Funktion von der Stabilisation des Fußes abhängig
ist. Wenn die Progression der Tibia nicht zurückgehalten wird und der Kniedrehpunkt demnach eine Position vor dem Vektor einnimmt, wird das Streckdrehmoment hinfällig.

Übersicht
Horst (2022) bezieht sich auf die Aussagen von Winters und geht in TSt von
einem Beugedrehmoment im Knie aus, welches durch den M. quadriceps
femoris stabilisiert wird. Winters (1991) beschreibt in der TSt eine hohe
Variabilität bei Testungen zum Kniestreckmoment. Die Aussagen von Perry
(2003), Horst (2022), und Winters (1991) lassen darauf schließen, dass der
Körper Variabilität benötigt, um sich äußeren Gegebenheiten anpassen zu
können. Erfolgt diese Anpassung über die Positionierung der umliegenden
Gelenke (Hüfte, Fuß), ist eine Lageveränderung des Kniedrehpunktes zum
Vektor möglich. Dadurch würde es zu veränderten Drehmomentverhält-
nissen kommen, was zu einer Adaption der Muskelaktivitäten führen kann.

Welche Muskeln sind am Knie gefordert?
Horst (2022) gibt den Verbund aus ischiocruralen Muskeln und knieübergreifenden Plantarflexoren als Stabilisatoren zur Verhinderung der Knieüberstreckung an. Wippert und Fischer (2023) weisen als Stabilisatoren auf den
Kapsel-Bandapparat hin. Auch Perry (2003) sieht den M. gastrocnemius in der
Rolle, das Knie vor einer Überstreckung zu schützen und nennt in diesem Zusammenhang zusätzlich den M. popliteus als wichtigen Muskel.

Welche Drehmomente werden an der Hüfte erzeugt?
Verglichen mit der MSt befindet sich der Vektor deutlich hinter dem Drehpunkt
des Hüftgelenkes und es besteht ein Streckdrehmoment welches zum Ende der TSt
zunimmt (Götz-Neumann, 2011).

Welche Muskeln sind an der Hüfte gefordert?
Einen großen Anteil der Stabilität übernimmt der Kapsel-Band-Apparat mit seiner verschraubenden Eigenschaft. Nene et al. (2004) gehen bei einer möglichen
Aktivität des M. rectus femoris von einer Aktivität zur Vermeidung der Hüftüber-
streckung aus. Götz-Neumann (2011) beschreibt die vorderen Anteile des M. tensor fasciae latae als exzentrisch aktiv. Neben der Kontrolle des vorliegenden Drehmomentes ist das Erreichen der vollen Hüftstreckung in der TSt von hoher Bedeutung.

6.4.6   Pre Swing (PSw)

Während des Pre Swing (PSw) erfolgt auf der kontralateralen Seite die LR. Somit
wird das Körpergewicht dorthin verlagert und das Referenzbein nimmt eine Position zwischen Schwung- und Standbein ein. Dementsprechend haben beide Gangphasen mit 12 % des Gangzyklus (50–62 %) die gleiche Dauer (Götz-Neumann,
2011). Das Referenzbein kann demnach einerseits als Schwungbein eingeordnet
werden, weil der Schwung und die Beschleunigung des Beines eingeleitet werden
und andererseits als Standbein, da die Zehen noch Kontakt mit dem Boden haben
(s. Abb. 6.14). Diese Charakteristika helfen bei der Erkennung dieser Phase. Wie
bereits beschrieben, sind die Gangphasen voneinander abhängig. Bei der Arbeit
mit neuroorthopädischen Patienten wird deutlich, wie wichtig eine adäquat aus-
geführte TSt für den PSw ist.

Welche Gelenkpositionen erwarten wir in Pre Swing?
Der deutliche Vorwärtsdrang des Beines spiegelt sich in der Kinematik der Gelenke wider. Die Hüfte bewegt sich aus der Extension heraus und steht zum Ende
des PSw nur noch bei 10° Extension. Am Kniegelenk und am Fuß sind die Be-
wegungsamplituden größer. Im Knie beträgt die Zunahme der Flexion circa
35°, um das Bewegungsziel von 40° Flexion zu erreichen. Der Fuß bewegt
sich insgesamt um 25°. Dieses starke Bewegungsausmaß setzt sich aus den 10°

Abb. 6.14 Pre Swing (IC und LR am kontralateralen Bein)

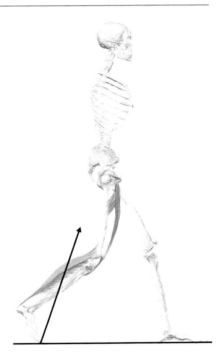

Dorsalextension zum Ende der TSt und den angestrebten 15° Plantarflexion zum Ende der Vorschwungphase zusammen (Götz-Neumann, 2011).

Welche Drehmomente werden am Fuß erzeugt?
In dieser Phase führt die Gewichtsentlastung des Beines zur Verminderung des Drehmomentes in Dorsalextension.

Welche Muskeln sind am Fuß gefordert?
Nachdem das Bein die volle Last des Körpergewichtes nicht mehr tragen muss, sorgt die Energie aus den Plantarflexoren für die hohe Range of Motion von insgesamt 25°. Götz-Neumann (2011) hat die bestehenden Diskussionen rund um die Bereitstellung dieser Energie passend beschrieben. Sie empfiehlt, alle Faktoren, die zur Gewinnung dieser Energie beitragen können, zu erhalten oder zu fördern. Sie spricht vom Erhalt der Gelenkbeweglichkeit, welche gleichzeitig mit der Flexibilität der Plantarflexoren einhergeht. Zudem empfiehlt sie das Trainieren aller Formen der Muskelkraft sowie der Fähigkeit eines schnellen intra- und intermuskulären Umschaltens. Somit soll eine energiegeladene Plantarflexion mit dem entsprechenden Bewegungsausmaß vonstattengehen. Horst (2022) sieht die stark ausgeprägte Plantarflexion, neben der Funktion des Abstoßens, als wichtigen initialen Stretch der praetibialen Muskulatur an. Sie unterstreicht zudem die Rolle

der kurzen Fußmuskeln. Diese tragen zur Plantarflexion der Zehen und somit auch zur Beschleunigung des Beines bei.

Welche Drehmomente werden am Knie erzeugt?
Das Knie fungiert in PSw als eine Art Spielball zwischen Hüfte und Fuß. Bei adäquater Funktion der umliegenden Gelenke wird das Knie ein Flexionsdreh-moment erfahren, das zu den erwähnten 40° Flexion führt (Götz-Neumann, 2011).

Welche Muskeln sind am Knie gefordert?
Dass die angestrebte Bewegung eine hohe Abhängigkeit von den umliegenden Ge-lenken hat, spiegelt sich auch an der Anzahl beteiligter Kniebeuger wider. Götz-Neumann (2011) beschreibt nur den M. popliteus mit seiner Spitzenaktiviät.

Welche Drehmomente werden an der Hüfte erzeugt?
Durch die Entlastung des Beines und die Flexion des Kniegelenkes reduziert sich das Extensionsdrehmoment in der Hüfte und das Femur bewegt sich nach vorne.

Welche Muskeln sind an der Hüfte gefordert?
Die Flexion wird durch leichte Aktivitäten des M. adductor longus unterstützt. Der M. rectus femoris hat durch einen kurzen Aktivitätsmoment Anteil an der Beugung der Hüfte zum Ende des Pre Swing (Götz-Neumann, 2011, Nene et al., 1999).

6.4.7   Initial Swing (ISw)

Der PSw war abhängig von der TSt und diese Abhängigkeit gilt gleichermaßen für den Initial Swing (ISw). Die Masse eines durchschnittlichen Beines macht etwa 18 % des Gesamtgewichtes eines Menschen aus. Demnach kann davon aus-gegangen werden, dass das Bewegen dieses Gewichtes mit einem hohen Energie-einsatz verbunden ist. Allerdings generiert der Körper für diese Aufgabe kaum Kraft aus direkter Muskelaktivität. Ein großer Teil der Energie für die Schwung-phasen kann aus nichtkontraktilen Elementen entstehen (Dehnungsverkürzungs-zyklus), weshalb das Erreichen der Bewegungsausmaße in TSt so wichtig ist (Horst, 2022). Der ISw beginnt mit dem Lösen der Zehen vom Boden (62 % Gangzyklus) und endet noch bevor die Mitte der MSt am kontralateralen Bein er-reicht ist (75 % Gangzyklus).

Welche Gelenkpositionen erwarten wir in Initial Swing?
Im Anschluss an die ausgeprägte Abstoßbewegung des Fußes erfolgt nun die Gegenbewegung. Der Fuß verbleibt jedoch in einer leichten Plantarflexion von 5°. Die Zehengrundgelenke kehren in eine neutrale Stellung zurück. Knie- und Hüft-gelenk legen jeweils deutlich an Flexion zu. Das Knie sollte zum Ende des ISw 60° und die Hüfte 15° Flexion erreicht haben (s. Abb. 6.15).

Abb. 6.15 Initial Swing
(MSt am kontralateralen
Bein)

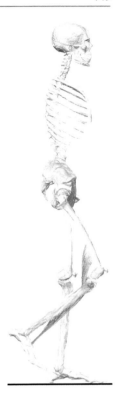

Welche Drehmomente werden am Fuß erzeugt?
Der Fuß hat durch die Stellung im Raum und durch seine Beschleunigung ein leichtes Plantarflexionsdrehmoment.

Welche Muskeln sind am Fuß gefordert?
Die praetibiale Muskulatur ist aktiv und zieht den Fuß nach oben.

Welche Drehmomente werden am Knie erzeugt?
Das Kniegelenk unterliegt einem Flexionsdrehmoment. Obwohl auch das Knie von seiner Lage im Raum einer Streckung unterliegen müsste, hat es durch die Beschleunigung des Femurs und durch die Trägheit des Unterschenkels ein Beugedrehmoment (Götz-Neumann, 2011).

Welche Muskeln sind am Knie gefordert?
Um die notwendigen 60° Flexion im Knie schnell erreichen zu können, gibt es, neben dem bestehenden Beugedrehmoment, zusätzlich muskuläre Unterstützung (M. biceps femoris, M. sartorius, M. gracilis). Dies ist ein bedeutendes Ereignis in dieser Gangphase. Eine limitierte Bewegung im Knie würde die benötigte

funktionelle Verkürzung des Beines verhindern und ein freies Durchschwingen erschweren (Perry, 2003).

Welche Drehmomente werden an der Hüfte erzeugt?
Die Beschleunigung der Hüftflexion durch den Dehnungsverkürzungszyklus sorgt für den Vortrieb des Oberschenkels und ist zugleich ein Garant für die benötigte Knie- und Hüftbeugung (Perry, 2003). Durch die Trägheit des Unterschenkels besteht jedoch weiterhin ein Streckdrehmoment in der Hüfte (Götz-Neumann, 2011).

Welche Muskeln sind an der Hüfte gefordert?
Perry (2003) spricht von einem nahezu passiven Vorschwingen. Dabei kann der M. iliacus als Hüftbeuger aktiv sein. Zudem sind es M. gracilis und M. sartorius die in der Hüfte und gleichzeitig im Kniegelenk die Beugung unterstützen. Eine gute Balance beider Muskeln führt zu einem geradlinigen Vorschwingen des Beines Götz-Neumann, 2011).

Fragen

Die Beschleunigung des Unterschenkels und das schnelle Erzeugen der Kniebeugung unterstützt zeitgleich die Beugung der Hüfte. Ein Ausfall einer dieser Faktoren lässt die aktive Muskelarbeit ansteigen und führt zu einer Verschlechterung der Energieeffizienz (Cerny et al., 1994). Götz-Neumann (2011) spricht von einem verbleibenden Hüftstreckdrehmoment, welches durch die Trägheit des Unterschenkels ausgelöst wird. Horst (2022) und Götz-Neumann (2011) beschreiben des Weiteren ein Abstoßen durch die Plantarflexoren, was die Trägheit des Unterschenkels maßgeblich beeinflusst (s. Abschn. 6.4.6).

Insgesamt kann für die Versorgung von Patienten mit neuromuskulären Defiziten folgendes Resümee gezogen werden: Je stärker der Abstoß des Beines (Push off), desto effizienter verlaufen die darauffolgenden Schwungphasen.

6.4.8   Mid Swing (MSw)

Die Mid Swing (MSw) verläuft in der Spanne von 75–87 % des Gangzyklus (Götz-Neumann, 2011). Auch hier profitiert der Körper weiterhin vom eingeleiteten Schwung der vorangegangenen Phasen. Die Rolle der MSw für die kontralaterale Seite wurde bereits bei der Beschreibung der MSt verdeutlicht. Die Qualität des Ablaufes der mittlere Schwungphase ist aber auch für das Referenzbein von Interesse. Das Ende der Mid Swing wird durch den senkrecht im Raum stehenden Unterschenkel angezeigt.

Welche Gelenkpositionen erwarten wir in Mid Swing?
Die Hüfte erreicht zum Ende der Mid Swing ihre höchste Auslenkung in Flexion (25°). Diese Bewegung bringt das Femur in nahezu diagonaler Stellung in den Raum. Somit reichen 25° Kniebeugung und eine neutrale Position des Fußes aus,

um den Abstand des Beines zum Boden zu wahren (s. Abb. 6.16). Dieser Abstand beträgt etwa einen Zentimeter (Götz-Neumann, 2011).

Welche Drehmomente werden am Fuß erzeugt?
Durch den senkrecht im Raum stehenden Unterschenkel entsteht am Fuß ein leichtes Plantarflexionsdrehmoment.

Welche Muskeln sind am Fuß gefordert?
Das Absinken des Fußes wird durch konzentrische Muskelaktivitäten der praetibialen Muskulatur verhindert.

Welche Drehmomente werden am Knie erzeugt?
Um das Drehmoment im Knie abzuleiten, muss der Bewegungsumfang der Hüfte betrachtet werden. Seit der Entlastung des Beines in PSw hat eine Gesamtbewegung von 35° stattgefunden, die mit hoher Geschwindigkeit ausgeführt wird. Allein in ISw beschreibt Perry (2003) eine Zunahme der Hüftbeugung von 20° in nur 0,1 s, was zu einer starken Beschleunigung des distalen Femurs führt. Der Unterschenkel schwingt bei dieser Bewegung mit und wirkt wie ein Pendel. Zum Ende der MSw, wenn die maximale Hüftbeugung erreicht wird, schwingt der Unterschenkel weiter in Gehrichtung und es entsteht ein zunehmendes Extensionsdrehmoment.

Abb. 6.16 Mid Swing (MSt am kontralateralen Bein)

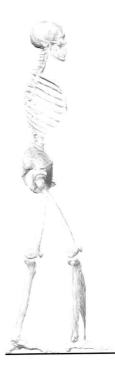

Welche Muskeln sind am Knie gefordert?
Das zunehmende Streckdrehmoment wird vom M. biceps femoris (caput breve) kontrolliert (Götz-Neumann, 2011).

Welche Drehmomente werden an der Hüfte erzeugt?
Wie auch bei dem ISw führt bei einer ausreichenden Beschleunigung der Gliedmaßen die Trägheit des Beines zu einem Beugedrehmoment der Hüfte (Perry, 2003, Götz-Neumann, 2011).

Welche Muskeln sind an der Hüfte gefordert?
Die Hüftbeugung oder die Kontrolle des Beugedrehmomentes benötigen zu diesem Zeitpunkt wenig bis keine Muskelaktivität.

6.4.9   Terminal Swing (TSw)

Der Terminal Swing (TSw) stellt den Abschluss des Schwunges (87–100 %) dar und ist zeitgleich die Vorbereitung der Landung (s. Abb. 6.17). Wie bereits erwähnt, ist die Qualität der Schwungphase für die Funktion der Lastübernahme wichtig. Die Ausführung der LR ist wiederum wichtig für die Abläufe der darauffolgenden Standphasen, deren Qualität für einen energieeffizienten Schwung unabdingbar ist.

Abb. 6.17 Terminal Swing
(MSt am kontralateralen
Bein)

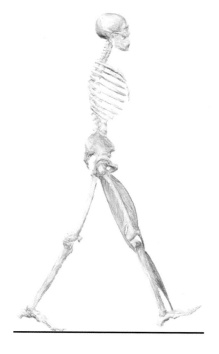

Welche Gelenkpositionen erwarten wir in Terminal Swing?
In der TSw werden Bewegungsausmaße wie im Moment des ersten Kontaktes (Hüfte 20°, Knie 5°, Fuß 0°) erwartet.

Welche Drehmomente werden am Fuß erzeugt?
Am Fuß ist das Drehmoment nun nahezu neutral.

Welche Muskeln sind am Fuß gefordert?
Die Dorsalextensoren sind aktiv und positionieren den Fuß für die bevorstehende Landung (Götz-Neumann, 2011).

Welche Drehmomente werden am Knie erzeugt?
Die Bewegung des Unterschenkels als eine Art Pendel wird fortgeführt. Somit liegt ein Extensionsdrehmoment vor, obwohl sich der Unterschenkel diagonal im Raum befindet.

Welche Muskeln sind am Knie gefordert?
Die Kniestrecker und Kniebeuger sorgen für eine optimale Ausrichtung des Beines. Der M. quadriceps femoris sorgt für die Endstreckung, während die ischiocruralen Muskeln die Streckung exzentrisch einbremsen (Götz-Neumann, 2011).

Welche Drehmomente werden an der Hüfte erzeugt?
Ähnlich einer Schaukel, die an ihren Umkehrpunkt kommt, nimmt das Beugedrehmoment an der Hüfte ab. Die Hüftbeugung reduziert sich leicht von 25° auf 20°.

Welche Muskeln sind an der Hüfte gefordert?
Die ischiocrurale Muskulatur ist auch hier beteiligt. Der beschleunigte Oberschenkel wird sukzessiv kontrolliert. Die für die Landung relevanten Muskeln der Hüfte sind praeaktiv und auf die kommende Aufgabe vorbereitet (Götz-Neumann, 2011).

▶   In den Schwungphasen steht der Unterschenkel diagonal im Raum, wodurch distale Gewichtsveränderungen die Drehmomente beeinflussen können. Eine Gewichtszunahme, z. B. durch schwere Schuhe, Ödeme oder Orthesen, kann die Durchführung der Schwungphasen erschweren. Wird das Bein adäquat beschleunigt, kann die Trägheit des Unterschenkels mit dem zusätzlichen Gewicht zur Erhöhung der Drehmomente führen. Ob etwas davon zutrifft und ob es einen positiven oder negativen Effekt auf den Patienten hat, ist individuell zu klären.

Zusammenfassung eines Gangzyklus
Der Gangzyklus (Abb. 6.18) beginnt mit dem Fersenauftritt in IC. Der Fuß rollt ab (Heel-Rocker-Funktion), senkt sich in Richtung Boden und zieht durch die fußhebende Muskulatur den Unterschenkel mit nach vorn. Die dadurch entstehende

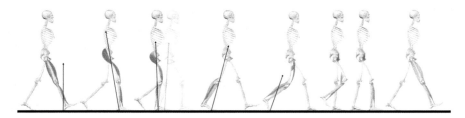

Abb. 6.18 Zusammenfassung aller Gangphasen

Tab. 6.1 Gegenüberstellung der Gangphasen des Referenzbeines mit den Gangphasen des kontralateralen Beines

	Gang-phase	Gang-phase	Gang-phase	Gang-phase	Gang-phase	Gang-phase	Gang-phase	Gang-phase
Referenz-bein	IC	LR	MSt	TSt	PSw	ISw	MSw	TSw
Kontralat. Bein	PSw	PSw	Isw/ MSw	TSw	IC/LR	MSt	MSt	TSt

Kniebeugung wird durch die Kniestrecker gebremst. Die Abduktoren und Extensoren am Becken tragen zur Unterstützung der Stoßdämpfung bei. Der Fuß ist in diesem Moment adaptionsfähig und sinkt auf den Boden ab (LR). Der Schwung des Körpers und das in Schwung versetzte Bein der Gegenseite (Tab. 6.1) sorgen für die Vorverlagerung des Körpers (MSt). Diese Vorwärtsbewegung wird durch ein Abrollen über das Sprunggelenk (Ankle-Rocker-Funktion) zugelassen. Damit der Körper in seiner Vorlage nicht zu stark beschleunigt wird, wird diese Bewegung durch die Plantarflexoren gesichert und verlangsamt. In der TSt wird die Bewegung im Sprunggelenk gehalten und durch die Ablösung der Ferse und das Abrollen über die Zehengrundgelenke wird ein weiteres sich nach vorne Bewegen gewährleistet (Forefoot-Rocker-Funktion). Die Streckung von Hüfte und Sprunggelenk wird in Energie umgewandelt, die mit der Entlastung des Beines entladen wird (PSw, Gewichtsübernahme der Gegenseite). Die Beschleunigung führt zu einer schnellen Beugung im Knie- und Hüftgelenk, wodurch das Durchschwingen des Beines gewährleistet wird (ISw, MSw). Das wie ein Pendel in Schwung versetzte Bein wird zum Ende der Schwungphasen ausgebremst (TSw) und somit auf den wiederkehrenden IC vorbereitet.

6.5 Körperschwerpunktmanagement

Wie bereits zu Beginn des Kapitels erwähnt, sollte ein Patient bei der Ganganalyse ganzheitlich betrachtet werden. Der Gang, soweit er bis hier beschrieben wurde, fasziniert mit einer Verkettung von aufeinander aufbauenden Ereignissen. Den

Passagier haben wir dabei bisher außer Acht gelassen. Beobachten wir Menschen beim Gehen, fallen uns neben den Bewegungen der Beine auch Bewegungen von Rumpf und Becken auf. Der Mensch unterscheidet sich von den meisten anderen Lebewesen durch den Gang auf zwei Beinen. Dies hat zur Folge, dass wir unser Körpergewicht von links nach rechts verlagern müssen, um beim Gehen jeweils ein Bein vom Boden lösen zu können.

Wir haben den Vektor bisher hauptsächlich von der Seite betrachtet. Bei der Ansicht von vorne verläuft er vom Körperschwerpunkt ausgehend senkrecht durch das Becken und endet zwischen beiden Füßen. Der Abstand zwischen den Füßen ist die Unterstützungsfläche des Körpers. Was das mit seiner Stabilität zu tun hat, können wir anhand des folgenden Beispiels ableiten.

Beispiel

Stellen wir uns eine Pyramide vor. Diese umzustoßen ist nahezu unmöglich, da die Unterstützungsfläche riesig ist und der Schwerpunkt gleichzeitig sehr tief liegt. Drehen wir die Pyramide jedoch um, drehen sich damit auch die Verhältnisse. Ein oben liegender Schwerpunkt balanciert nun auf einer kleinen Spitze. Dieses Konstrukt zu Fall zu bringen, ist deutlich einfacher.

Die Bedeutung der Positionierung des Passagiers auf dem Lokomotor wurde bereits beschrieben. Um diese Ausrichtung energieeffizient gewährleisten zu können, greift der Körper auf bestimmte Mechanismen zurück. Hierbei spielt das Becken als Schaltstation zwischen Rumpf und Beinen eine wichtige Rolle. Wenn wir also beim Gehen ein Bein in der Luft haben, sollte sich der Körperschwerpunkt möglichst über dem auf dem Boden stehenden Fuß (Unterstützungsfläche) befinden. ◄

Bewegung des Passagiers nach lateral
Um den Körperschwerpunkt beim Gehen über den Fuß zu bringen, bewegt sich der Oberkörper zur Seite des Standbeines. Die stärkste laterale Verschiebung findet in MSt statt. In TSt kehrt er wieder zur Mitte zurück, um auf der Gegenseite bei Gewichtsübernahme eine Verlagerung auf diese Seite stattfinden zu lassen. Die gesamte Auslenkung der lateralen Verschiebung beträgt etwa 4,5 cm. Ohne Bewegungsanpassungen würde diese Amplitude etwa 8 cm betragen (Götz-Neumann, 2011). Welche Faktoren tragen dazu bei, diese laterale Verschiebung zu minimieren?

- Das Becken rotiert insgesamt circa 10°. Diese Bewegungsausmaße setzen sich jeweils aus 5° Vorwärts- und Rückwärtsrotation zusammen. Zu beobachten ist die maximale Rotation nach vorne in der TSw und die Rotation nach hinten in der TSt. Dadurch bewegen sich die Hüftgelenke näher in Richtung Zentrum, wodurch der Fuß besser unter dem Körperschwerpunkt positioniert wird (Götz-Neumann, 2011).

- Ein leicht seitliches Verschieben des Beckens und die leichte Valgusstellung der Kniegelenke sorgen für eine bessere Schwerpunktausrichtung über der Unterstützungsfläche. Daraus resultiert eine Schrittbreite von 8 cm (Götz-Neumann, 2011).

Bewegung des Passagiers nach vertikal
Beim Gehen verändert sich die Position des Körperschwerpunktes nicht nur nach lateral, sondern auch nach oben und unten. In MSt steht die Beinachse senkrecht und die Gelenke sind nahezu gestreckt. Der Körperschwerpunkt befindet sich somit an seinem höchsten Punkt. Stehen die Oberschenkel diagonal im Raum und gleichzeitig ist ein Knie gebeugt, ist der Körperschwerpunkt tiefer (IC, PSw). Gäbe es an diese Gegebenheiten keine Adaptionen des Körpers, würde der Körperschwerpunkt insgesamt um circa 9,5 cm (Götz-Neumann, 2011) absinken und müsste immer wieder um die gleiche Strecke gehoben werden. Götz-Neumann (2011) benennt folgende Faktoren, anhand derer der Körper diese Bewegungsamplitude auf 2,5 cm verringern kann:

- In LR bewegt sich die Tibia nach vorne. Das Aufrichten der Tibia bewirkt ein Anheben des Körperschwerpunktes. Durch das zeitgleiche Abrollen des Fußes wird die horizontale Bewegung des Körpers reduziert, da sich der Drehpunkt im Knöchel absenkt. Einen zusätzlichen Beitrag leistet die Kniebeugung in LR, die zu einer Reduktion der Beinlänge führt.
- In MSt streckt sich das Knie allmählich und der Schwerpunkt beginnt zu steigen. Die kontralaterale Absenkung des Beckens (Abschn. 6.4.3), senkt auch das Beckenzentrum und vermindert ein weiteres Ansteigen des Körperschwerpunktes.
- Im weiteren Verlauf der Standphasen richtet sich das Becken wieder auf und der Körper bewegt sich nach vorne. Währenddessen nimmt die Dorsalextension des Fußes zu, was ein Ansteigen des Schwerpunktes verhindert.
- Mit zunehmender Diagonalstellung des Beines in TSt wird die Beinlänge funktionell kürzer, wodurch der Schwerpunkt absinken könnte. Die Fersenabhebung und Rückwärtsrotation (5°) des Beckens gleichen die Beinlänge wieder aus und verhindern dieses Absinken. Der gleiche Effekt entsteht auf der Gegenseite in IC durch die Vorwärtsrotation (5°) des Beckens, seine anteriore Stellung (4°) und den Fersenkontakt (Götz-Neumann, 2011). Entsprechend der Beckenbewegung ist im Oberkörper eine Gegenrotation zu beobachten.

Die Schwerpunktverlagerung nach vorne und die Bedeutung des dabei entstehenden Schwunges wurden bereits aufgegriffen. Die Beschleunigung des Passagiers ist währenddessen so stark, dass Teile von ihm schneller als die eigentliche Gehgeschwindigkeit sind. Am Kopf hingegen ist die Beschleunigung am geringsten (Götz-Neumann, 2011). Dies ist das Ergebnis aller physiologischen Abläufe innerhalb der Gangphasen.

Literatur

Althoff, T., Sosič, R., Hicks, J. L., King, A. C., Delp, S. L., & Leskovec, J. (2017). Large-scale physical activity data reveal worldwide activity inequality. *Nature, 547*(7663), 336–339. https://doi.org/10.1038/nature23018.

Bohannon, R. W. (1997). Comfortable and maximum walking speed of adults aged 20–79 years: Reference values and determinants. *Age and Ageing, 26*(1), 15–19. https://doi.org/10.1093/ageing/26.1.15.

Bohannon, R. W., & Andrews, A. W. (2011). Normal walking speed: A descriptive meta-analysis. *Physiotherapy, 97*(3), 182–189. https://doi.org/10.1016/j.physio.2010.12.004.

Cerny, K., Perry, J., & Walker, J. (1994). Adaptations during the stance phase of gait for simulated flexion contractures at the knee. *Orthopedics, 17*(6), 501–513. https://doi.org/10.3928/0147-7447-19940601-04.

DeLisa, J. A. (1998). *GAIT Analysis in the Science of Rehabilitation*. DIANE Publishing.

Döderlein, L. (2015). Infantile zerebralparese: Diagnostik, konservative und operative Therapie. In *Springer eBooks* (2. Aufl.). Springer. https://doi.org/10.1007/978-3-642-35319-2.

Finkbiner, M. J., Gaina, K. M., McRandall, M. C., Wolf, M. M., Pardo, V., Reid, K., Adams, B. B., & Galen, S. (2017). Video movement analysis using smartphones (VIMAS): A pilot study. *Journal of Visualized Experiments, 121*. https://doi.org/10.3791/54659.

Gjelsvik, B. E. B. (2012). *Die Bobath-Therapie in der Erwachsenenneurologie* (2. Aufl.). Georg Thieme Verlag.

Götz-Neumann, K. (2011). *Gehen verstehen: Ganganalyse in der Physiotherapie* (3. Aufl.). Georg Thieme Verlag.

Hofmeister, H. (2006). Hippokrates gibt Präventionstipps mit zeitloser Gültigkeit. Arbeit und Gesundheit, 02/2006.

Horst, R. (2022). *NAP-Neuroorthopädische Therapie: Untersuchen, Üben, Eigentraining* (2. Aufl.). Georg Thieme Verlag.

Inman, V., Ralston, H., & Todd, F. (1994). *Human walking* (2. Aufl.). Williams & Wilkins.

Kapandji, A. I. (2015). *Funktionelle Anatomie der Gelenke: Schematisierte und kommentierte Zeichnungen zur menschlichen Biomechanik: Bd. Band 2: Untere Extremität* (6. Aufl.). Georg Thieme Verlag.

Kopf, A., & Nicolakis, P. (2001). Klinische Ganganalyse. In *Kompendium der Physikalischen Medizin und Rehabilitation* (S. 115–127). https://doi.org/10.1007/978-3-7091-3780-2_13.

Kyrdalen, I. L., Thingstad, P., Sandvik, L., & Ormstad, H. (2018). Associations between GAIT speed and well-known fall risk factors among community-dwelling older adults. *Physiotherapy Research International, 24*(1). https://doi.org/10.1002/pri.1743.

Marquardt, M. (2012). Laufen und Laufanalyse: Medizinische Betreuung von Läufern. Georg Thieme Verlag, Stuttgart - New York.

Murray, M. P., Drought, A. B., & Kory, R. C. (1964). Walking patterns of normal men. *Journal Of Bone And Joint Surgery*. American Volume (Print Ed.), *46*(2), 335–360. https://doi.org/10.2106/00004623-196446020-00009.

Nene, A., Byrne, C., & Hermens, H. J. (2004). Is rectus femoris really a part of quadriceps? *Gait & Posture, 20*(1), 1–13. https://doi.org/10.1016/s0966-6362(03)00074-2.

Nene, A., Mayagoitia, R., & Veltink, P. H. (1999). Assessment of rectus femoris function during initial swing phase. *Gait & Posture, 9*(1), 1–9. https://doi.org/10.1016/s0966-6362(98)00042-3.

Online, F. (2024, 19. Januar). Archiv – FOCUS magazin. FOCUS Online. https://www.focus.de/magazin/archiv/jahrgang_2015/ausgabe_26/.

Perry, J. (2003). *Ganganalyse: Norm und Pathologie des Gehens*. Urban & Fischer, München-Jena.

Perry, J. (1992). *Gait analysis: Norm and pathological function*. Slack Incorporated.

Peters, D. M., Fritz, S. L., & Krotish, D. E. (2013). Assessing the reliability and validity of a shorter walk test compared with the 10-Meter walk test for measurements of GAIT speed in healthy, older adults. *Journal of Geriatric Physical Therapy, 36*(1), 24–30. https://doi. org/10.1519/jpt.0b013e318248e20d.

Polese, J. C., Ada, L., Dean, C. M., Nascimento, L. R., & Teixeira-Salmela, L. F. (2013). Treadmill training is effective for ambulatory adults with stroke: A Systematic review. *Journal of Physiotherapy, 59*(2), 73–80. https://doi.org/10.1016/s1836-9553(13)70159-0.

Strobl, W., Schikora, N., Pitz, E., & Abel, C. (Hrsg.). (2021). *Neuroorthopädie – Disability Management: Multiprofessionelle Teamarbeit und interdisziplinäres Denken.* Springer eBooks. Springer. https://doi.org/10.1007/978-3-662-61330-6.

Rau, G., Schulte, E., & Dißelhorst-Klug, C. (2004). From cell to movement: To what answers does EMG really contribute? *Journal of Electromyography and Kinesiology, 14*(5), 611–617. https://doi.org/10.1016/j.jelekin.2004.02.001.

Richardson, J. K., Thies, S. B., DeMott, T. K., & Ashton-Miller, J. A. (2005). GAIT analysis in a challenging environment differentiates between fallers and nonfallers among older patients with peripheral neuropathy. *Archives of Physical Medicine and Rehabilitation, 86*(8), 1539–1544. https://doi.org/10.1016/j.apmr.2004.12.032.

Ripic, Z., Nienhuis, M. B., Signorile, J. F., Best, T. M., Jacobs, K. A., & Eltoukhy, M. (2023). A comparison of three-dimensional kinematics between markerless and marker-based motion capture in overground Gait. *Journal of Biomechanics, 159,* 111793. https://doi.org/10.1016/j. jbiomech.2023.111793.

Salisu, S., Ruhaiyem, N. I. R., Eisa, T. A. E., Nasser, M., Saeed, F., & Younis, H. A. (2023). Motion capture technologies for ergonomics: A systematic literature review. *Diagnostics, 13*(15), 2593. https://doi.org/10.3390/diagnostics13152593.

Wappelhorst, U., Kittelmann, A. & Röbbelen, C. (2020). Funktionelle Anatomie des Bewegungsapparats für die Physiotherapie (1. Auflage). Elsevier GmbH.

Winter, D. A. (1991). *The biomechanics and motor control of human gait: normal, elderly and pathological.*

Wippert, J. & Fischer, F. (2023). Füsse: Anatomisch und therapeutisch begreifen. C. Maurer Verlag GmbH & Co. KG, Geislingen.

Orthopädietechnische Grundlagen

Bei der Versorgung von neuroorthopädischen Patienten ist häufig die Orthopädietechnik gefordert. Wie im Kap. 6 zur Ganganalyse bereits ersichtlich wurde, spielt die Mechanik eine bedeutende Rolle für die Fortbewegung des Menschen. Wir konnten in diesem Kapitel Aufschluss darüber gewinnen, welche Folgen biomechanische Veränderungen haben können. Diese äußern sich beispielweise in Form von höheren Gelenkbelastungen, abnormalen Bewegungen, erhöhter Sturzgefahr, unerwünschter und kompensatorischer Muskelaktivitäten oder sinkender Energieeffizienz. In der Behandlung kann es Therapeuten sowohl durch Hands-on als auch durch Variieren der Körperposition gelingen, biomechanische Optimierungen am Bewegungsapparat zu gewährleisten. So kann der Patient neue Bewegungsmuster nutzen und andere muskuläre Einheiten rekrutieren. Döderlein (2015) beschreibt als eines der Ziele der Orthopädietechnik den Ausbau und Erhalt des Therapieergebnisses. Horst (2022) untermalt dabei die Bedeutung der Orthopädietechnik und betitelt die Orthesen als „aktivitätsfördernde Trainingsgeräte". In der Tat kann sich eine gezielte Orthesenversorgung positiv auswirken und den Gang signifikant schneller, sicherer und effizienter gestalten (Schupp & Elsner, 2017). Ein Case-Management sollte möglichst frühzeitig erfolgen, um die neuromuskulären Möglichkeiten des Patienten aufrechtzuerhalten (Strobl et al., 2021). Gleichzeitig kann eine schnelle interdisziplinäre Versorgung Kompensationen verringern und die vorhandenen Potentiale fördern (Horst, 2022). Sowohl Ärzte, Therapeuten als auch Orthopädietechniker sollten das Ziel verfolgen, den Eintritt des Patienten in einen Circulus vitiosus (Abschn. 3.2.2) zu verhindern.

Die Möglichkeiten der Therapien und Untersuchungen, einschließlich der Ganganalyse, sind sehr komplex. Hinzu kommen auch immer neue Möglichkeiten der Orthopädietechnik, die ein interprofessionelles Vorgehen zwingend erforderlich machen. Die orthopädietechnische Versorgung der unteren Extremitäten, erschließt sich aus den Ergebnissen all dieser gesammelten Informationen (s. Abb. 7.1). Bei dem hohen Umfang jedes dieser Teilgebiete empfiehlt sich eine

A. Albath und T. Mischker, *Interprofessionelle Versorgungsstrategien der unteren Extremitäten*, https://doi.org/10.1007/978-3-662-69363-6_7

Abb. 7.1 Schema über den Informationsgewinn vor einer Orthesenversorgung

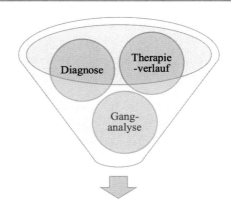

Das Festellen von Ressourcen und Defiziten sowie die Einschätzung des Potentials, sollten die Grundlagen der orthetischen Versorgung sein. Eine Versorgung sollte alle diese Gedankenspiele beinhalten und nicht alleine den Ist-Zustand betrachten (Landauer 2021).

Aufteilung der Kompetenzen, wobei ein grundlegendes fachliches Verständnis für die andere Berufsgruppe vorhanden sein sollte.

7.1   Grundlagen zur Verschreibung von Hilfsmitteln

Hilfsmittel sind vom Arzt zu verschreiben. Dabei sollten sich die Ärzte an den Bedürfnissen und der medizinischen Notwendigkeit orientieren. Sie unterliegen nicht dem ärztlichen Budget. Das Bundesministerium für Gesundheit schreibt dazu Folgendes:

Die gesetzlichen Krankenkassen bezahlen Hilfsmittel, die im Einzelfall erforderlich sind, um den Erfolg einer Krankenbehandlung zu sichern, einer drohenden Behinderung vorzubeugen oder eine bereits vorhandene Behinderung auszugleichen (Hilfsmittel/BMG, Stand, 2023).

In diesem Zusammenhang kommt das Hilfsmittelverzeichnis immer wieder zur Sprache. Es gilt als Hilfestellung für Ärzte, Leistungserbringer oder Patienten und wurde durch den Spitzenverband der gesetzlichen Krankenversicherungen (GKV) erstellt. Hilfsmittel, die nicht in diesem Verzeichnis aufgeführt sind, können im Einzelfall trotzdem eingereicht und erstattet werden (Hilfsmittel/BMG, Stand 2023). Für die Kostenübernahme sind nicht ausschließlich die Krankenversicherungen zuständig (s. Abb. 7.2).

Zuständigkeit der Kostenübernahme von Hilfsmitteln

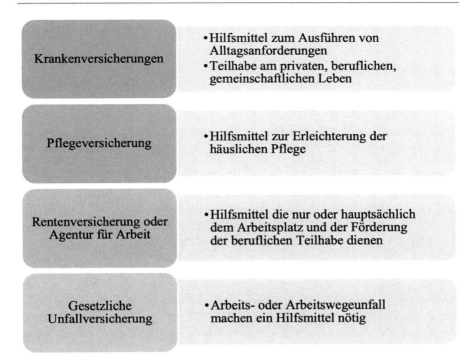

Abb. 7.2 Übersicht zur Zuständigkeit der Kostenübernahme von Hilfsmitteln

7.2 Einlagenversorgung

Um den Fuß als Funktionselement des Körpers nutzen zu können, muss dieser der aufkommenden Belastung standhalten, sei es als zusätzlicher Stoßdämpfer oder zur adäquaten Kraftübertragung beim Gehen (s. Abschn. 5.4). Ist die Funktion des Fußes gestört, gibt es verschiedene Möglichkeiten aus der Einlagentechnik, um die Basis der bipedalen Fortbewegung zu unterstützen. Diese Unterstützung des Fußes soll eine positive Auswirkung auf die biomechanische Kette haben und somit auch die Muskeln in eine veränderte Aktivität bringen (Wang & Gutierrez-Farewik, 2011). Der Spitzenverband der Krankenkassen hat dazu einen umfangreichen Teil im Hilfsmittelverzeichnis, in dem Beschreibungen der einzelnen Einlagen vorgenommen werden. Diese umfassen Hinweise zur Bauart, zu den eingesetzten Materialien und zu den Indikationen für bestehende Produkte. Dabei wird eine Vielzahl von Einlagen unterschieden, von denen die folgenden drei hier kurz beschrieben werden: stützende Einlagen, Bettungseinlagen und sensomotorische Einlagen. Letztere sind allerdings nicht im Hilfsmittelverzeichnis der GKV gelistet. Die Anwendung dieser Form der Einlagen sollte bei der Versorgung von neuroorthopädischen Patienten jedoch nicht außer Acht gelassen werden. Auf die ebenfalls gelisteten Korrektureinlagen und Einlagen in Sonderanfertigung gehen wir hier nicht weiter ein.

Stützende Einlagen
Bei stützenden Einlagen wird das Ziel verfolgt, den händisch noch korrigierbaren Fuß zu stützen und seine Fehlstellung zu beheben. Hilfestellung gilt es den beiden Gewölbestrukturen zu leisten. Da sie einer hohen Last ausgesetzt sind, verfügen stützende Einlagen über einen stabilen Kern aus Kunststoff, der diesen Belastungen standhält und dem Fuß den nötigen Halt gibt. Dadurch unterstützen sie die überlasteten Strukturen und entlasten gezielt Teile des Fußes. Sie sind meistens mit einem Leder- oder Lederersatzstoff bezogen und werden in verschiedenen Stärken angeboten (GKV-Spitzenverband, 2019). Die Längsgewölbestütze positioniert sich im Bereich des Sustentaculum tali und läuft in Richtung Großzehengrundgelenk aus. Die Stütze (Pelotte) im Vorfußbereich befindet sich hinter den Grundgelenken der Zehen II-IV (Baumgartner & Stinus, 2001).

Bettungseinlagen
Bettungseinlagen sind dazu vorgesehen, den Fuß vor weiteren Schäden zu schützen. Baumgartner und Stinus (2001) beschreiben es gemäß des Produktnamens – der Fuß wird *gebettet*. Diese Form der Einlagen dient der Druckumverteilung, der Entlastung der Fußgelenke und der Vermeidung krankhafter, schmerzhafter Bewegungen. Eine Korrektur solcher Füße ist händisch nicht mehr möglich. Dementsprechend ist das Ziel der Einlage, diesen Zustand beizubehalten und Folgeschäden so gering wie möglich zu halten (GKV-Spitzenverband, 2019).

▶ Diese beiden Formen der Einlagen werden in den meisten Fällen auf Basis vorkonfektionierter Rohlinge hergestellt. Welche Rohlinge dabei verwendet werden, ist vom Sanitätshaus abhängig. Die Individualisierbarkeit kann durch den Einbau von Zusätzen erhöht werden. Zudem erfordern die Rohlinge eine Anpassung an das Schuhwerk des Trägers. Trotz der rohlingbasierten Einlagen kann eine zielgerichtete Versorgung stattfinden. Das Angebot der Einlagenherstellung erweitert sich stetig (gefräste, gedruckte Einlagen etc.) und lässt immer neue Möglichkeiten entstehen. Nicht jedes Sanitätshaus verfügt über all diese technischen Neuerungen in der Herstellung. Dabei sei jedoch erwähnt, dass die eingesetzte, erneuerte Technik lediglich bestimmte Arbeitsschritte verkürzt oder vereinfacht und den Zugriff auf andere Materialien ermöglicht. Viel eingesetzte Technik ist nicht gleichbedeutend mit einer individuellen und funktionell guten Einlagenversorgung. Nur wer den Patienten beobachtet, wird eine Vorstellung davon bekommen, an welcher Stelle der Fuß Unterstützung benötigt. Auch bei der Einlagenversorgung ist die Absprache der einzelnen Berufsgruppen der Schlüssel zum Erfolg.

Auch wenn die Versorgung mit orthopädischen Einlagen auf Grundlage von Rohlingen umgesetzt wird, hat es nicht zwingend zur Folge, dass die Einlagen nicht individuell dem Gangbild des Patienten angepasst werden können. Folgende Möglichkeiten zur Verfeinerung orthopädischer Einlagen können genutzt werden:

- Die im Vorfußbereich eingesetzte Erhöhung (Pelotte) kann in Form und Höhe individuell angepasst werden. So kann eine Druckentlastung der Zehengelenke erreicht werden.
- Eine Innenranderhöhung (Abb. 7.3, Bild A) kann entweder in den vorhandenen Rohling geschliffen oder aber von unten an die Einlage geklebt werden. Damit wird die gesamte Einlage auf den Außenrand geneigt. Der Fuß wird vermehrt korrigiert, wenn er eine mediale Instabilität aufweist. Zudem sollte auch der varisierende Effekt auf die gesamte Beinachse nicht unbeachtet bleiben.
- Die Außenranderhöhung (Abb. 7.3, Bild B) hat einen gegenteiligen Effekt. Die Einlage befindet sich mehr auf dem Innenrand. Der Fuß und die Beinachse werden valgisiert.
- Während die Innen- und Außenranderhöhung die gesamte Einlage neigen, kann eine solche Applikation auch ausschließlich im Fersenbereich angewendet werden, um die Rückfußstellung zu beeinflussen. So kann die Ferse separat positioniert werden, was die dreidimensionale Bewegungseigenschaft des Fußes unterstützt.
- Diese Rückfußstellung kann zudem mit einer separaten Vorfußaußenranderhöhung kombiniert werden, welche jedoch auch ohne gesonderte Einstellung des Rückfußes ihre Anwendung finden kann.
- Einlagen können mit lokalen Druckentlastungen versehen werden. Viele Patienten erfahren Irritationen des Ganges, ausgelöst durch vermehrten Druck und Schmerzen an Stellen mit verminderten Weichteilpolstern. Häufig findet man diese Stellen im Bereich des Vorfußes, wo schon die Retrokapitalpelotte zum Einsatz gekommen ist. Im Bereich der neuroorthopädischen Patienten sind zudem der Kleinzehenballen und die Rauigkeit der Metatarsale V häufig davon betroffen. Außerdem kann eine deutliche Überlastung der Sesambeine unter dem Großzehengrundgelenk der ersten Zehe auftreten.

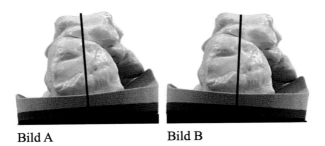

Bild A   Bild B

Abb. 7.3 Fersenstellung auf einer Einlage mit Innenranderhöhung (Bild A) oder Außenranderhöhung (Bild B)

- Die Einlagen können an einzelnen Bereichen oder auch im Ganzen mit einer Weichpolsterung überzogen werden, die für eine bessere Polsterung des Fußes sorgt.
- Bei Patienten mit bewegungsabhängigen Schmerzen im Großzehengrundgelenk kann auf eine Rigidusfeder zurückgegriffen werden. Dies ist eine dünne Platte unter dem ersten Zeh, die unter oder in die Einlage integriert wird und das betroffene Gelenk beim Abrollen entlastet.

Sensomotorische Einlagen (nach Jahrling)
Sensomotorische Einlagen bedienen sich der sensorischen und motorischen Funktionen des Nervensystems (Landauer, 2021, Abschn. 3.3). Der wissenschaftliche Nachweis dieser Form der Einlagen scheint bis zum heutigen Zeitpunkt noch nicht ausreichend geklärt. Alfuth (2017) hat in einer umfangreichen Literaturrecherche Studien finden können, die einen positiven Effekt dieser Einlagen bei Patienten mit Multipler Sklerose und Parkinson nachweisen konnten. Dabei kommt er jedoch auch zu der Schlussfolgerung, dass es zu diesem Thema weitere qualitativ hochwertige Studien bedarf. Die Berücksichtigung der sensomotorischen Einlagen in diesem Abschnitt soll keiner Grundsatzdiskussion dienen, sondern den Gedanken verfolgen, eine besondere Form der Einlagenversorgung aufzuzeigen.

Es befinden sich auf dem Markt verschiedene Konzepte zur Versorgung dieser Sohlen. Wir beschreiben die Herangehensweise von Lothar Jahrling, der mit seiner Idee der Einlagenherstellung seit über 30 Jahren Patienten versorgt. Auch bei diesen Einlagen muss der Fuß in seiner Form betrachtet werden. Je nachdem wie sich der Fuß in der Dynamik und bei der Untersuchung zeigt, ist das Ziel, entweder Muskeln vermehrt zu aktivieren oder ihre Spannung zu reduzieren. Ein merkbarer Unterschied zu orthopädischen Einlagen besteht in ihrer Form. Die Pelotten der sensomotorischen Einlagen sind punktueller geformt, was zum einen handwerkliches Geschick erfordert und zum anderen eine wichtige Voraussetzung erfüllt. Der Fuß soll nicht gesamtheitlich gestützt werden, sondern sehr gezielte mechanische Unterstützung erfahren. Die Gelenke im Fuß bleiben dabei weitestgehend frei beweglich. Zudem muss die Einlage so ausgeformt werden, dass bestimmte Strukturen nicht irritiert werden. Dazu zählen beispielsweise Muskelbäuche und knöcherne Strukturen, die an die Pelotten angrenzen . Die Funktionen der einzelnen Pelotten sind in der Tab. 7.1 aufgeführt. In Abb. 7.4 ist eine sensomotorische Einlage mit ihren Funktionspunkten abgebildet.

Die gewünschte Funktion ist abhängig von der Mobilität und dem Zustand des Fußes. Der sensomotorischen Funktion geht eine skelettale Bewegung voraus. Ist diese nicht möglich, ist der gewünschte Effekt der Einlage fraglich. Gegebenenfalls muss im Vorfeld eine Mobilisation der Fußstrukturen erfolgen (Meyer, 2019).

Tab. 7.1 Pelottierung von sensomotorischen Einlagen und ihrer Funktion (Meyer, 2019)

Pelotte	Struktur	Funktion
1. Tibialis posterior Pelotte	M. tibialis posterior, M. flexor digitorum longus, M. Flexor hallucis longus, mediale Gewölbemuskulatur	Aktivieren
2. Peroneus Pelotte	Peronealmuskulatur	Aktivieren
3. Retrokapitalpelotte	Fußsohle und dorsale Muskelkette (Wade)	Reduzieren
4. Zehensteg	Verstärkt die Funktion der Retrokapitalpelotte	Reduzieren
5. Erhöhung des Mittelfußköpfchen V	M. peroneus brevis	Aktivieren
6. Mediale Elongation	Elongation des Fußes, M. tibialis anterior	Reduzieren
7. Cuboidpelotte	M. peroneus longus	Aktivieren

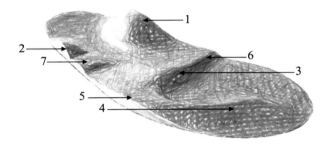

Abb. 7.4 Übersicht der Pelotten einer sensomotorischen Einlage (Nummerierung bezieht sich auf Tab. 7.1)

7.3   Allgemeines zur Versorgung mit Orthesen

Das vorangegangene Kapitel der Ganganalyse befasste sich mit der Interaktion des Körpers mit der Schwerkraft und den daraus resultierenden Auswirkungen auf die Anatomie und Physiologie des Bewegungsapparates (Biomechanik). Mit der Orthopädietechnik trifft jetzt die Mechanik auf die Biomechanik. Hier wird mit dem Einsatz von externen Apparaturen (Orthesen) versucht, zielgerichtet Einfluss auf die Biomechanik zu nehmen (Hohmann & Uhlig, 2005).

Wie können die Orthesen kategorisiert werden?
Für den Einstieg in den Bereich der neuroorthopädischen Patientenversorgung können die Orthesen zunächst in halbfertige Produkte oder individuelle Orthesen unterschieden werden (s. Abb. 7.5). Hohmann und Uhlig (2005) benennen

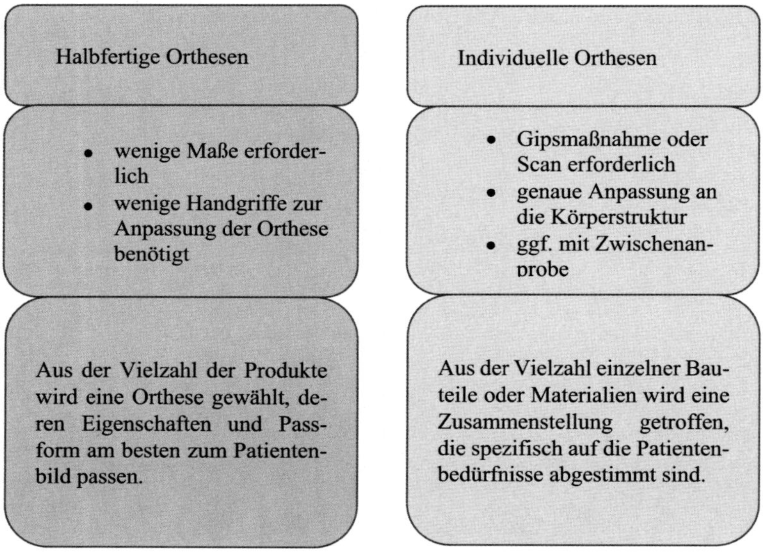

Halbfertige Orthesen	Individuelle Orthesen
• wenige Maße erforderlich • wenige Handgriffe zur Anpassung der Orthese benötigt	• Gipsmaßnahme oder Scan erforderlich • genaue Anpassung an die Körperstruktur • ggf. mit Zwischenanprobe
Aus der Vielzahl der Produkte wird eine Orthese gewählt, deren Eigenschaften und Passform am besten zum Patientenbild passen.	Aus der Vielzahl einzelner Bauteile oder Materialien wird eine Zusammenstellung getroffen, die spezifisch auf die Patientenbedürfnisse abgestimmt sind.

Abb. 7.5 Gegenüberstellung von halbfertigen Orthesen und individuell angefertigten Orthesen

zusätzlich die Kategorie der Fertigprodukte. Diese können als Akutversorgung eingesetzt werden. Die Patienten sollten nach dem Akutereignis allerdings noch einmal vorstellig werden, um die Wirksamkeit des Produktes zu überprüfen.

Welche Ziele oder Aufgaben haben Orthesen?
Die verschiedenen Ausgangspositionen des menschlichen Körpers und die unterschiedlichen Aktivitäten verändern den Stabilitätszustand der einzelnen Körperregionen. Beim Gehen begibt sich der Mensch in eine vermehrt labile Situation, welcher er durch muskulären Einsatz und das Mitwirken des Kapsel- Bandapparates standhält. Durch eine direkte Schädigung dieser Strukturen oder eine Störung der neuromuskulären Steuerelemente kann die Fähigkeit den eigenen Körper zu stabilisieren, gestört sein. Orthesen haben die Aufgabe, die benötigten biomechanischen Voraussetzungen wiederherzustellen, Gelenke oder Gelenkketten extern zu führen und veränderte Muskelaktivitäten zu unterstützen oder zu kompensieren (Döderlein, 2015). Herauszufinden, welche Gelenke dabei berücksichtigt werden müssen und welche Hilfsmittel in welcher Konfiguration zum Einsatz kommen, ist Aufgabe des interprofessionellen Teams (Ärzte, Therapeuten, Techniker).

Internationale Kurzbezeichnung von Orthesentypen für die untere Extremität
Bei der Terminologie der Orthesen verhält es sich wie mit den Bezeichnungen für die unterschiedlichen Gangphasen. Es dient der eindeutigen Kommunikation und dem besseren Verständnis. Die Begrifflichkeiten orientieren sich an den jeweiligen

Gelenken, die von der Orthese eingeschlossen werden (Hohmann und Uhlig, 2005). Die Abb. 7.6 zeigt eine Übersicht der Orthesenarten der unteren Extremitäten.

Untersuchung für die orthopädietechnische Versorgung
Weil durch die Orthesen Kräfte aufgenommen und umgeleitet werden können, spielen die Körpergröße und die entsprechenden Hebellängen, die Achsenstellungen der Beine, das Körpergewicht und der damit zusammenhängende Körperbau eine wichtige Rolle. Der Kräfteausgleich durch Hilfsmittel findet durch gezielten Kontakt am Körper statt. Somit müssen bei der orthopädietechnischen Versorgung, neben den funktionellen Aspekten, noch weitere Informationen bedacht werden. Der allgemeine Zustand der Haut (Trophik, Narben, Sensibilität) und der darunter liegenden Weichteile sowie prominente knöcherne Strukturen sollten bei der Planung von Orthesen unbedingt Beachtung finden (Hohmann & Uhlig, 2005).

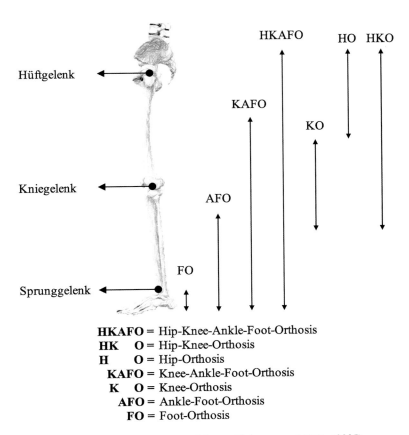

HKAFO = Hip-Knee-Ankle-Foot-Orthosis
HK   O = Hip-Knee-Orthosis
H   O = Hip-Orthosis
  KAFO = Knee-Ankle-Foot-Orthosis
  K   O = Knee-Orthosis
   AFO = Ankle-Foot-Orthosis
   FO = Foot-Orthosis

Abb. 7.6 Internationale Orthesentypen, angelehnt an Hohmann und Uhlig (2005)

7.4   Mechanische Grundlagen von Orthesen

In diesem Abschnitt beschäftigen wir uns zunächst mit der Frage, wie die Stabilität durch Orthesen zustande kommt. Hierzu ist der Bezug zum menschlichen Körper ab einem bestimmten Zeitpunkt wichtig. Denn die Orthese unterstützt den Körper, im Rahmen ihrer technischen Möglichkeiten, so, wie der Körper es im Normalfall selbst machen würde. Betrachten wir die Abb. 7.7, erkennen wir einen Schwerpunkt (S) der sich senkrecht über der Unterstützungsfläche (U) befindet. In diese Lage versetzt, besteht ein Gleichgewicht des Körpers. (Baehler & Bieringer, 2007). In der Abb. 7.8 ist der Moment des Gleichgewichtes auf den Unterschenkel übertragen dargestellt (Bild A). Die Unterstützungsfläche wird durch den Fuß erzeugt und kann in einen Vorfuß- und einen Rückfußhebel unterschieden werden (Bild B).

Die Abb. 7.9 zeigt hingegen einen Aufbau, in dem das Gleichgewicht labil ist, weil sich die Lage des Schwerpunktes verlagert, ähnlich wie die Schwerpunktverlagerung zum Beginn des Gehens. Der Schwerpunkt senkt sich ab und befindet sich nicht mehr senkrecht über der Unterstützungsfläche. Bei einer solchen Verlagerung ist es nur schwer möglich, das Fallen des Schwerpunktes zu verhindern (Baehler & Bieringer, 2007).

Die Stabilität ist erst dann wieder hergestellt, wenn sich der Schwerpunkt über der Unterstützungsfläche befindet und sich während der Bewegung anheben muss (Baehler & Bieringer, 2007, s. Abb. 7.10). Die Schemata mit den Kugeln in den Abb. 7.7, 7.9 und 7.10 veranschaulichen diese mechanischen Eigenschaften. Stellen wir uns vor, wir müssten diese Kugeln auf einem Tablett mit den entsprechenden Oberflächenformen (O) transportieren. Mit diesem Bild vor Augen, stellt sich die Grundlage der stabilen oder labilen Gleichgewichtssituation vereinfacht dar. Die Kugel in der schalenartigen Form ist einfacher an ihr Ziel zu bringen (Abb. 7.10), als die Kugel auf der bauchigen Oberfläche (s. Abb. 7.9).

Abb. 7.7 Schematische Darstellung, Körper im Gleichgewicht

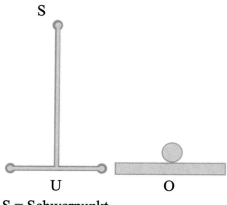

S = Schwerpunkt
U = Unterstützungsfläche
O = Oberfläche neutral

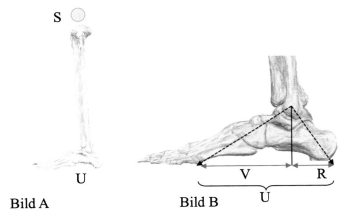

Bild A   Bild B   U

S = Schwerpunkt

U = Unterstützungsfläche (V = Vorfußhebel, R= Rückfußhebel)

Abb. 7.8 Unterschenkel in Gleichgewicht (Bild A) und Fuß mit seinen Hebeln (Bild B)

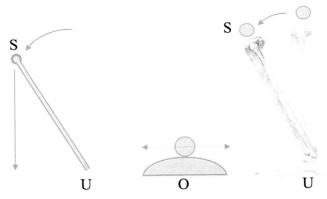

S = Schwerpunkt

U = Unterstützungsfläche

O = Oberfläche labil

Abb. 7.9 Körper in labilem Zustand

An dieser Stelle wird deutlich, welche Bedeutung der Fuß für die Stabilität des Körpers hat. Wenn wir uns an die Gangphasen zurückerinnern (Abschn. 6.4.4 und 6.4.5), hat die gleiche Bewegung und Funktion beim Übergang von der mittleren Standphase in die terminale Standphase stattgefunden. Bei einer Insuffizienz der

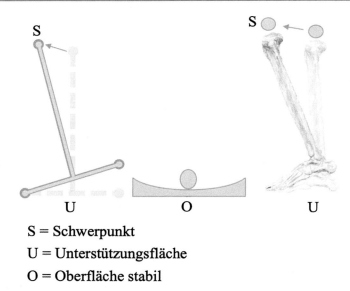

S = Schwerpunkt
U = Unterstützungsfläche
O = Oberfläche stabil

Abb. 7.10 Körper in stabilem Zustand

Plantarflexoren kommt es zu einer unkontrollierten Vorwärtsbewegung der Tibia, welche eine labile Situation der Beinachse hervorruft. Der Fuß dient der Unterstützungsfläche nur, wenn er muskulär an den Unterschenkel angebunden ist. Eine komplette Insuffizienz der Unterschenkelmuskulatur führt zu einem Funktionsverlust des Fußes, wie es die schematische Darstellung in der Abb. 7.9 zeigt.

Beispiel

Vollständige Insuffizienz der Unterschenkelmuskulatur
Nicht selten lässt sich eine nahezu vollständige Insuffizienz der Unterschenkelmuskulatur beobachten. Erkennbar ist sie an einer Art Unruhe der Patienten. Auf Nachfrage berichten Betroffene, dass sie gehen, als wären sie „betrunken". Um auf der Stelle stehen bleiben zu können, neigen sie sich häufig mit ihrem Oberkörper nach vorn oder gehen mit kleinen Schritten vor und wieder zurück. All diese Strategien nutzen sie, um den Funktionsverlust der Füße zu ersetzen. Vergleichbar ist das Verhalten dieser Patienten mit dem Gehen auf Stelzen. ◄

7.5   Biomechanik von Orthesen

Um die Funktionsweise von Orthesen für den Unterschenkel zu erläutern, beziehen wir uns auf das zuvor erwähnte Beispiel der vollständigen Insuffizienz der Unterschenkelmuskulatur. Wenn das Ziel des behandelnden Teams darin besteht, den Patienten ausschließlich in den sicheren Stand zu bekommen, ist die

Versorgung mit einer starren Orthese durchaus indiziert. Damit wird das Sprunggelenk komplett stabilisiert und der Patient erhält die haltgebende Funktion seiner Füße zurück. Ein Stehen auf der Stelle mit einer stabilen Aufrichtung des Oberkörpers ist in vielen Fällen sofort sichtbar (Leonard et al., 2021). Wenn der Patient darüber hinaus auch gehen soll, gilt es, zusätzlich die mechanischen Eigenschaften von Orthesen zu beachten.

Dazu ist es hilfreich, sich funktionell an den Gangphasen zu orientieren. Bei Fersenkontakt und in der Loading Response (LR) ist eine leichte Plantarflexion wünschenswert. Im Verlauf der Mid Stance (MSt) und mit fortschreitender terminaler Standphase (TSt) muss die Orthese zwar Bewegung in Dorsalextension zulassen, den Unterschenkel im Anschluss jedoch in einer definierten Position stabilisieren. Wenn diese Bewegungen im Fuß aufgrund der Orthese nicht zugelassen werden, kommt es zu einem vermehrten Vorziehen des Unterschenkels in LR (Abb. 7.11, Bild A) und zu einem Zurückhalten des Unterschenkels in MSt und TSt (s. Abb. 7.11, Bild C). Dies ist das Resultat der Einflussnahme auf die drei Rockerfunktionen während des Gangzyklus. Aus der Abb. 7.11 ist dieser Mechanismus gut abzuleiten. Würden wir die stabilisierten Unterschenkel (Abb. 7.11, Bild A und Bild C) loslassen, fallen sie in die neutrale Position zurück (s. Abb. 7.11, Bild B).

Wie wähle ich die richtige Orthese?
Seit wir den Gang und die Wichtigkeit eines funktionierenden muskulären Systems für die biomechanischen Abläufe durchdacht haben, ist die Bedeutung von Orthesen nachvollziehbar geworden. Wir sind darauf sensibilisiert, welche biomechanischen Auswirkungen selbst eine leichte Fußheberschwäche mit sich bringen kann und dass eine orthetische Intervention notwendig ist (Knarr et al., 2013). Die Wahl der richtigen Orthese ist ein Abwägen der Vor- und Nachteile, die jede

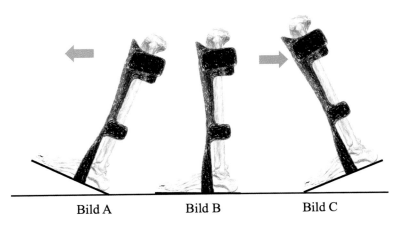

Bild A   Bild B   Bild C

Abb. 7.11 Mechanischer Einflusses auf den Unterschenkel durch eine steife Fußheberorthese (Bild A: LR, Bild B: neutrale Position, Bild C: TSt)

Orthesenversorgung beinhaltet. Eine kurze Erläuterung zu dieser Ansicht kann anhand des Beispiels der leichten Fußheberschwäche erfolgen. Mit Hilfe einer orthetischen Versorgung ist eine solche muskuläre Schwäche theoretisch einfach auszugleichen. Der Patient muss jedoch damit leben, eine Orthese zu tragen. Für manche Patienten stellt das Tragen eines Hilfsmittels eine große Hürde dar. Im Gegenzug würde der Patient in unserem Beispiel allerdings eine optimierte Stoß-dämpfung und ein kompensationsfreies Gangbild dazugewinnen. Bei komplexeren Krankheitsbildern findet dieses Abwägen eher folgendermaßen statt: gewonnene Funktionen im Vergleich zu Begleiterscheinungen, die das Hilfsmittel verursacht.

Um etwas konkreter zu werden, folgt an dieser Stelle ein spezifisches Bei-spiel. Ein Patient hat eine Fußheberschwäche mit erhöhter Muskelaktivität der Plantarflexoren. Auch die vordere Oberschenkelmuskulatur ist in ihrer Kraft ein-geschränkt (Kraftgrad 3–4 nach Janda). Aus dem Kapitel Ganganalyse wissen wir, dass die Muskulatur zur Fußhebung durch ihre exzentrische Arbeit in der LR gleichzeitig für das Einleiten der Kniebeugung verantwortlich ist. Zur Stabilisa-tion dieser Bewegung des Kniegelenkes wird die vordere Oberschenkelmuskulatur gebraucht. Weil die Plantarflexoren eine erhöhte Aktivität aufweisen, muss eine Orthese im Unterschenkelbereich fester konstruiert werden, da die Funktion der Fußhebung sonst nicht ausreichend gewährleistet wird. Totah et al. (2019) wiesen nach: Je fester das Sprunggelenk fixiert ist, desto höher wird das kniebeugende Drehmoment (s. Abb. 7.11, Bild C).

Götz-Neumann (2011) beschreibt dieses Ereignis als Skistiefel-Phänomen. Auch durch einen knöchelhohen, festen Wanderschuh kann diese Mehrbelastung am Knie durch das Einschränken der Plantarflexion des Fußes hervorgerufen werden.

Wenn dieser Patient nun eine feste Orthese bekommen soll, muss beachtet wer-den, dass es zu einer höheren Belastung des Kniegelenkes führen kann. Und hier beginnt das Abwägen (Abb. 7.12): Ist es dem Patienten möglich, diese Belastung trotz der Schwäche im Oberschenkel zu stabilisieren? Zudem ist zu beachten, dass die Steifigkeit der Orthese im Sprunggelenk nicht nur Knie- und Hüftgelenk ver-mehrt belastet, sondern sich sogar bis in den Rumpf auswirken kann (s. Albath, 2021).

Wie in der Abb. 7.12 zu sehen ist, überwiegen die negativen Begleit-erscheinungen bei einer Orthese mit mehr Bewegungsfreiheit (weiche Orthese). In diesem Beispiel würden wir uns für die feste Orthese entscheiden. Dadurch wird zwar eine vermehrte Kniebeugung gefordert, die zu einer kurzzeitigen Irritation des Patienten führen würde. Wir gehen in diesem Fall aber davon aus, dass diese Auswahl insgesamt einen positiven Effekt, im Sinne eines aktivitätsfördernden Trainingsgerätes hat (Horst, 2022). Eine Versorgung unter solchen Umständen käme nur zustande, wenn alle beteiligten Berufsgruppen und der Patient diese Ein-schätzung teilen.

Orthesenkonfiguration und der Einfluss auf die Rockerfunktion
Durch den Fortschritt in der Orthopädietechnik gibt es ein deutlich größeres Spek-trum an Orthesen und deren Konfigurationsmöglichkeiten als in dem zuvor be-schriebenen Patientenbeispiel. Eine wichtige Rolle spielen dabei die drei natür-

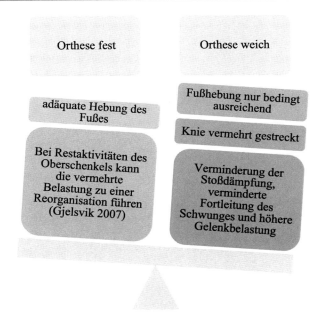

Orthese fest

Orthese weich

adäquate Hebung des Fußes

Fußhebung nur bedingt ausreichend

Knie vermehrt gestreckt

Bei Restaktivitäten des Oberschenkels kann die vermehrte Belastung zu einer Reorganisation führen (Gjelsvik 2007)

Verminderung der Stoßdämpfung, verminderte Fortleitung des Schwunges und höhere Gelenkbelastung

Abb. 7.12 Mögliche Entscheidungsfindung für die Auswahl von Orthesen anhand eines Patientenbeispiels

lichen Rockerfunktionen (Ferse, Sprunggelenk, Vorfuß). Der Name lässt vermuten, dass wir dazu abgerundete Strukturen benötigen, um diesen Funktionen den Weg zu bereiten. Im Bereich des Fußes ist es die abgerundete Form des Calcaneus. Am Vorfuß führt die Extension der Zehen zur Abrundung der Zehenballen, die ein Rollen zulassen. Die Bewegung des Sprunggelenkes hat bei der Heel-Rocker- und bei der Ankle-Rocker-Funktion einen hohen Stellenwert. Veränderungen an der Orthese in diesen Bereichen bieten Möglichkeiten der individuellen biomechanischen Anpassung (s. Abb. 7.13). Man könnte sagen, dass der mechanische Einfluss, wie in Abb. 7.9 beschrieben, gezielt auf den Patienten angepasst wird. Die Bestimmung der Dynamik von Orthesen kann auf zwei Wegen realisiert werden:

- Materialauswahl und/oder Zusammenstellung des Materials (s. Abschn. 7.4.2)
- Einsatz von Gelenken (s. Abschn. 7.4.2)

Eine Unterschenkelorthese (AFO) besteht aus einem Fußteil (Abb. 7.14, F) und einer Unterschenkelschale (s. Abb. 7.14, US). Wenn die Orthese aus einem Stück gefertigt wurde, verbindet ein Steg (Abb. 7.14, St) diese beiden Elemente. Bei der Verwendung eines Gelenkes (Abb. 7.14, G) verbindet dieses das Fußteil und die Unterschenkelschale miteinander.

Die Anpassung der Funktion des Fußteils findet über das Material und die spezifische Konstruktion statt. Ein Einsatz von Gelenken erscheint hier nicht

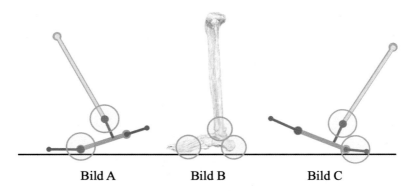

Bild A   Bild B   Bild C

Abb. 7.13 Unterschenkelorthese mit Berücksichtigung der Rockerfunktionen (Bild A: Forefoot rocker, Bild B: Orte zur Anpassung der Konfigurationen, Bild C, Heel rocker, Bild A und Bild C zeigen zusätzlich die veränderte Stellung im Sprunggelenk

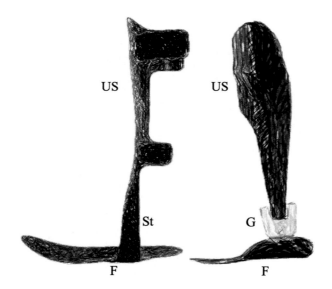

Abb. 7.14 Unterschenkelorthesen mit ihren Bauteilen

praktikabel. Die Bewegung im Sprunggelenk kann durch den spezifischen Materialeinsatz am Steg generiert werden oder durch das Einsetzen eines Systemknöchelgelenkes. Es gibt für beide Varianten Argumente, die für die Entscheidungsfindung ausschlaggebend sein können.

Einführung in knieübergreifende Orthesen
Die Abb. 7.11 und das dort angeführte Patientenbeispiel deuten an, wie die oberhalb des Fußes gelegenen Strukturen durch eine AFO beeinflusst werden können.

Es ist möglich das Bein durch eine Unterschenkelorthese zu stabilisieren. Gleichzeitig können Drehmomente erzeugt werden, die bei der Versorgung bedacht werden müssen. Wenn wir trotz aller Einstellungen mit einer AFO an die Grenzen der Versorgung kommen oder bei den Patienten eine zu starke Insuffizienz der knieumgreifenden Muskeln vorliegt, muss der mögliche Einsatz einer knieübergreifenden Orthese (KAFO, KO) eruiert werden. Die Versorgung des Kniegelenkes unterscheidet sich von der Versorgung des Sprunggelenkes. Bei einer KAFO bzw. KO ist der Einsatz von Systemgelenken, bis auf wenige Ausnahmen, erforderlich. Die Ausnahmen beschränken sich auf Patienten, die in der Frühphase der Rehabilitation in den Stand gebracht werden sollen und durch eine Schwäche der Kniestrecker oder eine Tonuserhöhung der Kniebeuger daran gehindert werden. In diesen Fällen, kann auf einen in Streckstellung gewickelten Cast zurückgegriffen werden. Somit muss das betroffene Bein nicht durch den Therapeuten stabilisiert werden (s. Abschn. 3.1.1.). Sobald sich eine Tendenz des Behandlungsverlaufes abzeichnet, sollte über eine Versorgung mit Orthese nachgedacht werden. Für alle Aktivitäten, die über das Stehen auf der Stelle hinaus gehen, ist der benötigte Bewegungsumfang im Knie zu hoch, als dass auf ein Gelenk verzichtet werden kann. Auch für das Sitzen in den Therapiepausen wird der Cast mit zunehmender Zeit unpraktisch und sollte ersetzt werden.

Hinweis zum Einsatz von mechanischen Gelenken
Für AFOs und KAFOs gibt es eine Vielzahl an funktionellen Gelenken, die beim Bau von Orthesen eingesetzt werden können. Bei der Verwendung von mechanischen Gelenken ist zu bedenken, dass die Bauteile immer einen Kompromissdrehpunkt darstellen. Die Variabilität der anatomischen Drehpunkte ist technisch nicht vollumfänglich nachzustellen. Einfach nachzuvollziehen ist dies anhand des Schemas der Kniegelenkbewegung in Abschn. 5.3 (s. Abb. 5.8).

7.6   Ablauf einer orthetischen Versorgung und mögliche Herstellungsverfahren

Bevor eine individuelle Orthese hergestellt wird, muss die Übernahme der Kosten geklärt werden. Zusammen mit der ärztlichen Verordnung werden dem Kostenträger die entstehenden Kosten mittels Kostenvoranschlags aufgezeigt. Ist diese Frage geklärt, wird im ersten Schritt das Bein abgeformt. Im Vorfeld werden Umfangs- und Längenmaße genommen (Abb. 7.15, Bild A), die zur Erstellung eines Beinmodelles verwendet werden. Aktuell (Stand, 2024) wird das Bein des Patienten in Gipsbinden gewickelt (Abb. 7.15, Bild B), welche nach dem Aushärten aufgeschnitten und wieder entfernt werden (s. Abb. 7.15, Bild C). So entsteht ein sogenanntes Gipsnegativ – ein Hohlkörper, der die Form des Patientenbeines darstellt. Dieser wird im Anschluss mit flüssigem Gips ausgegossen (Gipspositiv) und final bearbeitet. Die vorher erhobenen Maße helfen dabei, ein genaues Abbild des Patientenbeines nachzuempfinden. Eine zweite, heute weit verbreitete Möglichkeit eine Abbildung des Patientenbeines zu rekonstruieren, ist der dreidimensionale

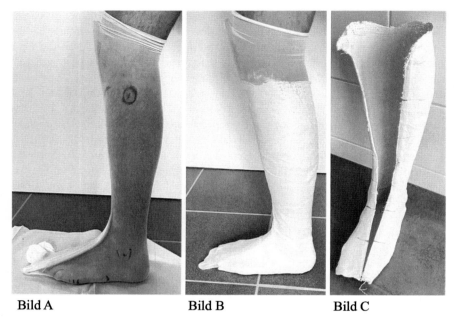

Bild A   Bild B   Bild C

Abb. 7.15 Arbeitsschritte während einer Gipsmaßnahme

Scan. Dabei wird das Bein gescannt und digital am Computer nachbearbeitet. Dieses Modell wird dann aus einem Hartschaumblock gefräst. Welches Verfahren Anwendung findet, ist von verschiedenen Faktoren abhängig und wird vom Orthopädiemechaniker eingeschätzt. Nach Abschluss der Modellerstellung muss ein Herstellungsverfahren zum Bau der Orthesen gewählt werden. Es folgt ein kurzer Einblick in zwei Verfahren, die dabei häufig eingesetzt werden.

Herstellungsverfahren mit Faserverbundwerkstoff (FVW)
Nachdem die Verlaufsform der Orthese auf das Modell gezeichnet wurde, wird Fasermaterial in der entsprechenden Größe zugeschnitten. Im Anschluss werden die Fasern auf dem Modell fixiert. Alle Bauteile (z. B. Gelenkschienen), die eine feste Verbindung mit der Orthese eingehen sollen, werden in die Fasern mit eingelegt. Das Herstellen von Orthesen aus Faserverbundwerkstoff (FVW) unterscheidet sich in zwei Verfahren. Die beschriebenen ersten Arbeitsschritte differenzieren sich dabei etwas in der Handhabung, sind aber größtenteils ähnlich. Der größte Unterschied liegt in der Zugabe des Harzes, der als zweite Komponente dieses Herstellungsverfahrens hinzukommt.

Bei der Laminier-Gießharztechnik wird das Modell mit einer Folie überzogen. An der Unterseite des Modells verschlossen, dient die Folie als eine Art Sack, in den flüssiges Harz gegossen wird. Die offene obere Seite der Folie wird an ein Unterdrucksystem angeschlossen. Während ein Vakuum erzeugt wird, erfolgt das

Verteilen des Harzes, so dass am Ende des Vorganges alle Fasern mit Harz getränkt sind.

Beim Prepreg-Verfahren sind die Fasern in optimaler Verteilung mit Harz vorgetränkt. Nach der Positionierung des Materials wird auch bei diesem Verfahren eine Folie übergezogen.

Bei beiden Techniken wird im Anschluss durch Abreiben der Werkstücke, überflüssiges Harz aus den Fasern gestrichen. Wenn das Harz ausgehärtet ist, muss die Orthese in ihre abschließende Form gebracht werden. Dazu werden die genauen Verlaufslinien auf die Orthese gezeichnet, welche anschließend vom Modell genommen und in Form geschliffen wird. Zusätzliche Anbauteile werden montiert, Polsterungen und Verschlüsse, sofern noch nicht geschehen, werden an der Orthese angebracht.

Die Eigenschaften der Orthesen aus diesen Herstellungsverfahren werden durch die Lage der Fasern, die Materialauswahl, die Materialmenge und die Art des Harzes bestimmt. Ein weiterer Faktor, der die Festigkeit mitbestimmt, ist die Form der einzelnen Teile. Orthesen aus FVW bieten Formstabilität und weisen ein geringes Gewicht auf. Wird die Konstruktion flexibel konfiguriert, verfügt das Material bei Verformung über eine hohe Rückstellkraft.

Tiefziehen
Das Tiefziehen ist ein Verfahren, bei dem thermoplastische Kunststoffe so erwärmt werden, dass sie verformbar sind. Dafür wird das fertige Gipspositiv an ein Unterdrucksystem angeschlossen und die erwärmte Kunststoffplatte wird auf das Modell gelegt. Das weiche Material wird mit den Händen um das Modell geformt. Das durch den Unterdruck entstehende Vakuum sorgt für einen faltenfreien Formschluss des Materials. Mit zunehmender Zeit kühlt der Kunststoff aus und das Material wird wieder fest. Diese Form bildet die Grundlage der späteren Orthese. Sie wird zunächst mit einer Säge grob in Form gebracht und anschließend mit der Schleifmaschine finalisiert. In zusätzlichen Arbeitsschritten können weitere Bauteile hinzugefügt werden. Den Abschluss bildet auch hier das Einsetzen des Polstermaterials und das Anbringen der Verschlüsse. Der Einsatz von Orthesen aus Kunststoff wird ebenfalls von den Materialeigenschaften mitbestimmt. Es wird in den meisten Fällen für Orthesen zur Lagerung eingesetzt. Auch bei der Versorgung mit Orthesen für den Nassbereich oder für die oberen Extremitäten findet Kunststoff eine häufige Anwendung.

7.7 Ankle–Foot-Orthosis (AFO)

Die mechanischen Grundlagen für Ankle–Foot-Orthosis (AFO) wurden bereits im Abschn. 7.4 beschrieben. An dieser Stelle beschäftigen wir uns mit der technischen Umsetzung, um Unterschenkelorthesen individualisieren zu können. Bevor hierzu einige Ausführungen folgen, betrachten wir zunächst die beiden Anlagemöglichkeiten der Unterschenkelschale. Diese kann ventral an der Tibia oder dorsal an der Wade anliegen, ausgehend von dem mechanischen Einfluss, der erzielt werden soll. Es erscheint nachvollziehbar, die Anlage dort zu positionieren, von wo aus Druck ausgeübt werden soll. Soll die Tibia nach vorne geschoben werden, wird mehr Druck hinten benötigt – und andersherum. So wird der Druck über eine große Fläche appliziert, was Irritationen durch Druckschmerzen verringert. Jedoch sollte auch die Tatsache bedacht werden, dass viele Patienten sensorische Defizite aufweisen. Bei der Auswahl der Unterschenkelanlage sollte dieser Umstand unbedingt in die Entscheidungsfindung mit einfließen. Chen et al. (2022) beschreiben eine erhöhte Ganggeschwindigkeit sowie eine Reduktion der Spastik im Unterschenkel durch eine Orthese mit ventraler Anlage. Andere Autoren hingegen beschreiben die Effekte bei verschiedener Positionierung der Orthesenschalen als identisch (Uppal et al., 2019). Um dazu eine abschließende Aussage treffen zu können, bedarf es weiterer Untersuchungen. Bis dahin sollten neurophysiologische Grundsätze in die Planung der Orthesen einbezogen werden.

Konfiguration der Orthese über die Zusammenstellung des Materials
Eine Orthese wie in der Abb. 7.16 besitzt kein eingebautes Gelenk. Fußteil, Steg und Unterschenkelschale bestehen aus einem Stück. Diese Art der Orthesen gibt es als halbfertiges Produkt. Eine Veränderung der Flexibilität ist hier nicht mehr möglich. Wenn die Konstruktion dieser Orthesen jedoch im Individualbau erfolgt, ist es möglich die gewünschte Flexibilität zu bestimmen.

- Die Flexibilität ist im Bereich des Steges verortet. Zudem ist auch das Fußteil (Steg bis Mittelfußköpfchen) flexibel gestaltet, wodurch es dem Patienten möglich ist, eine gewisse Bewegungsfreiheit in Dorsalextension und Plantarflexion zu generieren (s. Abschn. 7.3 und 7.4).
- Ab den Mittelfußköpfchen bis zur Fußspitze bestimmt die Konstruktionsweise den Funktionsablauf des Forefoot rocker (s. Abschn. 7.3 und 7.4).
- Die Bauart der Ferse bestimmt das Abrollverhalten der Orthese (s. Abschn. 7.3 und 7.4).

Solche Konstruktionen können Bewegungen zulassen und haben eine hohe Rückstellkraft. Diese Eigenschaft gilt es zu nutzen, um fehlende Muskelkraft nicht nur durch eine feste Orthese auszugleichen, sondern bereitstehende Energie nutzbar zu machen und so die Effizienz des Gehens zu verbessern (Bregman et al., 2012). Dabei ist die Erhöhung der Flexibilität auch mit einem gewissen Verlust der Rückstellkraft in Verbindung zu setzen. Die Beweglichkeit in den einzelnen Abschnitten der Orthesen wird durch Reduktion der Fasermenge, durch die Faserausrichtung und durch die Auswahl des Materials bestimmt.

Beispiel

Durch die Vorverlagerung des Schwerpunktes ab der mittleren Standphase entsteht am Sprunggelenk eine Dorsalextension (Dorsalextensionsdrehmoment). Wenn wir diese Bewegung zu Teilen zulassen, wird die Orthese dieser Bewegung nachgeben. Durch die Rückstellkraft des Materials wird die Orthese Energie zurückgeben. ◄

Abb. 7.16 AFO ohne
Gelenk

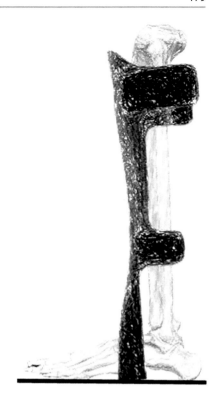

Herstellung mit Einsatz von Gelenken
Wird in der Orthese ein Gelenk eingesetzt, können die Passteile aus FVW (Unterschenkelschale und Fußteil) deutlich rigider konzipiert werden. Die Bewegungen,
die erwünscht sind, werden jetzt über das Gelenk generiert. Bei Gelenkorthesen
muss insgesamt etwas mehr Material verbaut werden. Die Gelenke werden mit
den schon vorher eingelassenen Gelenkschienen in der Unterschenkelschale und
im Fußteil verschraubt. Bei einer Anprobe mit einer Probeorthese können die Gelenkdrehpunkte und die Passform überprüft und bei Bedarf noch verändert werden. Die definitive Orthese wird gebaut, wenn eine optimale Passform und die
Position der Gelenke bestätigt sind.

   Jetzt könnte die Frage aufkommen, warum überhaupt ein Gelenk verbaut werden muss, wenn die Flexibilität auch allein durch die Materialzusammenstellung
erzeugt werden kann. Eine Orthese mit Gelenk ist keinesfalls das kostspielige Pen-
dant zu einer Orthese ohne Gelenk. Doch wie bei allen orthetischen Versorgungen,
müssen Vorteile, Nachteile und die Grenzen des Hilfsmittels hinterfragt werden.
Eine Übersicht einiger Vorteile beider Versorgungsmöglichkeiten erfolgt in der
Tab. 7.2.

Tab. 7.2 Vorteile von Gelenkorthesen und Orthesen ohne Gelenk

Gelenkorthese	Orthese ohne Gelenk
Einstellung der Statik nach Abschluss der Herstellung	Geringes Gewicht
Einsatz von verschiedenen Federn, um die Drehmomente individuell einzustellen	Individualisierbare Flexibilität über das Material (bis zu einem gewissen Grad)
Definierter Drehpunkt (Sprunggelenk)	
Energiegewinnung über die eingesetzten Federn	Energiegewinnung über die Konstruktion

Neben der Entscheidung, ob ein Gelenk verwendet werden soll, muss auch noch entschieden werden, welche Attribute es erfüllen soll. Unterschiedliche Hersteller bieten eine Vielzahl an Systemgelenken mit verschiedenen Funktionen an. In der Abb. 7.17 ist ein Gelenk mit zwei Federn zu erkennen. Eine Feder dient der dynamischen Begrenzung der Dorsalextension und die andere der dynamischen Limitierung der Plantarflexion. In der Tab. 7.3 sind die verschiedenen Anschlagvarianten der Gelenke angeführt. Die Anschläge sind die Begrenzungen für die jeweiligen Bewegungsrichtungen.

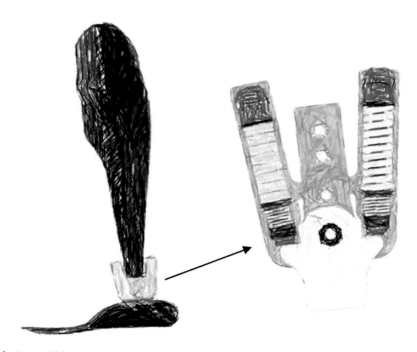

Abb. 7.17 AFO mit Systemknöchelgelenk

Tab. 7.3 Möglichkeiten der Anschläge für Systemknöchelgelenke

Dorsalanschlag	Plantaranschlag
Kein Dorsalanschlag	Kein Plantaranschlag (mit und ohne Fußhebung)
Statischer Dorsalanschlag	Statischer Plantaranschlag
Dynamischer Dorsalanschlag	Dynamischer Plantaranschlag (mit Fußhebung)

Abb. 7.18 Zirkuläre
Fußfassung (DAFO)

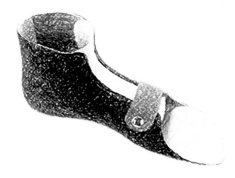

Allgemeines zu Ankle–Foot-Orthosis
Die Möglichkeiten der Orthesenversorgung sind sehr umfangreich. Daher sollte
noch erwähnt werden, dass dies nur eine kurze Einführung in das Thema darstellt.
Auch wenn wir schon über die Versorgung mit Einlagen gesprochen haben, wurde
noch nicht erwähnt, dass diese auch mit der Orthesenversorgung kombiniert werden kann. Sofern eine Einlagenversorgung keine ausreichende Stabilität bietet,
kann eine orthetische Fußfassung eingesetzt werden (s. Abb. 7.18). Diese aus Leder
oder Kunststoff gefertigten Orthesen werden im Sprachgebrauch als DAFO (Dyna-
mic-Ankle–Foot-Orthosis) bezeichnet und können als einzelne Versorgung oder in
Kombination mit AFO oder KAFO eingesetzt werden. Durch die fußumfassende
Bauweise stellen DAFOs eine gute Möglichkeit dar, instabilen Füßen den nötigen Halt zu geben und die Positionierung des Fußes zu gewährleisten. Bei starker
Tonuserhöhung kommen allerdings auch diese Fußorthesen an ihre Grenzen.

7.8   Knee-Ankle–Foot-Orthosis und Knee-Orthosis (KAFO und KO)

Die Bewegungen des Kniegelenkes werden während des Ganges von der
Funktionsweise des Fußes beeinflusst (s. Abschn. 6.4.3, 6.4.4, 6.4.5). Als besonders kritischer Zeitpunkt ist dabei unter anderem die Loading Response anzu-
sehen. Sollte der Patient nicht im Stande sein, die Knieflexion muskulär zu stabilisieren, kann es zu deutlichen Kompensationen kommen (Christensen et al., 2018).
Im schlimmsten Fall würde die ungebremste Flexion in einem Sturz enden. Eine

häufige Kompensation, um den Einsatz des Quadriceps femoris zu vermeiden, ist beispielsweise die Oberkörpervorneige.

In der terminalen Standphase erwarten wir eine leichte Kniebeugung von circa 5°. Bei vermehrter Flexion liegt die Ursache nur bedingt in der Kraft des M. quadriceps femoris (s. Abschn. 6.4.5). Es sollte zunächst die Suffizienz der Plantarflexoren überprüft werden. Gegebenenfalls ist das Knie mit einer AFO ausreichend versorgt. Kommt es in Terminal Stance zu einer deutlichen Überstreckung (Hyperextends) oder zu einem Überstreckungsschlag des Kniegelenkes (Extension thrust), ist dies ein Hinweis auf die fehlende muskuläre Streckhemmung und lässt die Belastung der passiven Strukturen erahnen.

Insuffizienz des M. Quadriceps femoris und Stabilisation der Kniebeugung
Eine Versorgung über einen Cast hinaus ist mit verschiedenen Gelenken realisierbar. Je nach Anforderung und Mobilitätsgrad des Patienten kann aus einem großen Portfolio gewählt werden. Geht es um eine Sicherung in Streckstellung, kann zunächst ein verriegeltes Gelenk genutzt werden. Hier gibt es zum Beispiel Rastergelenke, die sich mit zunehmender Kniestreckung verriegeln. Diese Gelenke eignen sich gut, um Patienten in den Stand zu mobilisieren. Auch bei vermehrter Aktivität der kniebeugenden Muskeln wird das Bein in Streckung verbleiben und der Patient behält seine Standsicherheit. Damit sind auch kurze Gehstrecken möglich. In den Schwungphasen verbleibt das Knie jedoch in Extension.

Eine Steigerung der Funktionalität bieten Orthesen mit Stand- und Schwungphasensicherung. Der Vorteil liegt für den Patienten darin, dass seine Standphase gesichert ist, während sich das Orthesengelenk in der Schwungphase frei bewegen lässt. Diese Eigenschaften lassen sich mechanisch oder mikroprozessorgesteuert verwirklichen. Es wird ein natürliches Gangbild zugelassen. Stärkere Kompensationen, wie bei einer steifen Orthese, können dadurch minimiert werden.

Bei noch höheren funktionellen Anforderungen im Alltag kann auf stand- und schwungphasenkontrollierte Gelenksysteme zurückgegriffen werden. Die Kniesicherung dieses Gelenkes geschieht nicht über Verriegelung, sondern über einen Widerstand der eingebauten Hydraulik (s. Abb. 7.19). Diese Eigenschaft unterstützt den Patienten bei allen Bewegungen in die Kniebeugung hinein (z. B. hinsetzen, treppab gehen). Zudem kann es trainiert werden, das Knie in Loading Response zu beugen, was zu einer gesteigerten Funktionalität führt (z. B. bergab gehen).

Etwas außerhalb all dieser Kategorien gibt es zudem Kniegelenksorthesen mit Restkraftunterstützung durch Motoren. Diese geben dem Patienten zum einen Sicherheit und Stabilität, da sie gangphasengesteuert sind, und zum anderen unterstützen sie aktiv die Streckung und Beugung des Kniegelenkes.

Bei allen Versorgungen sollte der Bedarf der Fußstabilisation nicht außer Acht gelassen werden. Bei einigen dieser Knieorthesen kann auf eine Versorgung des Fußes verzichtet werden (KO), die meisten sind an eine Versorgung mit Unterschenkelschale und Fußteil gebunden (KAFO). Wenn das Bein des Patienten keine Konturen besitzt, an denen eine KO angepasst werden kann, droht die Knieorthese zu rutschen. In solchen Fällen muss die Orthese um ein Fußteil ergänzt werden.

Abb. 7.19 KAFO
mit stand- und
schwungphasenkontrolliertem
Kniegelenk

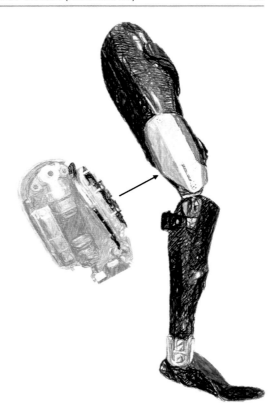

Überstreckung des Kniegelenkes
Eine Überstreckung im Knie kann vielseitige Ursachen haben. Die Möglichkeiten der orthetischen Versorgungen sind hier allerdings weniger umfangreich. Es kann beispielsweise bei einer Kontraktur der Plantarflexoren mit insuffizienten Kniebeugern zur Hyperextension im Knie kommen. Bei so einem Erscheinungsbild kann die Lösung auch in einer Unterschenkelorthese liegen. Eine KAFO kommt dann zum Einsatz, wenn die Möglichkeiten distaler Orthesen zu keiner Lösung führen.

Die Eindämmung der Streckung im Knie geschieht mechanisch durch den Einsatz von Gelenken in der Orthese (s. Abb. 7.20). Gelenke mit dieser Funktion sind in der Kniebeugung frei beweglich und geben dem Knie durch die mechanische Limitierung der Extension Halt. Benötigt der Patient einen dynamischen Anschlag, kann auf Gelenke zurückgegriffen werden, die diesen mit Hilfe einer Feder bieten. Gegebenenfalls kann die Feder Energie für eine bessere Kniebeugung in Pre Swing generieren.

Abb. 7.20 KAFO mit
Kniegelenk zur Limitierung
der Extension

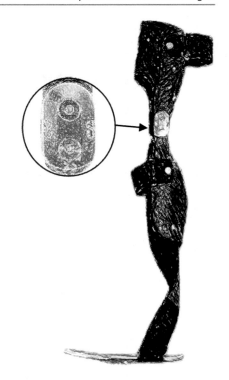

Stabilisation bei O-Bein- oder X-Bein-Stellung.
Neben der Stabilisation der Bewegungen auf der Transversalachse ist es wichtig, das Bein aus allen Perspektiven zu betrachten. Die Bewegungen des Kniegelenkes in eine Varus- oder Valgusbewegung können in der KAFO mitberücksichtigt werden. Die meisten Orthesen sind nach dem Drei-Punkt-Prinzip aufgebaut. Anhand der Abb. 7.21 lässt sich diese Methode gut erklären. Zwei gleichgerichtete Kräfte werden durch einen Gegenhalt auf den gewünschten Drehpunkt übertragen (Baehler & Bieringer, 2007).

Die Auswahl der Schuhe
Bis auf wenige Ausnahmen ist das Tragen einer Orthese notwendigerweise mit dem Tragen von Schuhen verbunden. Diese haben einen bedeutenden Einfluss auf die Funktion des Ganges und auf die Wirkung der eingesetzten Orthese. Dabei sollte darauf geachtet werden, dass ein großer Teil der Schuhe zu einer Verlängerung des Rückfußhebels führen kann (s. Abb. 7.22, Vergleich Strecke A zu Strecke B). Verantwortlich dafür ist der Absatz der Schuhe (Höhe und Rückverlagerung der Sohle). Neben der Form kann auch die Festigkeit der Sohle Einfluss auf die Orthese haben.

Abb. 7.21 Bein mit
valgischer Beinachse und
eingezeichneten Wirkpunkten
nach dem Drei-Punkt-Prinzip

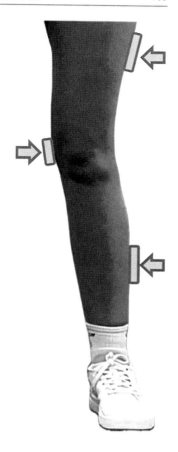

Der Schuh hat bei der Versorgung mit Orthesen eine weitere mechanische Be-
sonderheit. Orthesen verfügen über einen Grundaufbau, der sich auf einen definierten, effektiven Schuhabsatz bezieht. Dieser ist die Differenz der Sohlendicke
im Rückfuß im Vergleich zum Vorfuß. Bei individuell hergestellten Orthesen wird
die Orthese dem Schuh entsprechend konstruiert. Wenn die Versorgung über eine
teilvorgefertigte Orthese erfolgt, wird diese dem Absatz entsprechend bestellt. Die
behandelnden Personen sollten bei einem Schuhwechsel des Patienten hellhörig
werden und beobachten, ob es zu einer wesentlichen Veränderung des Gangbildes
oder der Gangsicherheit kommt. Einen positiven Nebeneffekt hat die Irritierbar-
keit, die durch verschiedenes Schuhwerk hervorgerufen werden kann. Die resultierende Variabilität der Drehmomente kann in der Therapie eingesetzt werden.

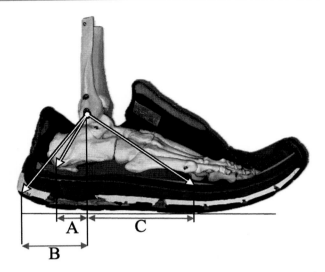

Abb. 7.22 Hebel am Fuß und Einfluss auf den Rückfußhebel durch einen Schuh (A: Rückfuß-hebel anatomisch, B: Rückfußhebel mit Schuh, C: Vorfußhebel, Abbildung abgewandelt von Baehler & Bieringer, 2007)

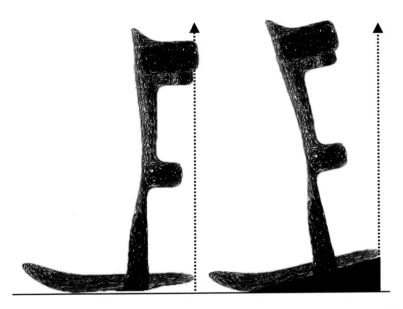

Abb. 7.23 Orthese auf neutralem Untergrund (links) und Orthese auf einem Absatz (rechts)

▶   Bei der Orthesenversorgung neuroorthopädischer Patienten sollte die
       Schuhberatung auf keinen Fall außer Acht gelassen werden. Zum einen,
       um die gewünschte Funktion zu sichern, und zum anderen, wegen
       der schon erwähnten Veränderbarkeit der Drehmomente. Die Wahl
       der Schuhe ist der einfachste Weg, Orthesen für das Therapiedesign zu
       tunen (s. Abb. 7.23). Wenn konfektionierte Schuhe nicht in Frage kom-
       men, können Orthesenschuhe bei der Krankenkasse beantragt werden.
       Zudem bietet die Orthopädie-Schuhtechnik alle Möglichkeiten des indi-
       viduellen Schuhbaus oder der gezielten Anpassung vieler vorhandener
       Schuhmodelle.

7.9   Funktionelle Elektrostimulation (FES)

Bei der *funktionellen Elektrostimulation* werden gelähmte, jedoch innervierte
Muskeln stimuliert, um dadurch einen funktionellen Nutzen zu erhalten. Um eine
Reaktion im Körper hervorzurufen, muss das System auf erregbare Zellen zu-
greifen. Die Intensität der Stimulation wird durch Pulsdauer, Pulsamplitude und
Pulsfrequenz bestimmt. Diese Parameter sind in den Systemen zur Stimulation
individuell an den Patienten anpassbar. Bei der Einstellung der Parameter ist das
Ziel, gewünschte Muskelaktivitäten zu erzeugen, bevor die maximal tolerierbare
Intensität des Stromes erreicht wird.

Neben der Parameterbestimmung spielt die Positionierung der Elektroden
eine wichtige Rolle. Die Unterstützung durch Stimulation ist dabei nicht auf ein
Elektrodenpaar (Einkanalstimulation) begrenzt. Mehrkanalstimulationsgeräte lassen den Einsatz mehrerer Elektrodenpaare zu. Die Konfiguration der Parameter
bestimmt, welche Nervenfasern angesprochen werden. Große Nervenfasern in der
Nähe der Stimulation reagieren in der Regel zuerst (Márquez-Chin & Popović,
2020). Diese Eigenschaft lässt sich insbesondere beim Nervus peroneus communis
nutzen. Dieser liegt in der Nähe des Fibulaköpfchens unter der Hautoberfläche und
kann mit dem Strom gut erreicht werden. Der sich aufteilende Nerv innerviert die
peroneale Muskulatur und die Dorsalextensoren. Eine weitere Option der FES ist
eine Stimulation eines Muskelverlaufes.

Aktuell (Stand, 2024) gibt es eine Vielzahl von FES-Systemen auf dem Markt.
Diese unterscheiden sich im Groben in Plug-and-play-Systeme und Geräte, bei
denen die Orte der Stimulation frei gewählt werden können. Plug-and-play-Systeme gibt es sowohl für den Unterschenkel zur Stimulation des Nervus communis als auch für den Oberschenkel zur Erregung der Kniebeuger oder Kniestrecker.
Das Steuergerät und die Elektroden befinden sich in Manschetten, die an den jeweiligen Stellen angelegt werden (s. Abb. 7.24).

Können Patienten mit den konfektionierten Manschetten nicht adäquat versorgt werden, gibt es andere Systeme, bei denen die Elektrodenpositionierung frei
wählbar ist. Für den täglichen Einsatz werden die Elektroden in ihrer Endposition
in Manschetten oder Hosen verbaut. Dies ist auch als Kombination mit Orthesen

Abb. 7.24 Manschette mit
Steuereinheit zur Stimulation
des Unterschenkels

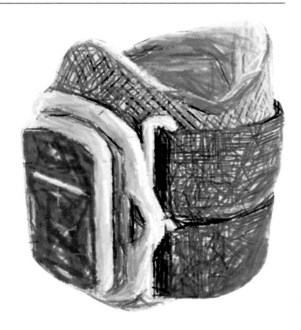

möglich. Dabei gilt das FES-System als Bauteil der Orthese und kombiniert die
Vorteile beider Hilfsmittel miteinander (s. Abb. 7.25).

Damit die Stimulation der FES-Systeme funktionell wird, ist das Timing der
Stimulation wichtig. Durch die Lageveränderung der Steuereinheiten während des
Gehens werden die Gangphasen detektiert. Je nach Hersteller kann das Timing der
Stimulation nach Bedarf an die Gangphasen angepasst werden.

Stimulationsbeispiele

- Fußheber in den Schwungphasen (ISw, MSw, TSw)
- Peronealmuskulatur zur Fußpositionierung (LR, MSt, TSt)
- Fußsenker zur besseren Vorfußstabilität (MSt, TSt) oder zur Förderung des
  Push off (PSw)
- Quadriceps femoris zur Kniesicherung (LR)
- Kniebeuger zur Verhinderung der Knieüberstreckung (MSt, TSt) oder zur Ver-
  besserung der Kniebeugung (PSw, ISw)
- Glutealmuskulatur zur Stabilisation der Beinachse (LR, MSt, TSt)

Die genannten *Stimulationsbeispiele* lassen den Umfang der Einsatzmöglichkeiten
erahnen. Auch bei FES-Systemen muss eruiert werden, ob der Patient mit Orthesen, FES oder einer Kombination aus beidem versorgt werden sollte. Ein pauscha-
ler Vorteil bei Aktivitäten kann dabei keinem der Hilfsmittel zugesprochen werden
(Kafri & Laufer, 2014).

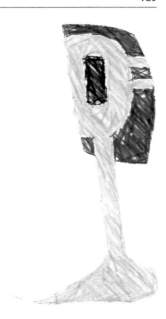

Abb. 7.25 Kombination aus einer Unterschenkelorthese mit FES-Manschette und Steuereinheit

7.10 Hüftgelenkorthese

Das Hüftgelenk hat umfangreiche Bewegungsmöglichkeiten in allen Ebenen, was die Stabilisation und Bewegungsoptimierung durch Hilfsmittel erschwert. Im pädiatrischen Bereich werden hüftübergreifende Gelenkorthesen durchaus zur Belastungslenkung innerhalb des Wachstums eingesetzt (Meyer, 2019). Bei der Versorgung von Erwachsenen sind diese jedoch äußerst selten zu sehen. Bei der täglichen Arbeit mit neuroorthopädischen Patienten liegt der Bedarf häufig in einer Unterstützung der Hüftbeugung, der Stabilisation der Abduktion und/oder der Derotation der gesamten Beinachse. Der Abschn. 7.9. hat veranschaulicht, dass dafür unter anderem Elektrostimulation eingesetzt werden kann. Die Stimulation der Glutealmuskulatur oder des oberen Anteils des Rectus femoris kann zur Unterstützung in Betracht gezogen werden.

Um die Hüftbeugung zu verbessern, können hüftübergreifende Expander eingesetzt werden. Diese werden während eines Schrittes auf Spannung gebracht und können im Anschluss etwas Energie zurückgeben. Da die Möglichkeiten zur Verbesserung der Hüftbeugung so begrenzt ausfallen, sollte unbedingt geprüft werden, ob ein Zugewinn der Hüftbeugung durch distal liegende Strukturen generiert werden kann (Push off).

Um der Adduktion und Medialisierung der Beinachse (medialer Kollaps) entgegenzuwirken, können Derotationszügel eingesetzt werden, die die Beinachse positiv beeinflussen (Brunner & Götz-Neumann, 2023; Furgal et al., 2016). Diese ziehen medial vom Knie ausgehend über den Oberschenkel bis zum Becken (s. Abb. 7.26). Dort können sie entweder um das Becken gewickelt sein oder bei

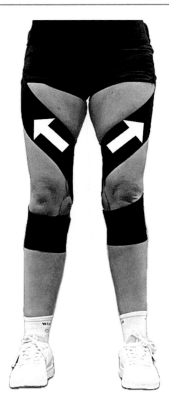

Abb. 7.26 Derotationsorthese beidseitig

einer bilateralen Versorgung an einem Beckengurt verankert werden. Eine solche Versorgung steht beispielhaft dafür, wie Hilfsmittel die Biomechanik und Bewegung optimieren können, was zu einer Verbesserung der Muskelaktivitäten führt (Brunner & Götz-Neumann, 2023).

7.11 Sensorische Orthesen

Wer in den letzten Jahren Fußball geschaut hat, dem könnte unter dem Trikot der Spieler ein enganliegendes Shirt aufgefallen sein. Aber auch in der Leichtathletik oder beim Eisschnelllauf wird der Effekt dieser Kleidungsstücke genutzt. Verschiedene Hersteller setzen dabei auf unterschiedliche Materialien. Sehr häufig kommt Lycra zum Einsatz, weil es die beiden Eigenschaften der Flexibilität und Rückstellkraft vereinigt.

Auch in der Orthopädietechnik macht man sich dieses Material zu Nutze. Diese Form der Orthesen gibt es für verschiedene Körperregionen mit dem Ziel der Wahrnehmungsverbesserung und der Optimierung von biomechanischen Grundvoraussetzungen. Um einen korrigierenden Einfluss auf eine Veränderung der Statik des Bewegungsapparates nehmen zu können, muss es sich bei diesen Abweichungen um Haltungsschwächen handeln und nicht um rigide Einschränkungen (Meyer, 2019). Solche Stofforthesen werden individuell angefertigt und müssen dazu konfiguriert werden. Hier bietet sich eine vorherige Absprache an. Als Erstes sollte bestimmt werden, für welchen Körperabschnitt die Orthese angefertigt werden soll.

Die folgende Auflistung beinhaltet unterschiedliche Körperregionen, die versorgt werden können:

- *Ganzkörper*
- *Rumpf (Body mit Möglichkeit der Einbindung der Extremitäten)*
  - *Kurzarmig*
  - *Kurzbeinig*
  - *Ganzarmig*
  - *Ganzbeinig*

- *Arm*
- *Hand*
- *Bein*
- *Unterschenkel*
- *Hose (s. Abb. 7.27)*

Als nächster Schritt muss die Stabilität des Anzuges festgelegt werden. Dazu wird das Material des Anzuges in bestimmten Bereichen mehrfach übereinandergelegt (s. schwarzer Bereich in Abb. 7.27). Es können extra aufgenähte Zügel eingesetzt werden, die im Bedarfsfall mit Vorspannung vernäht werden. Dies kann zum Beispiel bei adduzierten, innenrotierten Gangbildern angewendet werden. Auch im Bereich des Rumpfes gibt es einen großen Einsatzbereich zur Stabilisation und Verbesserung der Rumpfkontrolle (Dupuy et al., 2017). Insgesamt führt der individuelle Einsatz von verschiedenen Materialschichten und die Möglichkeit der asymmetrischen Fabrikation zur Erweiterung des Spektrums der Hilfsmittelversorgung. Durch den verbesserten sensorischen Input kann diese Art von Orthesen zur Verbesserung der Motorik beitragen (Karadağ-Saygı & Giray, 2019).

7.12 Ganzkörperstimulation

Seit einigen Jahren gibt es die Möglichkeit einer individuellen elektrischen Stimulation durch einen Ganzkörperanzug (s. Abb. 7.28). Die Intention des Herstellers ist die Stimulation verschiedener Muskelgruppen, um die Antagonisten zu hemmen. Im ersten Schritt soll der Anzug zur Spastikregulation eingesetzt werden. In den Stoff des Anzuges sind 58 Elektroden eingenäht. Mit Hilfe einer Software wird eine Steuereinheit programmiert, welche für die Stimulation der gewünschten Muskelgruppen

Abb. 7.27 Sensorische
Orthese für das Becken und
die Beine

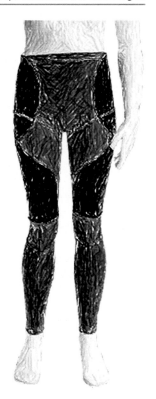

sorgt. Wird der Stimulationsanzug bis zu eine Stunde getragen, können die dadurch erzielten Effekte bis zu 48 h anhalten. Neben der Tonusregulation konnten außerdem Verbesserungen des Gangbildes und der allgemeinen Motorik festgestellt werden (Palmcrantz et al., 2020). Zudem kam es bei einzelnen Probanden zu einer Verringerung vorhandener Schmerzen im Zusammenhang mit spastischen Bewegungsstörungen sowie zu einer verbesserten Teilhabe durch die Minderung des Muskeltonus (Flodström et al., 2021). In Einzelfällen und kleineren Studien zeigt der Anzug bereits seine Wirksamkeit. Größere Studien mit Kontrollgruppen müssen noch durchgeführt werden, um valide Aussagen treffen zu können. Dann kann auch eruiert werden, ob der Einsatz dieser Ganzkörperstimulation eine Alternative zur medikamentösen oder chirurgischen Spastiktherapie darstellen kann (RIMS Digital Conference, 2021).

7.13   Lagerungsorthesen

Bewegungseinschränkungen in den Gelenken können das Gangbild maßgeblich beeinträchtigen (Attias et al., 2016). Lagerungsorthesen können eingesetzt werden, um die Beweglichkeit der Weichteile bei vermehrter Inaktivität oder Spastik zu erhalten oder zu verbessern (Nuismer et al., 1997). Der Anwendungsort der Orthese

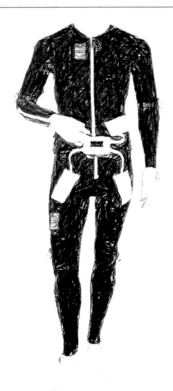

Abb. 7.28 Ganzkörperstimulation mit Steuereinheit

sollte so gewählt werden, dass die betroffenen Muskeln auf Zug gebracht werden
können. Vor allem bei zweigelenkigen Muskeln muss darüber nachgedacht werden, wie die Behandlung am zielgerichtetsten erfolgt. Etwa bei der Behandlung
des M. gastrocnemius muss in manchen Fällen über eine knieübergreifende Orthese nachgedacht werden. Wenn Patienten die nötige Compliance haben und das
Knie während der Anwendung gerade halten, wäre eine Unterschenkelorthese ausreichend. Es sollte jedoch bedacht werden, dass eine Tragedauer von mindestens
sechs Stunden am Tag empfohlen wird (Tardieu et al., 1988). Deshalb wird der
Einsatz dieser Orthesen häufig in die Nacht gelegt. Es lassen sich zwei Arten der
Lagerungsorthesen unterscheiden.

Lagerungsschalen in Neutralstellung
Patienten mit einer eingeschränkten Mobilität entwickeln häufig eine Kontraktur (Kwah et al., 2012). Vor allem die Plantarflexoren sind dabei betroffen, weil
die Füße bei fast jeder Form der Lagerung in Spitzfußstellung positioniert sind.
Eine Orthese in Neutralstellung kann zur Prävention zum Einsatz kommen. Mit

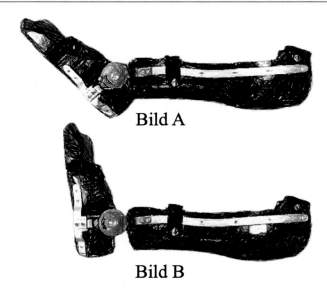

Bild A

Bild B

Abb. 7.29 Dynamische Lagerungsorthese in Ausgangsposition (Bild A) und Korrekturposition (Bild B)

einfachen Lagerungsschalen kann auch der Status vorhandener Kontrakturen erhalten werden. Dabei beschränkt sich das Einsatzgebiet nicht nur auf den Fuß.

Dynamische Lagerungsorthesen
Wenn Patienten eine erhöhte Muskelspannung aufweisen oder bereits eine Verkürzung vorliegt, kann von dynamischen Lagerungsorthesen Gebrauch gemacht werden. Diese können bewegt werden und kehren bei nachlassendem Widerstand in ihre Ausgangsposition zurück. Aufkommenden Muskelkontraktionen kann so Bewegungsfreiheit gegeben werden. Liegt eine Bewegungseinschränkung vor, kann die Orthese in dieser eingeschränkten Position angelegt werden (s. Abb. 7.29, Bild A). Nach Aktivierung der Gelenkfunktion erzeugt diese dann eine Bewegung in die gewünschte Korrekturrichtung (s. Abb. 7.29, Bild B). Die Intensität, mit der die Gelenke arbeiten, kann individuell eingestellt werden. Es wird empfohlen, die Federkraft niedriger einzustellen und die Tragedauer so hoch wie möglich anzusetzen. Diese Art der Kontrakturbehandlung wird Low-Load-Prolonged-Stretch (LLPS) genannt und erscheint bei der Behandlung von Kontrakturen effektiver als ein High-Load-Brief-Stretch (HLBS), welcher eine Behandlung mit hoher Intensität ist (Light et al., 1984).

Statische Gelenke können als Mischform aus statischer und dynamischer Lagerung angesehen werden. Die Position, die für die Therapie erreicht werden soll, wird manuell eingestellt und verbleibt bis zum Abschluss der Behandlung in dieser Stellung.

Abb. 7.30 Stehtrainer

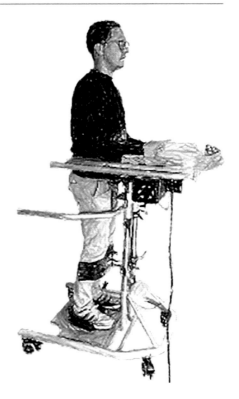

▶   Das Behandlungsziel ist entweder der Erhalt oder die Verbesserung
    der Beweglichkeit. Unabhängig davon, welche Strukturen bei der Be-
    handlung durch Lagerungsorthesen verlängert werden, sollte das ver-
    besserte Bewegungsausmaß genutzt werden, um im Zusammenhang
    mit therapeutischen Maßnahmen eine funktionelle Verbesserung der
    Muskelstruktur zu erreichen (s. Abschn. 2.3.2). Der Erhalt der Gelenk-
    beweglichkeit ist für alle Patientengruppen von hoher Relevanz. Auch
    wenn Patienten nicht mehr gehfähig sind, sollte die Beweglichkeit der
    Gelenke aufrechterhalten werden.

7.14   Reha-Technik

Der Abschluss dieses Kapitels bildet der Teilbereich der Reha-Technik. Die bisherigen Inhalte zielten auf Patienten ab, die im Rahmen einer neurologischen Erkrankung Einschränkungen in ihrer Mobilität haben. Bei manchen Patienten besteht das Potential der Eigenständigkeit. Jedoch fehlt an einigen Stellen die Sicherheit oder es gibt strukturelle Defizite, die diese nicht zulassen oder erschweren.

Diesen Patienten fehlt die tägliche Vertikalisierung oder Lokomotion. Die Reha-Technik bietet dieser Patientengruppe einige Möglichkeiten, Therapieinhalte im häuslichen Umfeld weiter fortzuführen. Neben dem Rollstuhl, dem Gehstock oder einem klassischen Rollator gibt es in den meisten Sanitätshäusern durchaus mehr Versorgungsmöglichkeiten.

Stehtrainer/Balancetrainer
Die Vertikalisierung von Patienten wirkt sich nicht nur positiv auf die Motivation und Psyche aus (Strobl et al., 2021) sondern hat auch einen fördernden Effekt auf das Herz-Kreislauf-System und die Abdominalorgane. Außerdem begünstigt das vermehrte Stehen die Muskelspannung und Gelenkbeweglichkeit (Döderlein, 2015). Stehtrainer gibt es in verschiedenen Variationen. In den einfachsten Geräten ist der Patient gesichert und kann gefahrlos für einen längeren Zeitraum stehen (s. Abb. 7.30). Abwandlungen dieser Geräte lassen einfache Körpergewichtsverlagerungen zu, was zum Balancetraining genutzt werden kann. An vielen Geräten kann eine Tischplatte angebracht werden, wodurch sich die Vertikalisierung mit anderen Aktivitäten verbinden lässt. Eine besondere Form eines Stehtrainers zeigt die Abb. 7.31. Dieser kann gleichzeitig zum Lokomotionstraining eingesetzt werden.

Abb. 7.31 Stehtrainer mit Trainingsfunktion (ähnlich einem Crosstrainer)

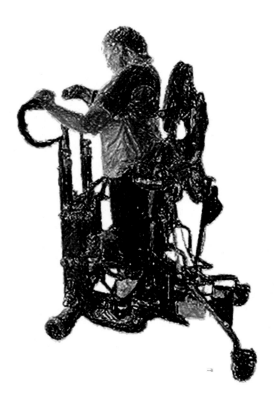

Alle diese Geräte können den Patienten individuell verschrieben werden und sind für den Hausgebrauch geeignet.

Bewegungstrainer

Die klassischen Bewegungstrainer, wie in der Abb. 7.32 zu sehen, bieten den Patienten ein aktives, assistives oder passives Training für die unteren und oberen Extremitäten. Die Übungseinheiten in Form eines Ergometertrainings, die mit diesen Geräten durchgeführt werden können, haben positive Effekte auf die funktionellen Strukturen, auf das Herz-Kreislauf-System und auf die kognitive sowie körperliche Leistungsfähigkeit (Bouaziz et al., 2015; Diehl et al., 2008). Neben dem Einsatz in Rehakliniken können Bewegungstrainer auch für den Gebrauch zu Hause verordnet werden. So können Patienten an therapiefreien Tagen ein geführtes Übungsprogramm absolvieren.

Neuro-Rollatoren

Jeder kennt wahrscheinlich einen klassischen Rollator. Vielleicht hat der ein oder andere auch schon Unterschiede der verschiedenen Modelle ausmachen können: leichte Modelle aus Carbon, mit Extra-Tasche, großen Rädern oder mit vereinfachter Faltvorrichtung. All diese Optionen ändern zunächst etwas am Preis und in der Handhabung, jedoch nicht sonderlich viel an der Funktionsweise.

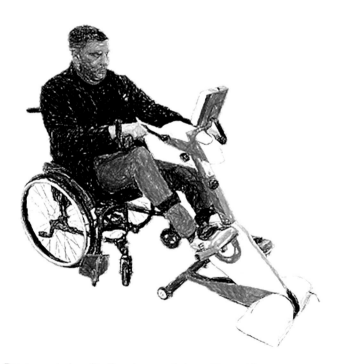

Abb. 7.32 Bewegungstrainer für die unteren und oberen Extremitäten

Dabei gibt es Rollatoren, die den Gang neben ihrer unterstützenden Funktion auch funktionell beeinflussen können. Rollatoren mit eingebauter Schleppbremse sind für parkinsonerkrankte Menschen konzipiert. Die bremsende Funktion lässt sich allerdings auch gut bei anderen Patientengruppen einsetzen. Besonders dann, wenn diese im Alltag eine vermehrte Vorfußbelastung ausführen sollen. Eine weitere Option für Parkinson-Patienten sind Rollatoren mit eingebautem Tonsignal, Laser oder Vibration.

Literatur

Albath, A. (2021). Auswirkungen von festen, konfektionierten Orthesen im Vergleich zu individuell angefertigten, dynamischen Orthesen In Bezug auf die Veränderung der Kinematik am Becken und in der Wirbelsäule [Masterarbeit]. Donau-Universität, Krems.

Alfuth, M. (2017). Textured and stimulating insoles for balance and gait impairments in patients with multiple sclerosis and Parkinson's disease: A systematic review and meta-analysis. *Gait & Posture, 51*, 132–141. https://doi.org/10.1016/j.gaitpost.2016.10.007

Attias, M., Chevalley, O., Bonnefoy-Mazure, A., De Coulon, G., Chèze, L., & Armand, S. (2016). Effects of contracture on gait kinematics: A systematic review. *Clinical Biomechanics, 33*, 103–110. https://doi.org/10.1016/j.clinbiomech.2016.02.017

Baehler, A., & Bieringer, S. (2007). *Orthopädietechnische indikationen: Bd* (2. Aufl.). Huber Verlag.

Baumgartner, R. & Stinus, H. (2001). Die orthopädietechnische Versorgung des Fusses (3., neubearbeitete und erweiterte Auflage) [Buch]. Georg Thieme Verlag.

Bouaziz, W., Schmitt, É., Kaltenbach, G., Gény, B., & Vogel, T. (2015). Health benefits of cycle ergometer training for older adults over 70: A review. *European Review of Aging and Physical Activity, 12*(1). https://doi.org/10.1186/s11556-015-0152-9.

Bregman, D., Harlaar, J., Meskers, C. G., & De Groot, V. (2012). Spring-like ankle foot orthoses reduce the energy cost of walking by taking over ankle work. *Gait & Posture, 35*(1), 148–153. https://doi.org/10.1016/j.gaitpost.2011.08.026

Brunner, R. & Götz-Neumann, K. (2023). A critical view on the importance of treating spasticity and new options to improve function in patients with cerebral palsy GMFCS I-III GMFCS I-III. *Medical Research Archives, 11*(4). https://doi.org/10.18103/mra.v11i4.3812

Chen, C. P., Suputtitada, A., Chatkungwanson, W., & Seehaboot, K. (2022). Anterior or posterior ankle foot orthoses for ankle spasticity: Which one is better? *Brain Sciences, 12*(4), 454. https://doi.org/10.3390/brainsci12040454

Christensen, J. C., Mizner, R. L., Foreman, K. B., Marcus, R. L., Pelt, C. E., & LaStayo, P. C. (2018). Quadriceps weakness preferentially predicts detrimental gait compensations among common impairments after total knee arthroplasty. *Journal of Orthopaedic Research®, 36*(9), 2355–2363. https://doi.org/10.1002/jor.23894.

Der GKV-Spitzenverband. (2019). Festbeträge für Einlagen. https://www.gkv-spitzenverband.de/media/dokumente/krankenversicherung_1/hilfsmittel/festbetraege/einzelne_himi_arten/Festbetraege_fuer_Einlagen_Inkrafttreten_01.04.2020.pdf Hilfsmittel I BMG. (o. D.). App Title.

Diehl, W., Schüle, K., & Kaiser, T. (2008). Apparativ-assistives Bewegungstraining der unteren Extremitäten in der geriatrischen Rehabilitation. *Neurogeriatrie, 5*(1), 3–12.

Döderlein, L. (2015). Infantile zerebralparese: Diagnostik, konservative und operative Therapie. In *Springer eBooks* (2. Aufl.). Springer. https://doi.org/10.1007/978-3-642-35319-2.

Dupuy, E. G., Leconte, P., Vlamynck, E., Sultan, A., Chesneau, C., Denise, P., Besnard, S., Bienvenu, B., & Decker, L. M. (2017). Ehlers-Danlos syndrome, hypermobility type: Impact of somatosensory orthoses on postural control (A Pilot Study). *Frontiers in Human Neuroscience, 11*. https://doi.org/10.3389/fnhum.2017.00283.

Flodström, C., Axelsson, S. V., & Nordström, B. (2021). A pilot study of the impact of the electro-suit Mollii® on body functions, activity, and participation in children with cerebral palsy. *Assistive Technology, 34*(4), 411–417. https://doi.org/10.1080/10400435.2020.1837288

Furgal, K., Harrington, J., & Young, S. (2016). The effect of elastic de-rotation straps on functional ambulation in cerebral palsy. *EC Neurology*.

Götz-Neumann, K. (2011). Gehen verstehen: Ganganalyse in der Physiotherapie (3. Auflage). Georg Thieme Verlag, Stuttgart - New York.

Hohmann, D., & Uhlig, R. (Hrsg.). (2005). *Orthopädische technik* (9. überarbeitete und neu gestaltete Auflage). Georg Thieme Verlag.

Horst, R. (2022). *NAP-Neuroorthopädische Therapie: Untersuchen, Üben, Eigentraining* (2. Aufl.). Georg Thieme Verlag.

Kafri, M., & Laufer, Y. (2014). Therapeutic effects of functional electrical stimulation on gait in individuals post-stroke. *Annals Of Biomedical Engineering, 43*(2), 451–466. https://doi.org/10.1007/s10439-014-1148-8

Karadağ-Saygı, E., & Giray, E. (2019). The clinical aspects and effectiveness of suit therapies for cerebral palsy: A systematic review. *Turkish Journal of Physical Medicine and Rehabilitation, 65*(1), 93–110. https://doi.org/10.5606/tftrd.2019.3431

Knarr, B. A., Reisman, D. S., Binder-Macleod, S. A., & Higginson, J. S. (2013). Understanding compensatory strategies for muscle weakness during gait by simulating activation deficits seen post-stroke. *Gait & Posture, 38*(2), 270–275. https://doi.org/10.1016/j.gaitpost.2012.11.027

Kwah, L. K., Harvey, L. A., Diong, J., & Herbert, R. D. (2012). Half of the adults who present to hospital with stroke develop at least one contracture within six months: An observational study. *Journal of Physiotherapy, 58*(1), 41–47. https://doi.org/10.1016/s1836-9553(12)70071-1

Leonard, R. L., Sweeney, J. K., Damiano, D. L., Bjornson, K., & Ries, J. D. (2021). Effects of orthoses on standing postural control and muscle activity in children with cerebral palsy. *Pediatric Physical Therapy, 33*(3), 129–135. https://doi.org/10.1097/pep.0000000000000802

Light, K. E., Nuzik, S., Personius, W. J., & Barstrom, A. (1984). Low-load prolonged stretch vs. high-load brief stretch in treating knee contractures. *Physical Therapy, 64*(3), 330–333. https://doi.org/10.1093/ptj/64.3.330.

Márquez-Chin, C., & Popović, M. R. (2020). Functional electrical stimulation therapy for restoration of motor function after spinal cord injury and stroke: A review. *Biomedical Engineering Online, 19*(1). https://doi.org/10.1186/s12938-020-00773-4.

Meyer, M. (2019). *Grundlagen der Neuroorthopädie bei Cerebralparese: Sensomotorik, Therapie, Psychodynamik, Indikationen.* Universitätsverlag Winter GmbH.

Nuismer, B. A., Ekes, A. M., & Holm, M. B. (1997). The use of low-load prolonged stretch devices in rehabilitation programs in the pacific northwest. *American Journal of Occupational Therapy, 51*(7), 538–543. https://doi.org/10.5014/ajot.51.7.538

Palmcrantz, S., Pennati, G. V., Bergling, H., & Borg, J. (2020). Feasibility and potential effects of using the electro-dress Mollii on spasticity and functioning in chronic stroke. *Journal of Neuroengineering And Rehabilitation, 17*(1). https://doi.org/10.1186/s12984-020-00740-z.

RIMS Digital Conference 2021. (2021). Multiple Sclerosis Journal, 27(3_suppl), 10–34. https://doi.org/10.1177/13524585211053237

Schupp, W. D. M., & Elsner, B. P. D. (2017). *Sensomotorische neurorehabilitation: Therapieoptionen und Versorgungsalltag : Erfahrungen zwischen Evidenz und Praxis.*

Strobl, W., Schikora, N., Pitz, E., & Abel, C. (Hrsg.). (2021). *Neuroorthopädie – Disability Management: Multiprofessionelle Teamarbeit und interdisziplinäres Denken.* Springer eBooks. Springer. https://doi.org/10.1007/978-3-662-61330-6.

Tardieu, C., Lespargot, A., Tabary, C., & Bret, M. D. (1988). For how long must the soleus muscle be stretched each day to prevent contracture? *Developmental Medicine & Child Neurology, 30*(1), 3–10. https://doi.org/10.1111/j.1469-8749.1988.tb04720.x

Totah, D., Menon, M., Jones-Hershinow, C., Barton, K., & Gates, D. H. (2019). The impact of ankle-foot orthosis stiffness on gait: A systematic literature review. *Gait & Posture, 69*, 101–111. https://doi.org/10.1016/j.gaitpost.2019.01.020

Uppal, H., Handa, G., Singh, U. K., Wadhwa, S., & Yadav, S. L. (2019). Comparative study of anterior support ankle foot orthosis and posterior ankle foot orthosis in foot drop patients. *International Journal of Advances in Medicine, 6*(6), 1924. https://doi.org/10.18203/2349-3933.ijam20195252.

Wang, R., & Gutierrez-Farewik, E. M. (2011). The effect of subtalar inversion/eversion on the dynamic function of the tibialis anterior, soleus, and gastrocnemius during the stance phase of gait. *Gait & Posture, 34*(1), 29–35. https://doi.org/10.1016/j.gaitpost.2011.03.003

Die bei der Ganganalyse erhobenen Daten und erkannten Abweichungen fordern im Anschluss eine Interpretation sowie eine Ableitung für die Therapie und Versorgung. Es ist notwendig, dass der Patient neben der Analyse auch klinisch untersucht wird. Erste therapeutische Ideen passend zur jeweiligen Gangstörung und strukturellen Problematik finden im folgenden Kapitel ebenfalls Anwendung.

In den sich anschließenden Abschnitten soll das vorangegangene, theoretische Wissen in die Praxis übertragen werden. Dafür sind ein Befundbogen und eine Bewertungsskala als Download hinterlegt. Unter Einbeziehung der neurophysiologischen Grundlagen aus den Kap. 2 und 3 gilt es anhand der Ganganalysen langfristige Versorgungs- und Therapiekonzepte zu erstellen.

8.1 Gangbefund nach der Observational Gait Instructor Group (O.G.I.G)

Der Befundbogen (Download) soll eine Hilfestellung für die Ganganalyse darstellen und eine strukturierte Dokumentation ermöglichen. Nach Aufnahme der Patientendaten folgt der Gangbefund. Hier werden in der obersten Zeile die Gangphasen abgebildet. Die darunter liegenden beiden Themenfelder können zur Dokumentation der jeweiligen Ereignisse des Fußes genutzt werden. Anschließend folgen die Felder zur Beschreibung des Knie- und des Hüftgelenkes. Um die

Ergänzende Information Die elektronische Version dieses Kapitels enthält Zusatzmaterial, auf das über folgenden Link zugegriffen werden kann https://doi.org/10.1007/978-3-662-69363-6_8.

Kinematik bei der Lastübernahme für Beinachsen, Becken und Rumpf zu beschreiben, steht das gleichnamige Feld zur Verfügung. Jedes der einzelnen Felder
im Dokumentationsbogen ist einem bestimmten Ereignis des Ganges zugeordnet.
  Die Abb. 8.1 zeigt, wie der Befundbogen auszufüllen ist und wie seine Ergebnisse interpretiert und gewertet werden können. Die folgenden drei Schritte pro
Themenfeld sind erforderlich:

Ablauf einer Ganganalyse
Wer seine Patienten analysieren möchte, wird schnell feststellen, dass es mit zunehmender Erfahrung und Beobachtung einfacher wird. Hilfreich ist dabei, wenn
jeder einen für sich geeigneten Ablauf entwickelt, mit dem er eine Analyse durchläuft. Wer damit nicht gleich vor dem Patienten beginnen möchte, kann zunächst
ein Video des Gangbildes aufnehmen und dem Patienten anbieten, beim Folge-
besuch eine Auswertung durchzuführen.

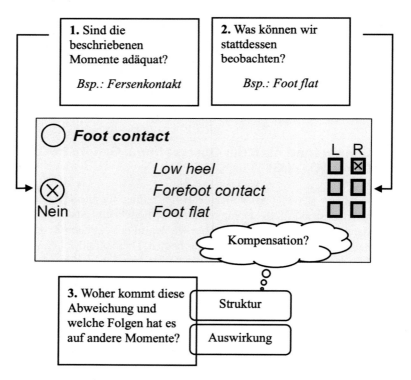

Abb. 8.1 Erklärung zu den Gangschemata

Hat man einmal einen Ablauf für sich automatisiert, gehen die Analyse und auch die gemeinsame Auswertung mit dem Patienten immer einfacher von der Hand. Vielleicht finden sich zu Übungszwecken auch Kollegen oder Angehörige, die sich zu Beginn zur Verfügung stellen.

Der folgende Ablauf der Videobetrachtung und Befundung stellt eine mögliche Hilfestellung in Zusammenhang mit dem Befundbogen (Abb. 8.2) dar:

Dokumentationsbogen Gang nach O.G.I.G.

Name, Vorname   Geburtsdatum

Diagnose   Seite □ links □ rechts
Versorgungsstatus
Hauptproblem
Zielsetzung

Fuß / Knie / Hüfte

	Gewichtübernahme		Einbeinstand		Schwungbeinvorwärtsbewegung			
IC	LR		MSt	TSt	PSw	ISw	MSw	TSw

Foot contact / Nein: Low heel, Forefoot contact, Foot-flat (L R)
Ankle rocker / Nein: Exc. dorsalextension, Exc. plantarflexion (L R)
Push off: Powerless recoil, Premature dorsalext. (L R) — contralateral vaulting
Adäquate Dorsalext. / Nein: Exc. plantarflexion, Toe drag (L R)

Heel rocker / Nein: Exc. plantarflex., Exc. dorsalext., Foot-slap (L R)
Adäquates Timing - Fersenabhebung/ Forefoot rocker / Nein: Premature heel-off, No heel-off, Low heel-off, Late heel-off, Toewalker (L R)

Adäquate Knieflexion / Nein: Limited flexion, Excess flexion, Wobbles, Hyperextends, Extension thrust (LR)
Adäquate Knieextension / Nein: Excess flexion, Wobbles, Hyperextends, Extension thrust (L R)
Adäquate Knieflexion / Nein: Limited flexion, Excess flexion (L R)
Adäquate Knieextension / Nein: Excess flexion, Hyperextends (L R)

Adäquate Hüfthyperextension / Nein: Excess flexion, Exc. forward rotation, Exc. backward rotation, Anterior tilt, Forward lean (L R)
Adäquate Hüftgelenkflexion / Nein: Limited flexion (L R)

Lastübernahme - Becken, Rumpf und Beinachsen / Nein: Leg axis valgus, Leg axis varus, Internal rotation, External rotation (L R); Pelvic drop, Pelvic shift, Lateral lean, Med. Kollaps (L R)

Raum-Zeit-Parameter und Tests (pre / post):
□ Geschwindigkeit _____ km/h _____ km/h
□ Stride length _____ Meter _____ Meter
□ Kadenz _____ Schritte _____ Schritte
□ Timed up and go _____ Sekunden _____ Sekunden
□ 10 Meter Gehtest _____ Sekunden _____ Sekunden
□ 6 Minuten Gehtest _____ Distanz _____ Distanz

(links / rechts)
Inversion □ □   Senkfuß □ □   Plattfuß □ □   Krallenzehen □ □
Eversion □ □   Spreizfuß □ □   Sichelfuß □ □

Zusammenfassung und Hypothese   interdisziplinärer Austausch

Datum

Abb. 8.2 Befundbogen (angelehnt an die O.G.I.G.)

Ansicht von dorsal (alle Gangphasen betrachten)

- Füße (separate Einschätzung unter dem Gangbefund)
- Beinachsen (Lastübernahme)
- Becken (Lastübernahme)
- Oberkörper (Lastübernahme)

Ansicht von sagittal (IC/LR)

- Füße (Fersenauftritt und Ausführung der Plantarflexion)
- Kniefunktion (Knieflexion)

Ansicht von sagittal (MSt/TSt)

- Füße (Ankle rocker)
- Fersenabhebung (Forefoot Rocker)
- Kniefunktion (Knieextension)
- Hüftstreckung (Hüfthyperextension)

Ansicht von sagittal (Swing)

- Funktion des Abstoßens (PSw) und der Fußhebung (ISw-TSw)
- Kniebeugung (PSw/ISw) und Streckung (MSw/TSw)
- Hüftbeugung (MSw/TSw)

Ansicht von frontal (alle Gangphasen betrachten)

- Beinachse von ventral (Lastübernahme)
- Becken (Lastübernahme/TSt)

Erklärung der Gangabweichungen
Die Begriffe zu der jeweiligen Gangabweichung folgen der O.G.I.G. In den folgenden Tabellen werden sie im Einzelnen ihrer Bedeutung nach erklärt (s. Tab. 8.1, 8.2 und 8.3).
    Die Tab. 8.1, 8.2 und 8.3 liefern Erklärungen zu den Gangabweichungen, die in dem Befundbogen genutzt werden (s. Abb. 8.2). Götz-Neumann (2011) umschreibt in ihrem Buch noch weitere Auffälligkeiten, die im Gang sichtbar werden können. Die Begriffe *Powerless recoil* und *Premature dorsalextension* sind bei gemeinsamen Patientenversorgungen entstanden und wurden von uns ergänzt. *Powerless recoil* beschreibt die Qualität der Plantarflexion in PSw. Patienten mit einer Schwäche der fußhebenden Muskulatur zeigen hier häufig eine adäquate Plantarflexion. Diese entsteht durch das Herabhängen des Fußes, jedoch ohne

Tab. 8.1 Abweichungserklärung IC/LR (angelehnt an Götz-Neumann, 2011, Gehen Verstehen, S. 187)

Abweichungen IC/LR	Erklärung nach Götz-Neumann (2011)
Foot contact	
▶ *Low heel*	*Abgeflachter Fersenkontakt*
▶ *Forefoot contact*	*Erstkontakt auf dem Vorfuß*
▶ *Foot flat*	*Erstkontakt mit der ganzen Sohle*
Heel rocker	
▶ *Excess plantarflexion*	*Übermäßige Plantarflexion*
▶ *Excess dorsalextension*	*Übermäßige Dorsalextension*
▶ *Foot slap*	*Fuß platscht*
Adäquate Knieflexion	
▶ *Limited flexion*	*Zu wenig Kniebeugung*
▶ *Excess flexion*	*Zu viel Kniebeugung*
▶ *Wobbles*	*Wackeln des Kniegelenkes*
▶ *Hyperextends*	*Hyperextension*
▶ *Extension thrust*	*Schlag in die Extension*
Lastübernahme	
▶ *Pelvic drop*	*Absinken des Beckens (Insuff. Gegenseite)*
▶ *Pelvic shift*	*Seitlicher Shift des Beckens*
▶ *Lateral lean*	*Verstärkte Oberkörperneigung*
▶ *Medialer Kollaps*	*Funktionelles X-Bein*

die benötigte Beschleunigung. In der gleichen Gangphase ist auch die *Premature dorsalextension* zu finden. Patienten mit fehlender intermuskulärer Koordination heben den Fuß verfrüht, um ein Hängenbleiben am Boden zu verhindern. Dadurch unterbinden sie die benötigte Plantarflexion während der PSw.

8.2 Assessment zur qualitativen Beurteilung des Ganges

Neben dem Befundbogen auf Basis der O.G.I.G. steht ein Assessmentbogen zur Verfügung (Download).

In diesem Bogen werden die Gangabweichungen qualitativ mit Minuspunkten bewertet. Das Ganze folgt einem einfachen System: Ist die in der jeweiligen Gangphase notwendige Anforderung nicht adäquat, kreuzt der Untersucher *nein* an und vergibt einen Minuspunkt. Die zu erwartenden Winkelgrade stehen dabei in der Klammer hinter der Anforderung.

Tab. 8.2 Abweichungserklärung MSt/TSt (angelehnt an Götz-Neumann, 2011, Gehen Verstehen, S. 187)

Abweichungen MSt/TSt	Erklärung nach Götz-Neumann (2011)
Ankle rocker	
▶ *Excess dorsalextension*	*Zu viel Dorsalextension*
▶ *Excess plantarflexion*	*Zu viel Plantarflexion*
Fersenabhebung-Forefoot rocker	
▶ *Premature heel off*	*Frühzeitige Fersenabhebung*
▶ *No heel off*	*Keine Fersenabhebung*
▶ *Low heel off*	*Flache Fersenabhebung*
▶ *Late heel off*	*Späte Fersenabhebung*
▶ *Toe walker*	*Gang auf dem Vorfuß*
Knieextension	
▶ *Excess flexion*	*Zu viel Knieflexion*
▶ *Wobbles*	*Wackeln des Kniegelenkes*
▶ *Hyperextends*	*Hyperextension*
▶ *Extension thrust*	*Schlag in die Extension*
Hüfthyperextension	
▶ *Excess flexion*	*Zu viel Hüftflexion*
▶ *Excess forward rotation*	*Zu viel Rotation des Beckens nach vorne*
▶ *Excess backward rotation*	*Zu viel Rotation des Beckens nach hinten*
▶ *Anterior tilt*	*Zu starke Beckenneigung nach vorne*
▶ *Forward lean*	*Zu starke Oberkörpervorneige*

Beispiel: Beim Foot contact in Initial Contact/Loading Response erwarten wir physiologisch das Aufsetzen der Ferse. Tritt der Patient mit dem gesamten Fuß oder mit dem Vorfuß auf, erhält er ein „nein". Daraus resultiert ein Minuspunkt, wenn es einseitig auftritt und zwei Minuspunkte, wenn es beidseitig erkennbar ist. Es lassen sich jeweils die Seiten rechts und links einzeln betrachen und zusammenrechnen. Außerdem kann der gesamte Gangzyklus summiert werden.

Dadurch entsteht eine nummerische Aussage über die in der visuellen Ganganalyse erkannten Abweichungen. Zusätzlich lassen sich auf dem Assessment-Bogen gestestete Raum-Zeitparameter eintragen. Aus ihnen lässt sich eine Interpretation zur Alltagsfähigkeit des Ganges ableiten. Insgesamt eignet sich der Bogen für eine Ersteinschätzung und als Vergleichsmöglichkeit vor und nach einer Intervention. Die Anforderungen, die dieses Assessment an den Gang unserer Patienten stellt, sind dabei sehr hoch. Eine Verbesserung um einen Punkt sollte daher schon als Erfolg gesehen werden. Die Reliabilität des Assessment ist nicht nachgewiesen. Es ist als Ergänzung zu dem Befundbogen im Praxisalltag der Autoren entstanden.

Tab. 8.3 Abweichungserklärung Swing (angelehnt an Götz-Neumann, 2011, Gehen Verstehen, S. 187)

Abweichungen Swing	Erklärung nach Götz-Neumann (2011)
Push off in PSw	
▶ *Powerless recoil*	*Keine kraftvolle Plantarflexion*
▶ *Premature dorsalextension*	*Frühe Fußhebung mit Lim. des Push off*
Dorsalextension ISw-TSt	
▶ *Excess plantarflexion*	*Zu viel Plantarflexion*
▶ *Toe drag*	*Hängenbleiben mit den Zehen*
▶ *Contralateral vaulting*	*Frühe Fersenabhebung kontralateral*
Kniebeugung PSw/Isw	
▶ *Limited flexion*	*Zu wenig Knieflexion*
▶ *Excess flexion*	*Zu viel Knieflexion*
Knieextension MSw/TSw	
▶ *Excess flexion*	*Zu viel Knieflexion*
▶ *Hyperextends*	*Hyperextension*
Hüftflexion MSw/TSw	
▶ *Limited flexion*	*Zu wenig Flexion*

8.3 Initial Contact und Loading Response

Wie in den Abschn. 6.4.2 und 6.4.3 beschrieben, haben die ersten beiden Gangphasen eine hohe funktionelle Bedeutung. Welche Abweichungen uns im Alltag häufig begegnen, mit welchen Tests sich die Ursachen differenzieren lassen und welche orthetischen Lösungen sich anbieten folgt in diesem Abschnitt.

8.3.1 Foot Contact

Der Foot contact lässt sich im Initial Contact aus der sagittalen Ansicht beurteilen. Die Abb. 8.3 zeigt das Themenfeld zur Dokumentation des ersten Fußkontaktes. Zur Befundung der Fersenstellung sollte die Ansicht von dorsal gewählt werden.

Ausgangsstellung Patientin: Die Patientin sitzt am Rand der Bank, wobei die Kniekehlen nur marginal vor dem Bankrand positioniert sind.   .

Ausgangsstellung Untersucher: Der Untersucher fixiert den Oberschenkel, um Ausweichbewegungen zu vermeiden. Die andere Hand dient als Widerstand zum Testen von Janda 4–5 (s. Abb. 8.4).

Durchführung: Der Test untersucht die Abweichung Low Heel aus Abb. 8.3 und die dazugehörige praetibiale Muskulatur. Der Untersucher fixiert den Oberschenkel, um Ausweichbewegungen zu verhindern. Die Patientin bekommt den Auftrag den Fuß nach oben zu ziehen (entspricht Janda 3).

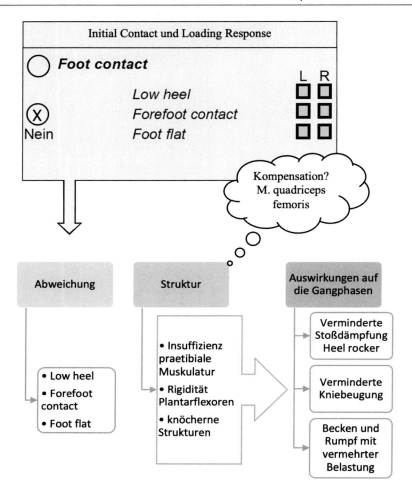

Abb. 8.3 Fußkontakt in Initial Contact

Ausgangsstellung Patientin (Abb. 8.5): Die Patientin geht in eine Schritt-stellung. Das zu testende Bein ist hinten und steht außen zum Betrachter.

Ausgangsstellung Untersucher: Der Untersucher blickt aus der Sagittalebene auf die Patientin.

Durchführung: Die Rigidität der Plantarflexoren und die knöcherne Beweglich-keit des oberen Sprunggelenkes werden durch diesen Test untersucht (s. Abb. 8.3). Der Therapeut beurteilt die Dorsalextension (s. Abb. 8.5). Es wird im Stand ein deutlich größeres Bewegungsausmaß erreicht als bei der Durchführung in Rücken-lage mit passiver Bewegung durch den Untersucher. Ursache ist die Hemmung des Gammatonus (Horst, 2022). Es sollte bei der Ausführung zudem darauf geachtet werden, ob starke Abweichungen der Ferse oder des Vorfußes stattfinden. Dies

Abb. 8.4 Test der
praetibialen Muskulatur

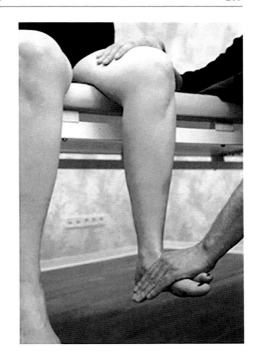

Abb. 8.5 Test der
Sprunggelenkbeweglichkeit
und der Plantarflexoren

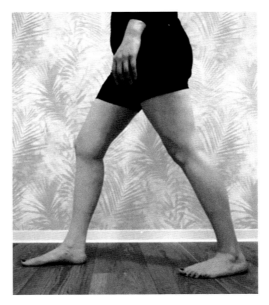

kann eine Kompensation für die eingeschränkte Flexibilität der Plantarflexoren sein.

Ausgangsstellung Patientin (Abb. 8.6): Sitz am Bankrand.

Ausgangsstellung Untersucher: Der Untersucher greift mit einem Arm unter dem Kniegelenk der Patientin hindurch und fixiert den gegenüberliegenden Oberschenkel.

Durchführung: Da wie in Abb. 8.3 dargestellt ein schwacher M. quadriceps die Ursache für einen kompensatorisch schlechten Fußkontakt sein kann, wird dieser Test durchgeführt. Die Patientin erhält den Auftrag das Kniegelenk zu strecken. Der Untersucher prüft zudem Ausweichbewegungen in der Hüfte visuell (s. Abb. 8.6). Der zweite Arm des Untersuchers setzt einen Widerstand proximal vom oberen Sprunggelenk (Janda 4–5).

8.3.2 Heel-Rocker-Funktion

Nachdem der Fuß Kontakt zum Boden aufgenommen hat kommt es anschließend zur Interaktion mit dem Untergrund. Den Ablauf der Heel-Rocker-Funktion mit

Abb. 8.6 Krafttest des M.
quadriceps femoris

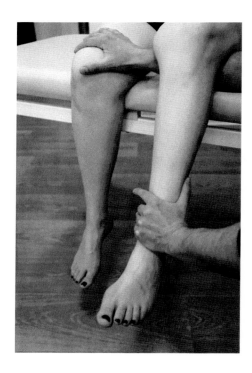

den möglichen Abweichungen und daraus resultierenden Ursachen und Folgen ist in Abb. 8.7 zusammengefasst.

Bei der Betrachtung des Initial Contacts und des Übergangs zur Loading Response gibt es unterschiedliche Abweichungen, die sich in der Praxis zeigen. Auf der einen Seite kommt es durch einen inadäquaten Fersenkontakt (Foot flat) in der

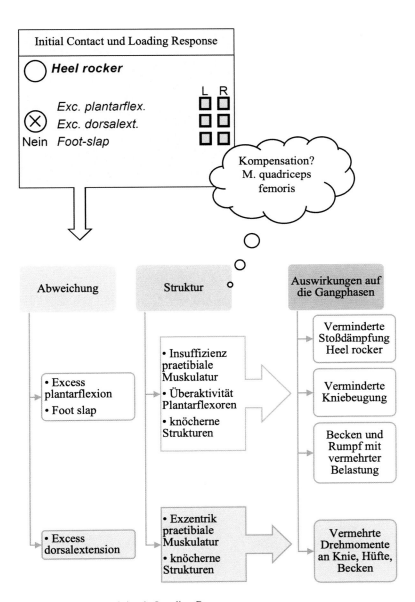

Abb. 8.7 Heel-Rocker-Funktion in Loading Response

Loading Response häufig zu fehlender Kniebeugung (s. Abb. 8.8). Auf der anderen Seite kann es trotz adäquatem Fersenkontakt zu einem zu schnellen Absinken (Platschen) des Fußes kommen (Foot slap). Es zeigt sich folglich ebenfalls eine verminderte Kniebeugung in der LR.

Bei Auswahl der richtigen Orthese kommt es zu einem adäquaten Fersenkontakt und die Dorsalextensoren werden gleichzeitig unterstützt. Dadurch entsteht eine kontrollierte Kniebeugung und somit auch eine Stoßdämpfung in LR (s. Abb. 8.9). Wenn die gewählte Orthese eine zu hohe Festigkeit aufweist oder die Plantarflexion strukturell oder muskulär eingeschränkt wird, kann dies eine übermäßige Kniebeugung zur Folge haben (s. Abb. 8.10).

8.3.3 Adäquate Kniebeugung

Nach der Einschätzung der Dynamik des Fußes erfolgt selbiges für die Bewegungen des Kniegelenkes. Die Abb. 8.11 gibt eine Übersicht über Abweichungen, die am Knie vorkommen können.

Als Test und gleichzeitig auch als Übung auf Aktivitätsebene eignet sich Hinuntersteigen der Treppe. Wie in Abb. 8.12 zu sehen, kann sich die Patientin zusätzlich am Geländer sichern und der Therapeut nimmt eine Position seitlich bzw. leicht vor der Patientin ein. Die Rigidität der Plantarflexoren wird dabei genauso untersucht, wie die exzentrische Aktivierbarkeit des M. quadriceps (s. Abb. 8.11).

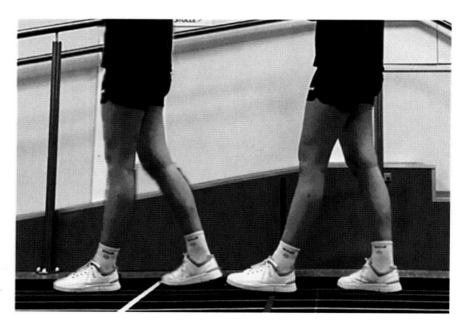

Abb. 8.8 Foot flat/foot slap im IC/LR

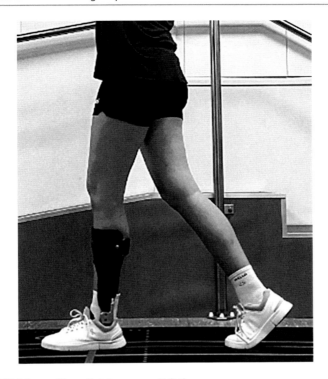

Abb. 8.9 IC/LR kontrollierte Kniebeugung mit Orthese

Dabei sichert der Therapeut das obere Sprunggelenk vor Ausweichbewegungen, wie dem Wegdrehen des Fußes. Mit seiner zweiten Hand gibt der Therapeut einen sensorischen Input in die proximale Tibiakante und verhindert so ein Einbrechen des Kniegelenkes. Ein klassischer konzentrischer Krafttest für diesen Muskel wurde zuvor beschrieben. Letztlich kann der Therapeut mit seiner Patientin durch Variationen in dieser Ausgangstellung das alltagsrelevante Steigen der Treppe trainieren.

Die Patientin sitzt mit angestelltem Bein auf der Behandlungsbank. Sie streckt aus dieser Position das zu testende Beine mit schleifender Ferse aus. Das gegenüberliegende Bein ist (wenn möglich) ausgetreckt. In Abb. 8.13 führt die Patientin diese Bewegung selbstständig durch. Sollte dies nicht möglich sein, kann der Therapeut die Ferse umfassen und die Bewegung führen. Die dorsalen Strukturen des Oberschenkels müssen während dieser Aktivität Länge zulassen. Der Therapeut kann durch die Führung der Bewegung einen Rückschluss auf die Elastizität der dorsalen Strukturen erhalten. Cave: Sitzt die Patientin in dieser Position aufrecht, muss auch das neurale System die Bewegung zulassen und in seiner Gleitfähigkeit uneingeschränkt sein. Diese Ausgangsstellung ähnelt dem Slump-Test. Erkennt der Therapeut dabei Ausweichbewegungen (z. B. legt die Patientin den

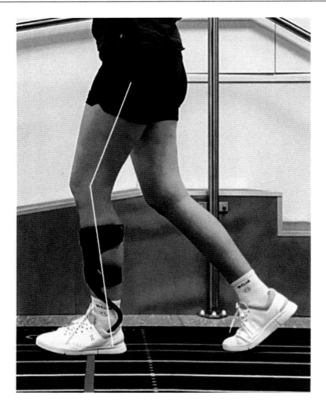

Abb. 8.10 IC/LR erhöhte Kniebeugung durch Orthese

Kopf in den Nacken oder beugt sich das andere Bein mit an), kann er auf eine Einschränkung der neuralen Gleitfähigkeit zurückführen (Test zur Kompensation für
die *Excess. Flexion*).

Wenn die Kniebeugung in LR wegen einer Insuffizienz des M. quadriceps femoris nicht ausgeführt werden kann, gibt es die Möglichkeit das betroffene Bein
mit einer KAFO zu unterstützen. In Abb. 8.14 erfolgt eine verbesserte Kniebeugung unter Einfluss einer stand- und schwungphasenkontrollierten Orthese.
Der Umgang mit solchen Hilfsmitteln muss therapeutisch begleitet werden, um
den funktionellen Mehrwert vollständig ausschöpfen zu können.

8.3.4 Lastübernahme

Die Betrachtung der Lastübernahme am Rumpf und am Becken schließt die Beurteilung des IC und der LR ab (s. Abb. 8.15).

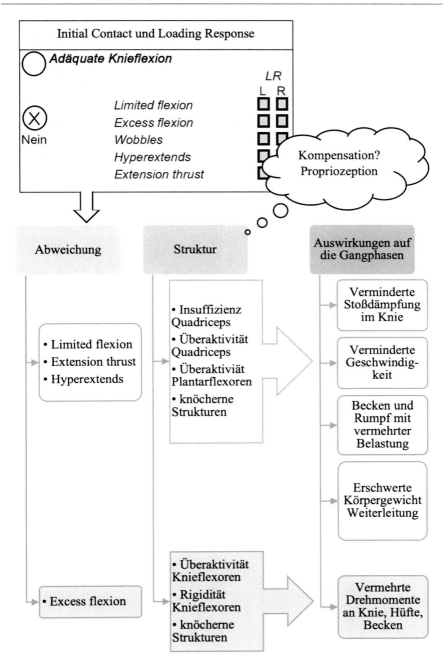

Abb. 8.11 Kniebeugung in Loading Response

Abb. 8.12 Test des M.
quadriceps femoris auf der
Treppe

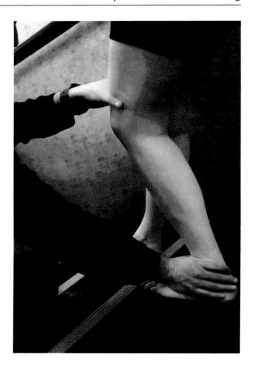

Abb. 8.13 Langsitz mit
Auftrag der Kniestreckung

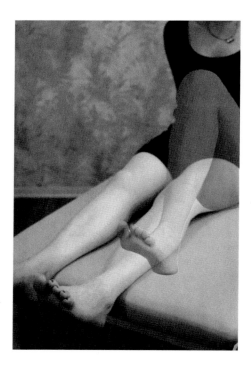

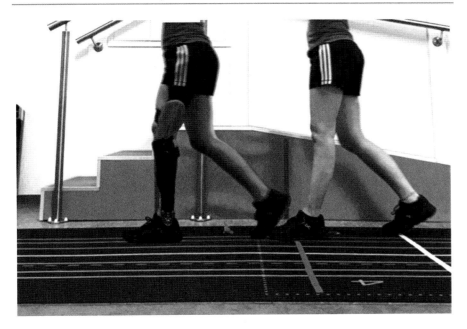

Abb. 8.14 Loading Response mit und ohne Orthese

Die Patientin steht zur Wand gedreht und lehnt sich mit den Fingerspitzen als Orientierung an der Wand an. Wie in der Abb. 8.16 zu sehen ist, bleibt das zu testende Bein stehen, während das gegenüberliegende Bein im Knie angebeugt wird. Der Therapeut beobachtet Ausweichbewegungen der zu testenden Hüfte (hier links) im Sinne eines Abfallens des Beckens (Pelvic drop) oder ein Herüberlehnen des Oberkörpers zur getesteten Seite (Lateral lean). Beides sind Zeichen einer zu schwachen Hüft- und Rumpfmuskulatur (s. Abb. 8.15).

Bei sehr unsicheren Patienten sollte der Therapeut zusätzlich das Becken sichern und die Patientin kann mehr Kontakt mit den Händen zur Wand suchen.

In der Behandlung nach N.A.P. finden sich viele Aktivitäten, die man an der Treppe durchführen kann. „Treppensyrtaki" nennt Renata Horst (2022) diese Übungen. Abb. 8.17 zeigt, wie die Patientin das zu trainierende Bein (hier links) hinter dem anderen Bein hinweg stellt und mit dem Vorfuß auf die darüberliegende Stufe steigt und sich letztlich über dieses Bein hochdrückt. Der Therapeut kann zusätzlich hinter der Patientin stehen und das Becken der Patientin parallel zum Geländer führen, sodass die Aktivierung der Abduktoren der Hüfte optimal gelingt. Patienten, die über eine gute Kontrolle verfügen und nicht sturzgefährdet sind, können diese Übung auch selbstständig als Eigenübung durchführen. Wichtig dabei ist die Orientierung des Beckens (Symphyse) zur Wand, sodass es zu keiner Ausweichbewegung kommt.

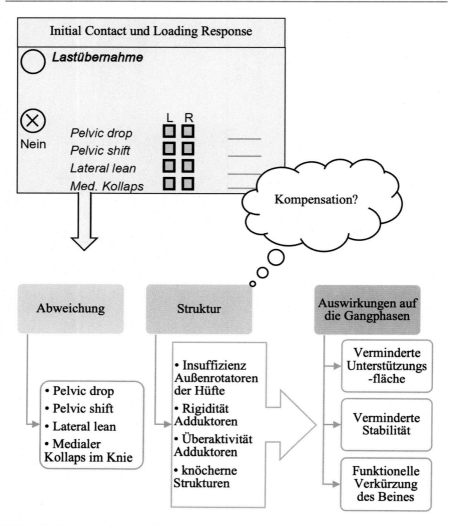

Abb. 8.15 Lastübernahme an Becken und Rumpf

Eine einseitige oder beidseitige Instabilität der Beinachsen kann mit einer Derotationsorthese versorgt werden (s. Abb. 8.18). Diese soll den sensorischen Input
und die verbesserten biomechanischen Grundvoraussetzungen aus der Therapie
in den Alltag übertragen. Zudem sollte bei einer Fehlstellung der Beinachsen eine
dauerhafte Überlastung der Strukturen verhindert werden.

Abb. 8.16 Stand an der
Wand zur Testung der
Einbeinstabilität

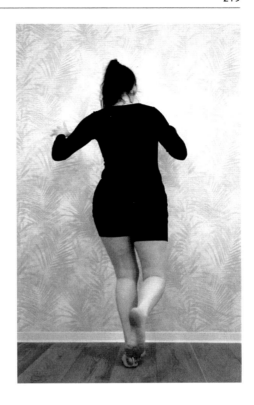

8.4   Mid Stance und Terminal Stance

Zur Beurteilung der Bewegungen am Sprunggelenk, am Knie und an der Hüfte verbleiben wir in der sagittalen Ansicht. Zur Einschätzung der Beckenrotation kann zusätzlich in die Dorsale gewechselt werden.

8.4.1   Ankle-Rocker-Funktion

Wir beginnen mit der Analyse und Auswertung der Bewegungsausmaße des Sprunggelenkes. Es bietet sich an, auch die Bewegungsqualität zu beurteilen (s. Abb. 8.19).

Zur dynamischen Testung der Plantarflexoren steht die Patientin im Einbeinstand zur Wand orientiert. Der Therapeut kennzeichnet die Höhe der Scheitelspitze der Patientin mit einer Markierung (bspw. kleiner Streifen Tape) an der Wand und die Patientin bekommt den Auftrag sich aus der Wade nach oben zu

Abb. 8.17 Ganzheitliche
Übung für die Abduktoren der
Hüfte an der Treppe

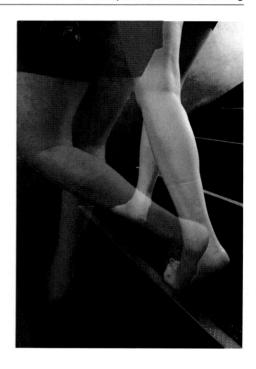

drücken. In dieser Position markiert der Therapeut erneut die Scheitelspitze. Die
Patientin muss nun wiederholend versuchen die zweite Markierung zu erreichen
(s. Abb. 8.20). Der Therapeut beobachtet Ausweichbewegungen im Kniegelenk
oder Instabilitäten der Ferse. Götz-Neumann (2011) beschreibt volle Muskelkraft
bei circa 20–25 erreichten Wiederholungen.

Insuffiziente Plantarflexoren zeigen sich in der Ganganalyse häufig durch eine
exzessive Dorsalextension mit vermehrter Vorneige der Tibia und übermäßiger
Kniebeugung (s. Abb. 8.21 links). Durch eine Unterschenkelorthese mit definierter
Limitierung der Dorsalextension kann die Beinachsenstabilität wieder normalisiert
werden (s. Abb. 8.21 rechts).

Wenn die Dorsalextension für Patienten frei bleiben soll, bieten sich Gelenkorthesen an. Es gibt jedoch auch Unterschenkelorthesen ohne Gelenke, die eine
hohe Bewegungsfreiheit bieten (s. Abb. 8.22). Im Falle einer Rigidität der Plantarflexoren wird die benötigte Bewegung zugelassen, was dem möglichen Therapie-
ziel der Bewegungsverbesserung entspricht.

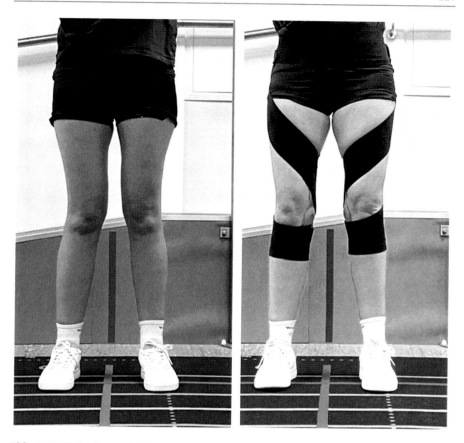

Abb. 8.18   Beinachsen mit Fehlstellung (links) und Korrektur durch Derotationsorthese (rechts)

8.4.2   Adäquates Timing Fersenabhebung/Forefoot-Rocker-Funktion

Die Abhebung (Abb. 8.23) der Ferse steht in direktem Zusammenhang mit der Bewegung des Sprunggelenkes in MSt und TSt. Die Forfoot-Rocker-Funktion ist nicht extra aufgeführt, lässt sich jedoch aus der Fersenabhebung und der Sprunggelenkbewegung ableiten.

Zum Training der Waden eignen sich die zuvor benannten Wadencurls als konzentrisches Training genauso, wie die in Abb. 8.24 dargestellte Übung zum Wegschieben. Dabei bekommt die Patientin den Auftrag den Therapeuten wegzuschieben. Der Therapeut stellt einen Widerstand dar und lässt sich durch die

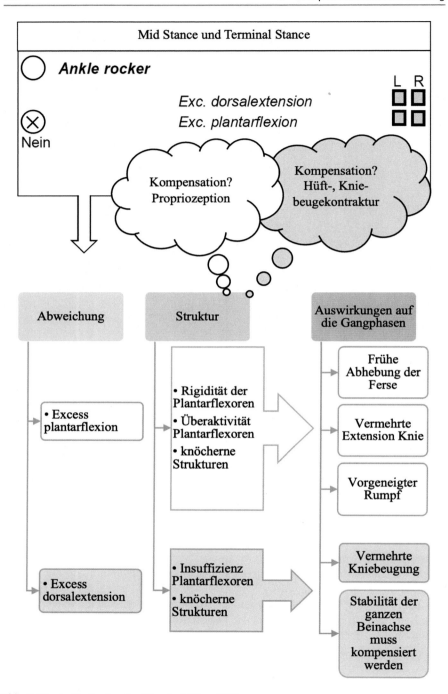

Abb. 8.19 Ankle-Rocker-Funktion in MSt und TSt

Abb. 8.20 Test der
Plantarflexoren

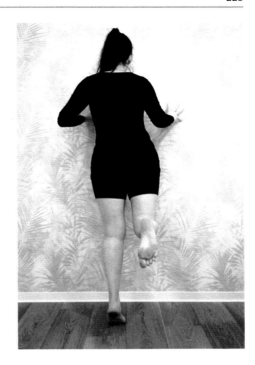

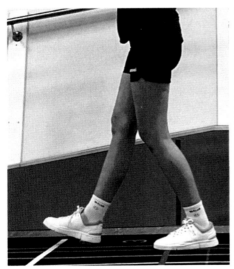 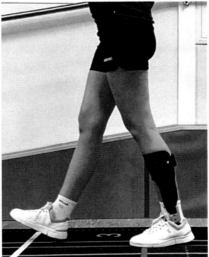

Abb. 8.21 Excess. dorsalextension mit vermehrter Flexion im Knie (Bild links) und die entsprechende Stabilisation durch eine AFO mit Systemknöchelgelenk (Bild rechts)

Abb. 8.22 Terminale
Standphase mit AFO

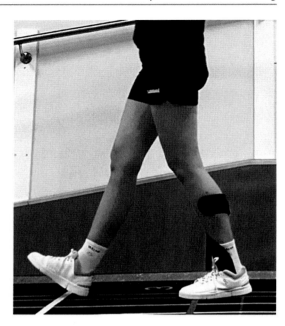

Patientin langsam nach hinten wegschieben. Es entsteht eine Aktivierung der Plantarflexoren. Patienten mit viel Potenzial können auch Sprungversuche, wie in Abb. 8.37 zu sehen, ausüben. Horst und Göthner (2012) veröentlichten einen Fallbericht, in dem beschrieben wird, wie Patienten mit Potenzialen dies auch im Alltag mit einem Tretroller trainieren können.

Bei verminderter oder ausbleibender Fersenabhebung durch Insuffizienz der Plantarflexoren können, wie schon bei der Ankle-Rocker-Funktion erläutert, Orthesen eingesetzt werden. Durch den Einsatz von FES-Systemen kann die insuffiziente Muskulatur direkt angesteuert werden, um die Fersenabhebung zu unterstützen (s. Abb. 8.25).

8.4.3   Adäquate Knieextension

In der MSt beginnen sich die Drehmomente im Knie zu verändern. In der Abb. 8.26 ist zu sehen, wie umfangreich die Abweichungen am Knie sein können und welche Auswirkungen diese mit sich bringen. Als zentrales Gelenk zwischen Hüfte und Fuß sind die Auffälligkeiten ganzheitlich zu betrachten.

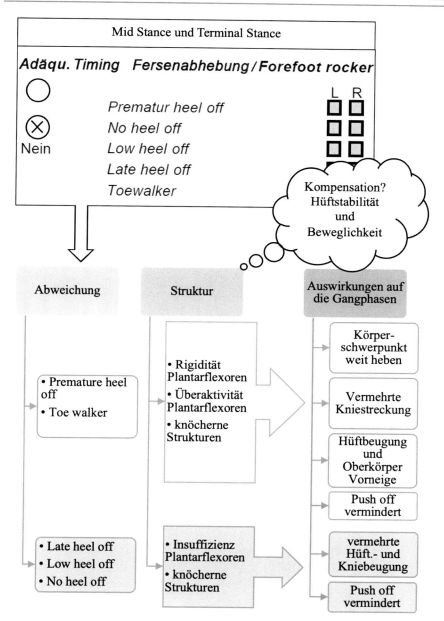

Abb. 8.23 Adäquates Timing der Fersenabhebung in TSt

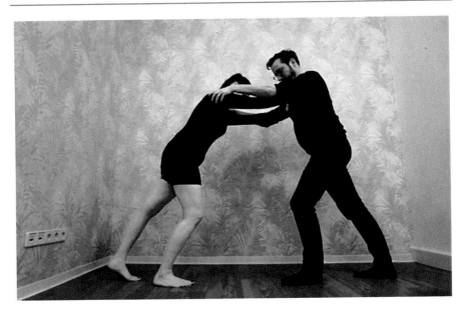

Abb. 8.24 Gehen gegen Widerstand

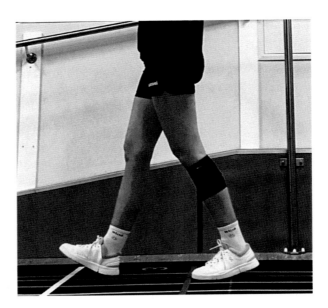

Abb. 8.25 Terminale Standphase mit FES-System auf den Plantarflexoren der linken Seite

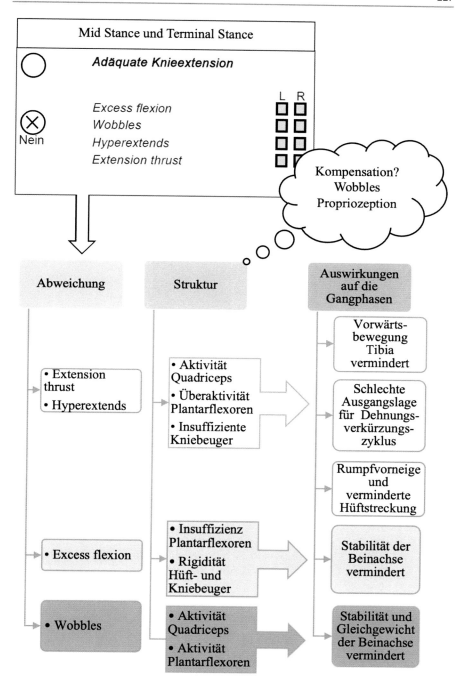

Abb. 8.26   Knieextension in MSt und TSt

Abb. 8.27 Test der
Kniebeuger im Stand

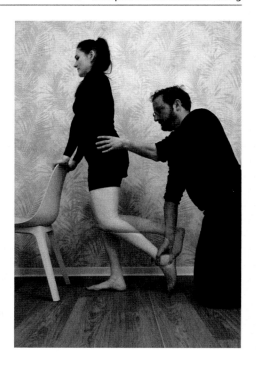

Der in Abb. 8.27 dargestellte Test, ist ein klassischer Test der Beinbeuger (Ischiocrurale Muskelgruppe) im Stand. Der Therapeut achtet und sichert Ausweichbewegungen in der Hüfte. Die Patientin soll zunächst das Knie auf 90 Grad beugen (Janda 3). Zusätzlich kann der Therapeut einen Widerstand setzen (Janda 4–5). Der Test gibt auch Aufschluss über die Elastizität des M. quadriceps (insbesondere M. rectus femoris). Dies entspricht den Strukturen, die in Abb. 8.26 als Ursachen aufgeführt wurden.

Ungeachtet der Ursache kann ein überstrecktes Kniegelenk durch den Einsatz einer KAFO mit Extensionsanschlag in seiner übermäßigen Bewegung limitiert werden (s. Abb. 8.28).

Die Verminderung der Hyperextension des Kniegelenkes lässt sich gegebenenfalls durch den Einsatz eines FES-Systems auf den Kniebeugern erreichen (s. Abb. 8.29). Bei Bedarf lässt sich dieses auch mit einer Orthese kombinieren.

8.4.4   Adäquate Hüfthyperextension

Mit der Analyse der Hüftstreckung in MSt und TSt (Abb. 8.30) sowie der möglichen Abweichungen am Becken und am Rumpf schließt die Betrachtung dieser beiden Gangphasen ab. In der TSt wird eine hohe Leistungsfähigkeit des gesamten

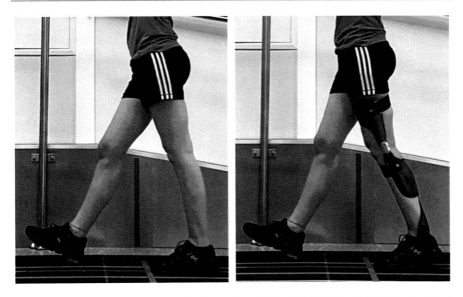

Abb. 8.28 Terminale Standphase mit überstrecktem Knie (Bild links) und Stabilisation durch KAFO (Bild rechts)

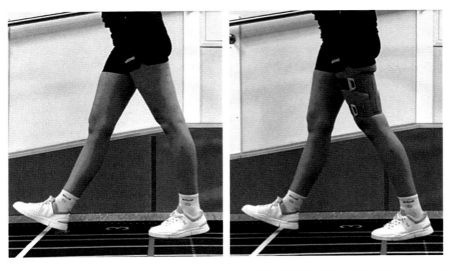

Abb. 8.29 Terminale Standphase mit überstrecktem Knie (Bild links) und Stabilisation durch FES-System (Bild rechts)

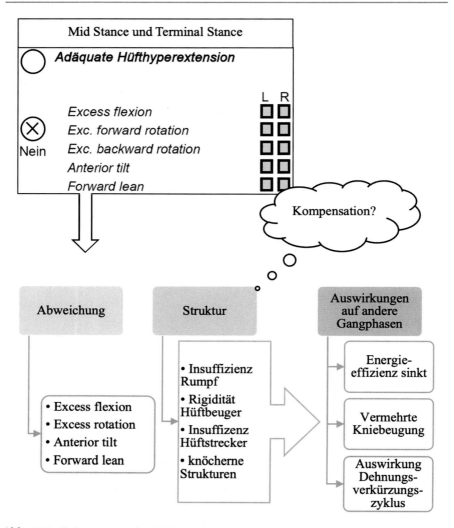

Abb. 8.30 Hüfthyperextension in TSt

Bewegungsapparates gefordert. Abweichungen können auf viele Ursachen zurück-geführt werden und sollten in der Therapie und bei der Versorgung mit Hilfs-mitteln Berücksichtigung finden.

Zum Test der Hüfstreckung befindet sich die Patientin in Rückenlage. Das zu testende Bein ist im Überhang über den Bankrand während es im Kniegelenk gebeugt ist(s. Abb. 8.31). Das gegenüberliegende Bein wird zum Körper heran-

Abb. 8.31 Thomas-
Handgriff

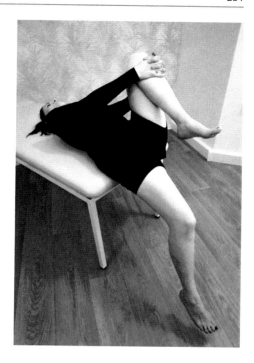

gezogen. Hebt sich das Referenzbein mit an, lässt dies den Rückschluss zu, dass
die Hüftbeuger auf dieser Seite keine ausreichende Länge generieren können.
Zudem kann der Therapeut auf Ausweichbewegungen in der Lendenwirbelsäule
achten. Ein Griff unter die SIPS ist dabei Hilfreich, um bereits kleinste Ausweichbewegungen des Beckens wahrzunehmen.

Um die dynamische Streckfähigkeit der Hüfte zu testen, steht die Patientin mit
nach vorn geneigtem Oberkörper an einem Stuhl und hat mit ihren Fingerspitzen
Kontakt zur Stuhllehne als Orientierung (nicht zum Festhalten). Die Abb. 8.32
zeigt die Start- und Endposition. Während der Aufrichtung der Patientin in den
Stand müssen die hüftbeugenden Strukturen Länge zulassen und gleichzeitig müssen die Hüftextensoren synergistisch mit den unteren Rückenstreckern den Oberkörper aufrichten. Mit zunehmender Aufrichtung des Rumpfes sollte verstärkt
auf die Bewegungen des Beckens geachtet werden. Eine ausgeprägte Beckenkippung und die verstärkte Lordosierung der Lendenwirbelsäule können dabei
auf eine unzureichende Flexibilität der Hüftbeuger hinweisen. Zudem ist die
Suffizienz der unteren Bauchmuskulatur zu berücksichtigen, da sie für die Stabilisation des Beckens gegen eine übermäßige Beckenkippung unverzichtbar ist.

Abb. 8.32 Übung der
exzentrischen Hüftstreckung

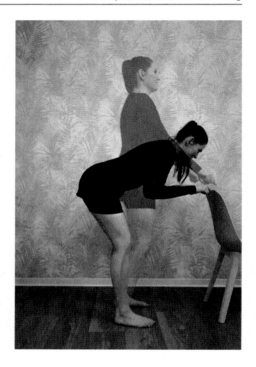

8.5   Pre Swing (Push off)

Es gibt zwei Abweichungen am Fuß, auf die während des Pre Swing unbedingt geachtet werden sollte. Wie in Abb. 8.33 dargestellt, kann es zu einer verfrühten Dorsalextension (premature dorsalextension) kommen. Andererseits könnte ein zu schwacher Abdruck in Form eines herabgesetzten Push off zu beobachten sein. In beiden Fällen lohnt sich auch ein Blick auf die kontralaterale Seite, die sich in diesem Moment in Loading Response befinden sollte.

Der Therapeut setzt in der Abb. 8.34 einen Widerstand, um die Belastung auf den Vorfuß zu forcieren und gleichzeitig die Aktivität der Plantarflexoren zu steigern. Es eignen sich auch andere, bereits benannte Übungen zur Förderung der Vorfußbelastung und der Aktivierung der Plantarflexoren. Durch diese Variante wird zusätzlich die Hüftstreckung fokussiert.

Um das Bein für den Schwung zu beschleunigen ist das Bewegungsausmaß des Sprunggelenkes von hoher Bedeutung. Insgesamt entstehen in PSw 15° Plantarflexion. Abb. 8.35 zeigt ein vorzeitiges Heben des Fußes. Dieses Bild ist bei neuroorthopädischen Patienten sehr häufig zu beobachten.

Neben einer funktionellen Reduktion der Plantarflexion führt auch der Einsatz von Orthesen zu einer Verminderung des Bewegungsausmaßes. Je mehr die Orthese die Fußhebung unterstützt, desto höher ist auch der Widerstand in die

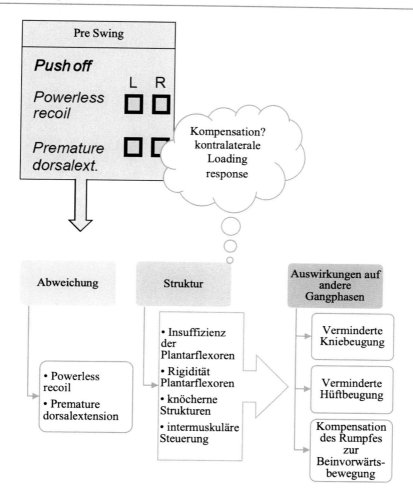

Abb. 8.33   Qualität des Push off in Pre Swing

Plantarflexion. Die Abb. 8.36 zeigt leichte Plantarflexion mit einer sehr dynamischen Orthese (Bild links). Auf der rechten Seite in Abb. 8.36 ist die Bewegung durch den Einsatz einer rigideren Orthese zunehmend limitiert.

In anderen Beispielen dieses Kapitels wurden bereits Übungen zur Aktivierung der Plantarflexoren gezeigt (u. a. Tretroller-Trick, Horst & Göthner, 2012). Patienten mit viel Potenzial können auch den Abdruck trainieren, indem sie Sprungübungen mit- und ohne Sicherung durch den Therapeuten ausführen. Die Abb. 8.37 zeigt einen Patienten mit Springseil. Wie in Abb. 8.34 mit dem Powerless recoil als Ursache für einen schlechten Push off beschrieben, benötigen die Plantarflexoren für diese Phase eine schnelle, explosive Aktivierung.

Abb. 8.34 Ziehen gegen
Widerstand

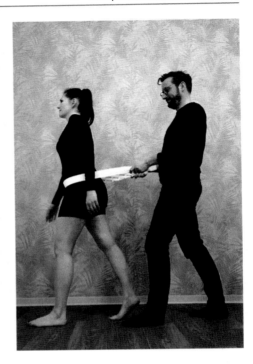

Abb. 8.35 Verminderte
Plantarflexion in PSw

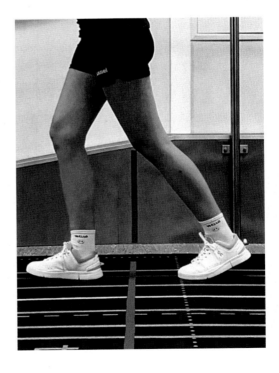

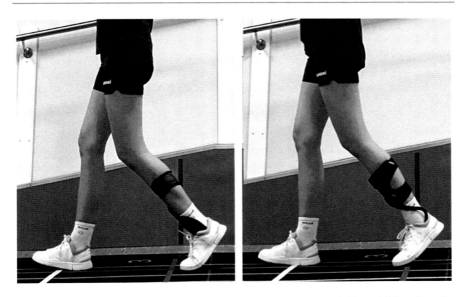

Abb. 8.36 PSw mit Orthesen (Bild links: Orthese mit hoher Flexibilität, Bild rechts: Orthese mit weniger Flexibilität)

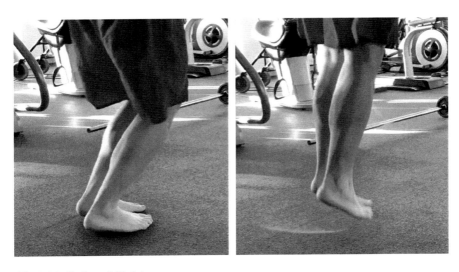

Abb. 8.37 Springseil-Training

8.6   Schwungphasen

Bisher haben wir die Abweichungen in den Standphasen betrachtet. Der Gang ist als ein sich wiederholender Zyklus zu verstehen, bei dem die einzelnen Phasen in Verbindung miteinander stehen. Gerade der in Abb. 8.33 diskutierte Push off ist eine Voraussetzung für die Qualität der Schwungphasen.

8.6.1   Adäquate Dorsalextension

Eine nicht innervierte oder abgeschwächte prätibiale Muskulatur gilt als häufigste Ursache für eine verminderte Fußhebung (s. Abb. 8.38).   Eine Überaktivität oder

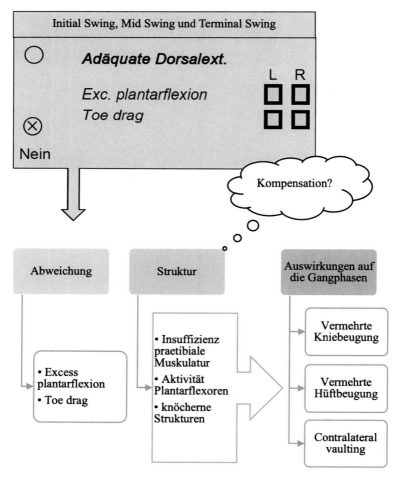

Abb. 8.38 Dorsalextension des Fußes in den Schwungphasen

Verkürzung der Plantarflexoren kann ebenso die Fußhebung während des Schwunges mindern, wie eine knöcherne Beweglichkeitseinschränkung im oberen Sprunggelenk.

Im Kap. 7 wurde die Wirkungsweise von Orthesen beschrieben. Vor allem die Interaktion mit der Bodenreaktionskraft ist wichtiger Bestandteil, um die Wirkungsweise dieser Hilfsmittel zu verstehen. Die Abb. 8.39 (rechts) zeigt, dass Fußheberorthesen ihrem Namen entsprechend den Fuß heben. Somit lassen sich kompensatorische Gangbilder (z. B. vermehrte Knie- oder Hüftbeugung) als Resultat einer Fußheberparese reduzieren (Abb. 8.39, links). Für die Auswahl der Orthese muss eine etwaige Überaktivität der Plantarflexoren mitberücksichtigt werden (Abb. 8.38).

Zum Testen der Fußhebung eignet sich Treppensteigen (s. Abb. 8.40). Dabei beobachtet der Therapeut die ausreichende Fußhebung. Im Gegensatz zum klassischen Krafttest (Abb. 8.4) können sich aufgrund des externalisierten Fokus mehr

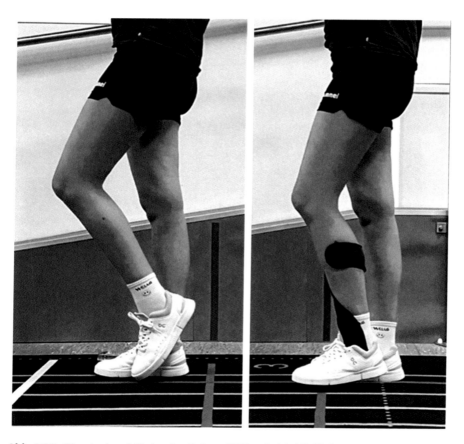

Abb. 8.39 Einsatz einer fußhebenden Orthese (Bild rechts) bei Fußheberschwäche (Bild links)

Abb. 8.40 Test der
fußhebenden Muskulatur in
einer Alltagssituation

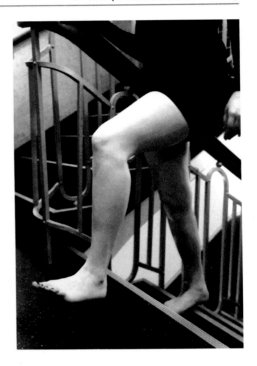

Potenziale zeigen. Zudem findet dieser Test auf Partizipationsebene statt und nicht wie zuvor auf Körperstruktur- und Aktivitätsebene.

8.6.2   Adäquate Knieflexion (Pre Swing/Initial Swing)

In PSw und ISw kann es zu fehlender oder vermehrter Kniebeugung kommen. Eine zu starke Kniebeugung ist in vielen Fällen eine Kompensation zur funktionellen Verkürzung des Beines, die bei einer verminderten Fußhebung von Nöten ist (s. Abb. 8.41). Bei verminderter Flexion im Kniegelenk muss die Beinlänge auf anderen Wegen angepasst werden. Neben der steigenden Sturzgefahr sinkt die Energieeffizienz.

Überaktive Kniestrecker oder inaktive Kniebeuger können die adäquate Knieflexion reduzieren (s. Abb. 8.41). Durch die Übung „Bridging" können sowohl die Beuger als auch die Strecker des Kniegelenkes aktiviert werden. Die in Abb. 8.42 gezeigte Variante kann als Test und als Behandlung angewendet werden. Es ergeben sich aus dieser Ausgangsstellung mehrere Variationsmöglichkeiten (ein Bein

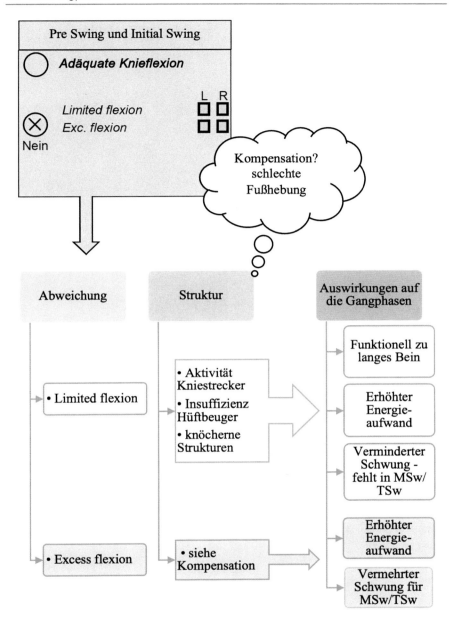

Abb. 8.41   Knieflexion in PSw und ISw

Abb. 8.42 Bridging

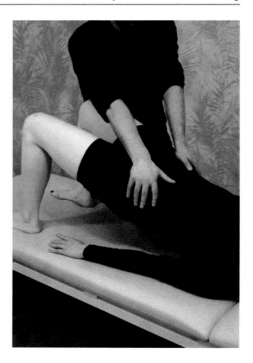

strecken, zusätzliches Heben der Arme des Patienten). Zudem kann der Therapeut durch seine Hände das Anheben des Beckens unterstützten oder Widerstände setzen.

Die fehlende Kniebeugung (Abb. 8.43, links) in PSw führt häufig zu einem Hängenbleiben des Fußes, selbst wenn keine Fußheberschwäche vorliegt oder die Fußhebung durch eine Orthese unterstützt wird. Infolgedessen kann es neben der Sturzgefahr auch zu einer negativen kinematischen Kette in den Schwungphasen kommen (s. Abb. 8.41). Durch direktes Ansteuern der Kniebeuger mittels FES-System, kann versucht werden, die Bewegung des Kniegelenkes zu optimieren (s. Abb. 8.43, rechts). Die Hilfsmittelversorgung und die Therapie sollten zudem darauf abzielen, alle Maßnahmen zu ergreifen, die die Schwungphasen dynamischer gestalten.

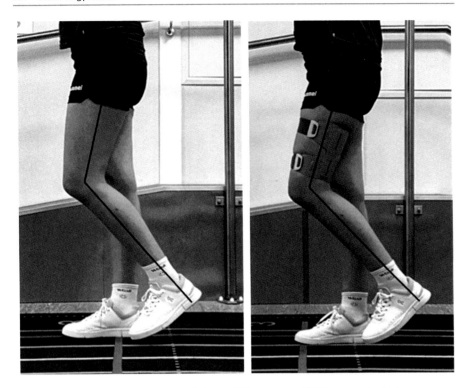

Abb. 8.43 Verminderte Knieflexion (links) und Einsatz eines FES-Systems (rechts)

8.6.3 Adäquate Knieextension (Mid Swing/Terminal Swing)

Eine reduzierte Kniestreckung zum Ende der Schwungphasen findet ihre Ursache häufig in den vorangegangenen Gangphasen. Jedoch können auch strukturelle Defizite, wie in Abb. 8.44 gezeigt, Verursacher dieser Gangabweichung sein. Der Krafttest, der bzgl. der Abb. 8.6 beschrieben wurde, kann zum Ausschluss einer Insuffizienz des M. quadriceps femoris genutzt werden. Sollte das Streckdefizit hierin seinen Grund haben, kann zur besseren Vorbereitung des IC mittels FES-System versucht werden, die Streckung des Kniegelenkes zu verbessern. Der Test zur Prüfung der Rigidität der Kniebeuger (Abb. 8.13) gibt Aufschluss darüber, ob die Begrenzung der Kniestreckung im hinteren Oberschenkel verortet ist.

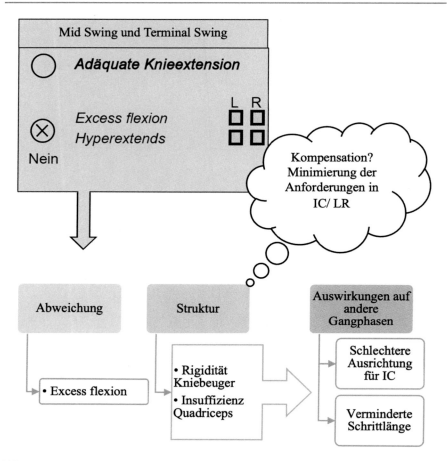

Abb. 8.44   Knieextension in TSw

8.6.4   Adäquate Hüftgelenksflexion

Der Abschn. 6.4.9 beschreibt, mit wie viel Energie die Schwungphasen zum Ende kommen und wie der Körper diese händelt. Im Bereich der neuroorthopädischen Patientenbehandlung stellt uns eher das Fehlen dieser Energie und die damit verbundene verminderte Hüftbeugung vor große Herausforderungen (s. Abb. 8.45). Neben der Stimulation des M. rectus femoris mittels FES-Systemen (Abschn. 7.10) können Expander probiert werden. Um die Hüftbeugung zu verbessern, liegt der Fokus der Behandlung häufig in den vorangegangenen Gangphasen.

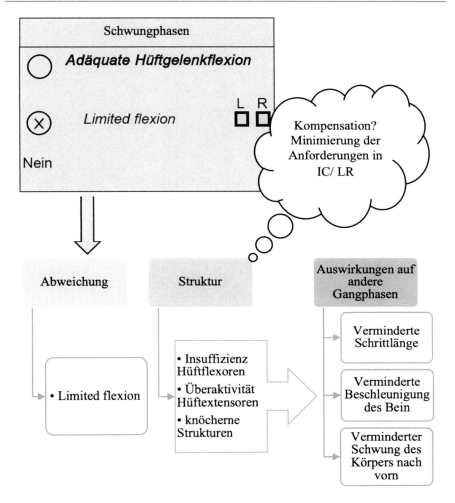

Abb. 8.45 Hüftflexion in MSw und TSw

Literatur

Götz-Neumann, K. (2011). *Gehen verstehen: Ganganalyse in der Physiotherapie* (3. Auflage). Georg Thieme Verlag, Stuttgart - New York, S. 112–113

Horst, R., & Göthner, R. (2012). Inkomplette Querschnittlähmung: Ein Fallbericht – der Tretroller-Trick. *Physiopraxis, 10*(07/08), 28–32. https://doi.org/10.1055/s-0032-1324380

Horst, R. (2022). *N.A.P. – Neuroorthopädische Therapie.* Stuttgart/New York: Georg Thieme Verlag KG, 2. Auflage, https://doi.org/10.1055/b-006-161657.

Stichwortverzeichnis